MÍRAME

LA HISTORIA DE
COCO ROPER

E
***

Mírame

Derechos de autor © Nicole "CoCo" Roper, 2024.

Ninguna parte de esta publicación puede ser reproducida, almacenada en un sistema de recuperación, o transmitida en ninguna forma o por ningún medio, electrónico, mecánico, de fotocopiado, grabación, escaneo, o de otra manera, sin el permiso previo por escrito del autor, excepto por los revisores, quienes pueden citar pasajes breves en una reseña.

Para solicitar permisos, contacte al editor en
jennifer@entouragemedia.ca.

Portada y Recreaciones Artísticas de Tatuajes:
Daniel Vargas (IG:@la_chaquetica)

ISBN (Libro de Bolsillo en Inglés): 978-1-7381171-2-3
ISBN (Libro de Bolsillo en Español): 978-1-7381171-4-7
ISBN (Libro Electrónico en Inglés): 978-1-7381171-3-0
ISBN (Libro Electrónico en Español): 978-1-7381171-5-0

Primera Edición en Libro de Bolsillo: Mayo 2024

Impreso en los Estados Unidos
1 2 3 4 5 6 7 8 9 10

ENTOURAGE

Publicado por Entourage Media

www.entouragemedia.ca

Para Ellie,
Que siempre recuerdes tu fuerza, resilencia y cuánto eres amada.
Nunca dejes que nadie opaque tu luz.

ÍNDICE

PRÓLOGO xi
INTRODUCCIÓN xvii
CUENTO DE HADAS Y PESADILLAS 1
    Riqueza Extravagante 5
    Fines de semana 9
    ¿No puedes verme? 21
UNA NUEVA VIDA 25
    Maratón de Compras 28
    A prueba de balas 32
    Vida Pura Vida 34
    Sexo por Elección 40
    Siempre es algo 46
    Kamikazes Azules 49
    Peleas y Metidas de Pata 53
ADIÓS GARY 57
    Carreras 65
    Familia 70
    Recordando 73
    Navidad 78
    Aspen 80
DOCTORES 85
    Sé Lo Que Necesitas 91
    Malo para Mi Salud 92
    Vigilancia Antisuicidio 100
    Doce pasos 102
    Tijuana 112
    Solución Perfecta 114
DULCE HOGAR ALABAMA 117
    Nuevo Normal 119
    Por Arriba 121
    Especie de Calabaza & Match.Com 125

- Pelea de Cumpleaños 128
- El Encanto de J 133
- Chic Texano 136
- Fucking Locos 139
- Genial en Teoría 146

FAMILIA 149
- No me hagas ir 150
- Esto Está Sucediendo 153
- Última Oportunidad 155
- No Apto 158
- Escúchame 160
- ¿Cómo te atreves? 169
- Esto es nuevo 174
- Esto es malo 176

PUEDO SOPORTARLO 179
- La última copa 180
- Perdonado 187
- Adiós Pelo 188

VIRAL 193
- Intentando 194
- No te detengas 196
- A tu merced 198
- Hagámoslo 213

SIN FILTRO 217
- Ramona es una maldita 218
- #CoCoStrong 221
- Trabajando por mi sueño 224
- La cirugía de primavera 226
- Desamor 228
- Te necesito 231
- Al fin juntos 235

UNA HISTORIA QUE VALE LA PENA CONTAR 241

COMUNIDAD #COCOSTRONG 243

CARTAS 251
AGRADECIMIENTOS 263
RECURSOS 267

Este libro contiene representaciones gráficas de abuso de sustancias y adicción, trastornos alimentarios, agresión sexual, abuso infantil, violencia doméstica, autolesión y suicidio.

Para mantener su anonimato en ciertos casos, he cambiado los nombres de individuos y lugares, también pude haber modificado algunas características y detalles identificatorios como propiedades físicas, ocupaciones y lugares de residencia. Esta memoria es un recuerdo fiel de los acontecimientos reales en la vida del autor.

PRÓLOGO

Hago clic en "Unirse" para iniciar la reunión de Zoom de esa noche con mi nueva editora. Es nuestra cuarta reunión de la semana ya que la fecha límite se acerca rápidamente y todavía tenemos una cantidad excesiva de trabajo por hacer. Normalmente nos reunimos cuando se acaba la tarde porque es cuando me siento más despierta y con menos dolor. No sé si se debe a que finalmente puedo descansar sin remordimientos—se han cumplido los quehaceres y obligaciones y Ellie ha sido acostada, o si es porque suelo guardar mis medicamentos más fuertes para el final del día después de que Ellie se ha dormido.

Durante meses, he tenido pesadillas que me atormentan con la idea de partir antes de que mi libro esté completo- Incluso durante el día, siento la asfixiante angustia de que Ellie se quede sin nada: ningún recuerdo de su mamá, ninguna noción de cuánto la amo. Cuando crezca, ¿recordará nuestro amor y los momentos especiales que compartimos? ¿Recordará nuestros bailes, con nuestras canciones favoritas luciendo nuestros mejores outfits? Este libro, nuestros momentos juntas y los principios que he tratado de inculcar en Ellie son los únicos legados reales que puedo darle. Así que debo hacerlo bien.

Sirvo las tres arepas que acabo de preparar para mí, tomo mi computadora, y me dirijo a mi cuarto. Puedo escuchar a Jenn iniciando sesión y ajustando su sonido mientras cierro la puerta de mi santuario y me instalo en mi escritorio con la primera comida que he tenido en todo el día. Sé que mi cuerpo no obtendrá mucho valor de ella antes de enviarla rápidamente a Ramona (mi bolsa de ileostomía), pero eso no me importa. Está deliciosa.

Mi cuarto es mi espacio seguro. Al menos ahora lo es. Es donde Bruno salta a la cama y apoya su cabeza en mis piernas cuando lloro. Es donde Ellie y yo nos abrazamos, rezamos, vemos películas y simplemente disfrutamos de estar en nuestra burbuja madre-hija. Y está lejos de mi esposo, J.

"Hola, nena," sonrío a la pantalla, dejando escapar un suspiro por primera vez en horas. "Lo siento, J estaba en la sala, así que tuve que cambiarme de lugar."

"Tranquila. No hay problema," asiente Jenn, parecía como si se estuviera mordiendo la lengua. Conozco su opinión sobre las tonterías de J, que se molesta por el ruido de mi voz en la cocina, interrumpiendo su tiempo de televisión en la sala de estar.

A J no le importa en lo más mínimo mi libro, mi historia, o mi existencia en su mundo. Al menos eso es lo que siempre demuestra. Probablemente considere el libro como solo un montón de mentiras y drama. Su percepción de la realidad es tan opuesta a la mía.

"De todos modos, no creo que le interese saber de qué vamos a hablar hoy", dice Jenn y comparte su pantalla conmigo, configurada para "Mírame". Nos centramos en el final.

Jenn es mi escritora fantasma, editora, publicadora, y la salvadora de mi historia de vida. Se presentó después de que la llamara llorando, desesperada por alguien que me ayudara a terminar lo que mi escritora anterior había dejado en el olvido: mi libro, mi obra de vida.

Nuestra tarea para la reunión de Zoom de esta noche era grande: terminar de contar mi historia—mi verdadera historia—para que otros finalmente puedan ver la verdadera yo, mi corazón, mis esperanzas, mis lecciones y mi vida. Espero que, al compartir lo bueno y lo malo, los éxitos y los fracasos, los momentos de esperanza, los fracasos humillantes y, en última instancia, los avances que me han convertido en quien soy hoy, y lograr que otros también se sientan vistos y escuchados.

Sabrán que no son los únicos que se sienten como un desastre, rotos o imperdonables.

Si puedo hacer que mi historia se conozca, puedo dar esperanza a otros. Puedo marcar la diferencia, tener un impacto que realmente importe.

No puedo comenzar a adivinar por qué mi libro estuvo en espera durante meses, aunque la escritora anterior sabía que mi salud se estaba deteriorando. Todo lo que puedo suponer es que no le importaba o no entendía la urgencia del tiempo (o más bien, la urgencia del tiempo que me quedaba), a pesar de mi diagnóstico y la gran cantidad de dinero que recibió. Así que cuando llamé a Jenn, estaba en verdaderos apuros: no tenía libro, mi salud se estaba deteriorando, y había perdido alrededor de veinte mil dólares.

Repaso el esquema, intentando encontrar algo que decir sobre los últimos capítulos. "La otra escritora dijo que se sentía estancada", explicó, buscando las palabras adecuadas. "Dijo que no sabía cómo terminar mi historia. Como si no hubiera una conclusión, ningún propósito … ningún final feliz para la historia".

No sé si estoy recordando sus palabras exactas, pero sí recuerdo cómo me sentí cuando las dijo. Sinceramente, esperaba que solo estuviera poniendo excusas por no cumplir con los plazos. Si no era eso, entonces ¿estoy viviendo una vida sin propósito? ¿Es todo el trabajo que he hecho y las personas a las que he llegado una historia que no vale la pena escribir? ¿Vale la pena terminarla?

Bajo la mirada a mi regazo y admito mi peor temor en voz alta: "Quizás tenía razón."

Jenn niega con la cabeza enfáticamente. "No. De ninguna manera."

Siento las lágrimas en mis ojos.

Ella continúa, "No solo hay una maravillosa dirección y conclusión real para tu historia, sino que será un libro que no podrán dejar de leer."

No lo veo", niego con la cabeza, sintiendo la vergüenza y la culpa de una vida llena de errores que no puedo enmendar.

"CoCo, tu historia es una de las más increíbles que he escuchado," continúa Jenn. "Conmoverás los corazones de la gente, los enfurecerás, los harás llorar, los sorprenderás, los dejarás en shock, los impresionarás y, al final, los tendrás bailando y celebrando contigo, con tu libro en sus manos."

En este momento, ella irradia optimismo.

La miro con incredulidad. Todo en lo que puedo pensar es en el hecho de que todos en mi vida están en contra de que escriba este libro. Más específicamente, todos temen las consecuencias cuando lo publique—mi mamá, que no quiere que nuestro complicado pasado se comparta con el mundo; mi hermana, preocupada de que mis revelaciones desaten el caos en nuestra familia; e incluso (probablemente) mi padre biológico, quien alguna vez puso precio a nuestras cabezas para evitar que habláramos de nuestro pasado. El mundo está en contra de que cuente esta historia y sin embargo siento la abrumadora presión de hacer exactamente eso. Contarlo todo.

Entonces, supongo que la pregunta es: ¿Estoy arruinando mi vida al escribir esto? ¿Es incorrecto decir mi verdad? Y si es así, ¿cómo puede ser justo? Soy humana. Esto es lo que me pasó. Estas son mis cargas.

"CoCo," Jenn interrumpe. "Esto va a ser grande. Muy grande…"

Sabía que era cierto. Mi comunidad ha estado ansiosa por obtener mi libro desde que insinué su llegada. Pero estoy aterrorizada. Así que no le respondo a Jenn. Solo escucho y contengo la respiración.

"La última vez que hiciste una transmisión en vivo en Instagram, más de mil personas se conectaron solo para verte cocinar con Ellie," me recuerda. "Tu comunidad en línea está esperando, y quiere, y te está pidiendo tu historia, la verdadera historia, tu libro."

Debo admitir que, con mi creciente comunidad en redes sociales, finalmente he encontrado un lugar donde siento que me escuchan, donde encuentro compañerismo, empatía y donde me siento vista, por primera vez. Sin máscaras. Sin filtros. Solo yo. CoCo.

Respiro profundamente y digo, "De acuerdo. Vamos a hacer esto."

Jenn y yo pasamos el resto de la noche esbozando los últimos capítulos de "Mírame" y puedo sentir cómo se elevan mis esperanzas.

Después de un par de horas, tengo que ponerme de pie y apoyarme en el respaldar de mi silla para aliviar el dolor. Mi vaporizador de cannabis ayuda un poco, pero sentarse no.

Finalmente, me doy por vencida y me arrastro a la cama, llevando mi computadora conmigo y apoyándola en la mesita de noche, y continúo la reunión mientras me recuesto contra mi montaña de almohadas.

Hablamos sobre la historia y mi trayectoria desde Costa Rica hasta Estados Unidos, desde ser una niña que fue abusada sexualmente hasta criar a mi propia hija y los muchos límites, traumas y revelaciones que han surgido en el camino. Hablamos sobre lo que este libro va a ser y lo que significará para los lectores.

Con la soledad y el rechazo siendo un hilo común en mi narrativa, he tomado la decisión consciente de compartir lo bueno y lo malo, la maravilla y el abuso, los hogares de cuento de hadas y la soledad dentro de ellos, las relaciones emocionantes y las que terminan en tragedia.

Está todo aquí: inocencia, soledad, traición, culpa, adicción, robo, tiempo en la cárcel, juicios, dinero, fama, amor, lujuria, odio, autodestrucción, significado, propósito, comunidad, impacto y, en última instancia, mi legado.

Uno no pensaría que un diagnóstico de cáncer "terminal" podría salvar a alguien, pero estoy a punto de mostrarles que puede, y lo ha hecho. A los veintinueve años, ya he vivido muchas vidas diferentes. Sorprendentemente, es esta vida, la que está infiltrada por el cáncer, las cirugías, las ayudas para la movilidad y la lucha de mi vida, la que me salvó.

Así que sí. La tarea de esta noche es grande.

Y se vuelve aún más crítica por el hecho de que estamos compensando mucho tiempo perdido.

INTRODUCCIÓN

Quizás solo tenga veintinueve años, pero he vivido muchas vidas diferentes. La mayoría de ellas han estado rodeadas de atención, con los medios de comunicación siguiéndonos de cerca (especialmente a mi mamá), siempre vestidos impecablemente, y todo lo que hacíamos se convertía en drama o en oro. *O en ambos.*

Desde afuera, nuestras vidas siempre parecían un despliegue rico, de alta moda y hermoso para la mayoría de nuestros fans y seguidores. *Y no están equivocados.* Pero hay una razón detrás de ese "desorden". Mi madre (Lynda Díaz), mi hermana (Linda) y yo hemos estado luchando contra nuestros propios demonios durante mucho tiempo.

Y los demonios no son bonitos.

Estás a punto de tener un vistazo íntimo a la oscuridad de mi pasado, los errores que he cometido, las bendiciones que he recibido y cómo he enfrentado mis demonios. Espero que te inspires para encontrar tu luz, sin importar cuán profundo sea el abismo en que te encuentres.

En primer lugar y más importante, he escrito "Mírame" para mi dulce, hermosa y resistente hija de cinco años, Ellie. No es exactamente un libro para todas las edades, así que hay partes de esta historia que quizás nunca llegue a leer (¡al menos no hasta que tenga dieciocho años!), pero este libro es *el legado de Ellie.* Mucho después de que me haya ido, sé que la gente seguirá leyendo y compartiendo mi historia. Y cada vez que lo hagan, Ellie tendrá un poco más de mí, así como también un poco más de seguridad financiera en su vida para que pueda lograr todos sus más grandes sueños.

Ellie es mi propio pequeño milagro. Sabe cómo cambiar mi bolsa ileostomia, me trae líquidos para mi suero intravenoso y me abraza cuando estoy llorando de dolor. Incluso se une a mí para las "transmisiones en vivo" en Instagram y ama a mi comunidad en línea tanto como yo. Sí, lucha contra su propia ira y explosiones (porque su mundo siempre está cerca de derrumbarse en cualquier momento), pero dejemos las cosas claras: Ellie ha ganado cada pedacito de bondad y amor que le llegará como resultado de quién es, teniendo un legado financiero que nadie le podrá quitar. Mientras escribo esto, ella está acurrucada en mi cama, cubierta de mantas, viendo su película favorita, y observándome de reojo (siempre observando, siempre cuidándome) y no tendré nunca las palabras para describir cuanto la amo.

Quiero darle a Ellie todo en la vida, especialmente las cosas que yo nunca tuve. Quiero estar siempre a su lado para cuidarla. Quiero elegir sus atuendos y ayudarla a peinar su cabello. Quiero que tenga todo el amor, aceptación, orgullo, estabilidad y apoyo que pueda necesitar. Sobre todo, quiero que sepa que su mamá es un lugar seguro en todos los sentidos. Quiero darle la orientación que yo tanto necesitaba y deseaba cuando tenía su edad. Ella merece TODO esto y más.

***

MI PETICIÓN PARA TI: Mientras lees, por favor, brinda un poco de comprensión a cada persona en mi vida, con excepción de Carlos. Los demonios te hacen hacer cosas horribles, y no hay una sola persona en este libro que no estuviera luchando contra los suyos propios cuando dijeron o hicieron las cosas que estás a punto de leer, incluyéndome a mí. Dales un respiro. Mira más allá del titular. Ora por ellos para que puedan tener algo de la paz que yo tengo en mi corazón en los suyos propios. Y para mi familia, amigos y comunidad; les pido que lean todo hasta el final antes de reaccionar. Puede que no merezca tu

INTRODUCCIÓN

comprensión o perdón, pero admito que en mi corazón, tenerlo es mi deseo más profundo.

CAPÍTULO UNO
CUENTO DE HADAS Y PESADILLAS

No recuerdo muy bien los primeros cuatro años y medio de mi vida. Desearía poder decir que tengo recuerdos de esos momentos impactantes y cómo contribuyeron directamente a quien soy hoy. De esa manera, sería más fácil poner en contexto las cosas que mi mamá me ha contado, pero no recuerdo: ningún momento feliz del matrimonio de mis padres, y mucho menos de un hogar feliz. Cada vez que me siento frustrada o enojada con mi mamá, trato de imaginar de dónde vino, por lo que pasó y cuál es su historia. Porque todos tenemos una.

Cuando mi mamá conoció a Carlos, su conexión fue inmediata. Se conocieron en un concurso de belleza en Costa Rica. Mi mamá en ese momento representaba a Puerto Rico. Se casaron después de un romance fugaz, lo que le dio a mi mamá la oportunidad perfecta para escapar de la vida en Puerto Rico que desesperadamente quería dejar atrás. Cegada por el deseo de comenzar su propio cuento de hadas, aceptó mudarse a Costa Rica.

Con tan solo diecinueve años, pronto se encontró embarazada, poniendo abruptamente fin a su carrera como modelo. Fue entonces cuando comenzaron a aparecer las verdaderas caras de Carlos. Su adoración por mi mamá pronto fue reemplazada por menosprecio, discusiones y abusos. De hecho, el menosprecio parecía ser su rasgo tóxico preferido en las relaciones, algo con lo que ella ya estaba familiarizada.

Siendo de Puerto Rico, mi mamá tenía un fuerte acento que era muy diferente al de las personas en Costa Rica. Carlos pensó que la hacía parecer extraña y no le gustó. Le decía que mantuviera la boca cerrada cuando había otras personas cerca. Ella lo avergonzaba.

Al principio, ella discutía para defenderse, pero se encontraba con insultos, comentarios sarcásticos o ira instantánea y una bofetada en la cara.

Esta crueldad pronto aumentó.

Por ejemplo, cuando los hermanos de Carlos venían de visita, él le pedía a mi mamá que hiciera arroz con frijoles y chicharrones, el tradicional Chifrijo de Costa Rica, que a todos les encantaba. Era la comida favorita de él y ella lo hacía de manera perfecta. La casa pronto se llenaba de deliciosos aromas de los ingredientes y especias de su plato favorito mientras cocinaba.

Una vez que la cena estaba lista, Carlos le ordenaba a mi mamá que fuera a su habitación para que él y sus hermanos pudieran disfrutar la comida sin ella.

Mi mamá se retiraba a su habitación siguiendo las instrucciones, con el estómago gruñendo de hambre, y permanecía ahí hasta que llegaba la hora del café, el postre y la limpieza.

No, gracias. Nada de amor. No pasaba tiempo en familia con los hermanos de él. Y no hubo cena.

Lynda llegó a conocer muy bien la ira de Carlos y sabía que era mejor no discutir. Oponer resistencia provocaría enojo instantáneo y represalias.

Ella también se familiarizó con su infidelidad. A medida que los niños crecían, él empezó a darle pastillas para dormir para que se durmiera temprano, lo que le permitía salir mientras ella dormía.

Algunas noches, lograba mantenerse despierta para verlo regresar a casa. Intentaba fingir que no se daba cuenta de que él estaba impregnado por el olor a licor y a otras mujeres. Pronto se encontraba limpiando lápiz labial de su ropa a la mañana siguiente.

Aprendió a guardar sus sentimientos, su enojo y su depresión para sí misma, por su propio bien y el de los niños.

Pero en una ocasión, no pudo evitarlo. Le había ordenado que fuera donde él se encontraba, silbándole como si llamara a un perro.

"¡No soy un perro, Carlos!", exclamó frustrada.

"¡Cállate, perra!", le dijo, su rabia se desencadenó de inmediato por la valentía de ella para defenderse. "Eres lo que yo digo que eres y harás lo que te digo."

Ella deseaba que la volviera a ver como persona, como la mujer que amaba y la madre de sus hijos. "Pero Carlos—"

"¡No!" La interrumpió. Antes de que ella pudiera decir otra palabra, él envolvió una de sus grandes y fuertes manos alrededor de su pequeña muñeca y la apretó. Fuertemente. El dolor era insoportable. Entonces empezó a retorcerse. Ella gritó de agonía mientras el dolor la hacía caer de rodillas. Él siguió apretando y retorciendo mientras bajaba su mano, hasta que la tuvo en el suelo en posición de perro.

Él la miró con desprecio y gritó: "¡No eres nada sin mí!"

Le gustaba recordarle cuán dependiente era de él. Fue él quien le dio techo y comida. "Sin mí, no tienes nada. No eres nada. No vales nada."

Mientras se preguntaba cuánto tiempo pasaría antes de que sus huesos se rompieran en sus manos, mi mamá se llenó de una furia como nunca. Su cuento de hadas se había convertido en una pesadilla. Hasta el día de hoy, dice que recuerda ese momento como si fuera ayer. Mientras estaba de rodillas, con un hombre que controlaba quién era, dónde vivía e incluso dónde se le permitía comer, tomó una decisión En ese momento, su mente estaba completamente clara. Hizo una promesa silenciosa a Carlos: "Hijo de puta, vas a ver en quién me convertiré". Se enfocó en alejarse de él, recuperar su poder y tener éxito por sus propios medios.

Sabía que haría lo que fuera necesario para no volver a ser tan vulnerable.

Su acento no era lo suficientemente bueno para su marido. Su apariencia tampoco lo era. Su desempeño como esposa y madre no eran suficientes. Y sentía como si cuanto más él percibía que ella quería salir y alejarse de él, más usaba la vergüenza y el miedo para controlarla.

Ya sea que fuera inevitable o simplemente el destino, mamá fue redescubierta un día mientras hacía diligencias en la ciudad. Alguien de los medios de comunicación la reconoció de sus días de modelo y le dio la bienvenida al trabajo que siempre había anhelado realizar. Pronto, se puso en contacto con personas más influyentes en los medios de comunicación y consiguió audiciones.

Una vez que se liberó de Carlos, su carrera como modelo continuó donde la había dejado antes de ser madre. Pero esta vez, su popularidad fue aún mejor que antes. Consiguió un trabajo como presentadora en el Canal 7, llamado 7 Estrellas, que se convirtió en el programa de entretenimiento más popular de Costa Rica. Era una estrella en todo el sentido de la palabra. Todos querían estar cerca de ella, hablar con ella, entrevistarla, fotografiarla. Ella había regresado, mejor y más fuerte que antes. Esa era la Lynda que el mundo veía.

En casa, Linda, mi mamá y yo en ocasiones comíamos sopa de fideos, gastando en algo más, solo los días de pago. Trabajar en televisión en un país del tercer mundo no pagaba mucho en ese momento, porque se entendía que proyectaría al presentador para otras oportunidades, como acuerdos de marca, para contribuir al presupuesto familiar. La pensión alimenticia que recibía de Carlos apenas cubría la matrícula de la escuela.

Aunque mi mamá pasaba mucho tiempo trabajando, no todo era malo. Cuando estábamos solo nosotras tres, ella ponía "A quién le importa" de Thalía en el radio, y cada una agarraba utensilios de cocina como nuestros micrófonos. Cantábamos a todo pulmón, saltábamos en los sillones y bailábamos por el apartamento. Básicamente, la letra significaba: "¿A quién le importa lo que digo, ¿cómo lo digo? ¡Esta soy yo, y nunca cambiaré!" Se convirtió en el himno de las Díaz.

Después de Carlos, mi mamá tenía claro lo que quería. Y quería *más*.

Su primer intento con su cuento de hadas había terminado en desastre, pero ahora estaba aún más decidida a lograrlo.

No tenía intención de regresar al humilde hogar puertorriqueño de su infancia, y mucho menos a la cultura machista que su padre alcohólico había creado. En su casa, las mujeres no tenían voz. Únicamente servían a los hombres. El costo de luchar contra esta jerarquía no era algo que las mujeres de la casa - su hermana, su mamá, incluso su hermano - pudieran permitirse enfrentar.

Era su momento, y creo que ella lo sabía. Se merecía más. No solo por nosotros, sino por ella misma y para recuperar los años perdidos en un matrimonio infeliz y abusivo.

RIQUEZA EXTRAVAGANTE

Cuando conoció a Gary, todo cambió para todos nosotros. Era treinta años mayor que mi mamá, así que automáticamente todos asumieron que mi mamá se casó con él por su dinero (y él por su juventud y belleza). Pero si no era real al principio, con el tiempo llegó a serlo. Digan lo que digan, mi mamá se enamoró profundamente de Gary, y él de ella.

Gary era cariñoso, inteligente, generoso, poderoso y seguro. Lo más importante es que estaba perdidamente enamorado de mi mamá.

También era innegable, increíble y *exageradamente* rico. Antes de él, la mayoría nos habría considerado "acomodados" cuando vivíamos con mi padre biológico. Pero con Gary, la riqueza adquirió un significado completamente nuevo. Apenas podíamos comprender cuánto dinero tenía. Vino de ser un jugador deportivo de alto rendimiento en Costa Rica. Sus bolsillos siempre estaban llenos de dinero en efectivo. Su bolsillo izquierdo se abultaba con un rollo de billetes de cien dólares estadounidenses y su bolsillo derecho con un rollo de miles de colones (Moneda Costarricense).

Adorábamos a Gary. Era tan dulce y cariñoso que comencé a llamarlo "papá" casi de inmediato. Fue un título que aceptó con honor y todas las responsabilidades que conllevaba. Y cuando nos mudamos con él, fue como entrar en nuestro propio cuento de hadas. Teníamos personal completo para servirnos y mantener la casa, incluidas sirvientas, jardineros, guardaespaldas armados y choferes. Y no era solo el dinero. Era como si nuestra vida hubiera dado un giro de 360 grados. Casi de la noche a la mañana teníamos una nueva familia, una nueva reputación, un nuevo hogar, nuevos amigos, todo nuevo. Mi mamá estaba más feliz de lo que la había visto nunca. Todos lo estábamos.

Al cabo de un año más o menos, nos mudamos a una casa aún más grande que estaba en el mismo vecindario, pero a solo unas cuadras de distancia.

Gary quería darle a mi madre la casa de sus sueños, y el dinero no era un problema. Así que ella eligió cada color de pintura, cada detalle en la decoración. Pronto se convirtió en la casa a la que todos – mis amigos del colegio y los niños del vecindario – querían venir a pasar el rato. Fué mi primer contacto con la popularidad. La casa tenía una piscina cubierta, un spa con sala de masajes y un gimnasio contiguo, una sauna, enormes y hermosos jardines y un estanque. Los techos eran altos y había ventanas por todas partes (a pesar de que todas tenían rejas de protección). Hay videos de segmentos de televisivos en los que mi mamá fue entrevistada en la casa, mostrando su belleza y arquitectura, básicamente, como "Lifestyles of the Rich and Famous", pero al estilo costarricense.

Mi hermana y yo teníamos la sala de juegos más grande que jamás hayas visto. Las paredes estaban pintadas a mano de color dorado con un mural que representaba un circo, que incluía imágenes de globos aerostáticos, ruedas de la fortuna y elefantes haciendo trucos de circo (a Gary le encantaban los elefantes, era su animal favorito). La habitación estaba llena de juguetes, centros de arte, casas de muñecas y un escenario de madera oscura donde ambos cantábamos karaoke y montábamos obras de teatro para amigos o para quien nos estuviera cuidando en ese momento. El escenario tenía entradas en ambos extremos con grandes cortinas de color dorado que se abrían y cerraban marcando el comienzo y el final de nuestras actuaciones.

Se podía ver el gran cuidado y detalle puesto en el diseño del espacio. Mirando hacia atrás, estoy agradecida por cuánto esfuerzo puso mi mamá en ese cuarto. Sé que este detalle se ha quedado conmigo, ya que me encontré haciendo todo lo posible por crearle un cuarto de cuento de hadas a mi hija, algo que será especial e inolvidable, como lo que tuve cuando tenía su edad.

Linda y yo teníamos nuestros propios vestidores llenos de lindos vestidos, bolsos, y ropa y accesorios de alta costura. Mi mamá me había regalado una nueva "mochila" para la escuela, aunque no era una mochila, era un bolso Gucci negro con la clásica raya roja y verde, mi primera gran declaración de riqueza y estilo para todos en la escuela, amigos y profesores incluidos. Recuerdo estar tan orgullosa, disfrutando de la sensación de ver como todos volteaban a verme mientras caminaba por los pasillos de la escuela. Me encantaba sentirme vista por primera vez. Recuerdo que me pregunté: *¿será así mi nueva vida?*

La vida no solo era increíble en casa; También era maravillosa cuando viajábamos. Uno de los últimos viajes que recuerdo haber hecho solo nosotros cuatro, mi mamá, mi hermana, Gary y yo, fue a Park City, Utah. Mi madre tenía más libertad para viajar después de dejar su trabajo porque, con Gary, tenía todo el dinero que podía necesitar.

Recuerdo que nos hospedamos en un lujoso hotel Ritz-Carlton, comiendo mi primera "auténtica pizza neoyorquina" (¡a pesar de que estábamos en Utah!). Casi sentía que tenía una nueva mamá. No era la cuidadosa y perfecta "Lynda Díaz" que todo el mundo veía en la televisión. Estaba despreocupada y feliz. No le importaba ensuciarse. Nos abrazamos, cantamos y nos reímos por tonterías. Ella podía salir de la imagen pública y simplemente ser mamá. Esto era una parte tan importante de mi cuento de hadas como la mansión y el dinero. Amaba aún más a Gary por hacerla tan feliz.

Bajábamos a toda velocidad por las grandes montañas en nuestros trineos de plástico, riendo y gritando a todo pulmón. Íbamos tan rápido que era casi imposible controlar la dirección. Una vez, mi mamá y yo casi chocamos con un árbol a toda velocidad, pero mi mamá, justo antes de impactar, me agarró y se lanzó conmigo hacia un lado. Fue tan rápida al actuar, sino lo hubiera hecho hubiéramos resultado heridas.

Nos dimos la vuelta y nos quedamos tendidas en el suelo, medio llorando, medio riendo hasta que apenas pudimos respirar.

Creamos recuerdos para toda la vida en ese viaje, para todos nosotros.

El viaje a Utah fue una de las últimas aventuras familiares que tuvimos juntos antes de que mamá quedara embarazada de los gemelos. Habían estado intentando tener un bebé durante años, recurriendo a tratamientos de inseminación in vitro en Miami en uno de los programas más caros del mundo.

Debido a los tratamientos, los viajes de ida y vuelta a Miami con mi mamá y Gary se convirtieron en algo habitual.

Mi mamá soportó innumerables inyecciones con Gary a su lado. Parte de la razón por la que mamá dejó de trabajar fue para poder dedicar su tiempo y energía a los tratamientos in vitro. Realmente, no había necesidad de generar ingresos adicionales. Ya había logrado sus objetivos de convertirse en una figura pública icónica y tener más dinero del que podría gastar.

El estrés de intentar quedar embarazada estaba desgastando la relación de Gary y mi mamá. Los escuchaba discutir más y podía sentir la tensión entre ellos. Cuando finalmente quedó embarazada, fue de gemelos, y estaban encantados.

Mamá no llegó a término, pero aun así logró dar a luz a dos bebés sanos, un niño y una niña: Tiffany y Gary.

Nuestra familia crecía y llenaba más espacio en nuestra enorme casa.

Una parte de la casa ya había sido convertida en una enorme guardería del tamaño de una suite presidencial. Al igual que nuestra enorme sala de juegos, era absolutamente hermosa. Una de las paredes estaba pintada con un mural de un parque. Tenían una pared entera de armarios, completamente abastecidos con ropa y zapatos de diseñador.

Todavía recuerdo sus pequeños zapatos Gucci. Las de Tiffany

eran zapatillas color crema y marrón claro con una correa e interior rosa claro. El pequeño Gary tenía mocasines Gucci en colores nude y marrón claro para combinar. Los gemelos todos los días estaban impecables.

Los gemelos tenían cada uno sus propias niñeras que siempre estaban cerca y listas para ayudar. Las niñeras también viajaban con nosotros. Amo a Gary hasta la muerte, ¡pero no creo que haya cambiado un pañal en su vida! No se ocupaba de las partes más tediosas o desordenadas de la paternidad.

Adoraba a los gemelos, pero una de mis preocupaciones era que perdería el poco amor y atención que recibía de mi madre, disminuiría aún más, ahora que tenía que compartirlo con más hermanos. Desafortunadamente, eso fue exactamente lo que sucedió. Pasábamos cada vez más y más tiempo con las empleadas y las niñeras (vigilarnos venía con sus descripciones de trabajo) y cada vez menos tiempo con mi mamá y Gary. A menudo, Linda y yo teníamos que encontrar maneras de entretenernos solas.

Una vez que todos finalmente se habían ido a dormir, iba a la despensa de la cocina para encontrar algunos bocadillos, generalmente dulces, y los llevaba a mi cuarto, los escondía en mi mesita de noche o debajo de mi cama. Tenía un cuerpo genial en ese momento, pero siempre me sentí juzgada y comparada con mi hermana, así que instintivamente no quería que nadie me viera comiendo bocadillos. Uno de los lugares donde empecé a encontrar compañía fue en la despensa. Empecé a comer compulsivamente y a esconder bocadillos en la mesita de noche de mi habitación. Mi relación con la comida cambió.

FINES DE SEMANA

El hecho de que mi madre hubiera terminado con Carlos no significaba que nosotros también. Cada dos fines de semana, durante dos días y una noche, mi hermana y yo íbamos a la casa de Carlos para las visitas ordenadas por el juzgado. Los sábados, alrededor de las 11 a.m., Carlos llegaba a la casa en su BMW X6 del año o cualquier auto nuevo que tuviera. Con las ventanas abajo, el quemacocos abierto, Carlos conducía con una gran sonrisa en la cara, cantando con el radio de su carro. Si teníamos suerte, el lado del pasajero estaría vacío, lo que significaba que estaba disponible.

La primera que gritara "¡Adelante!" a todo pulmón y saltara al asiento del pasajero delantero tenía el privilegio de sentarse allí. Nos encantó porque la regla en casa era que el mayor se sentara adelante. Eso me descartaba la mayoría de las veces.

Tenía la práctica de "adelante" bien aprendida. Siempre conseguía sentarme en ese envidiado asiento delantero, a menos que mi hermano mayor, André, (Carlos tenía un hijo de otra relación que era solo unos años mayor) ya estuviera allí.

A veces Carlos traía a una de sus novias en lugar de a su hijo. Solía salir con mujeres menores de treinta años que eran modelos (o aspirantes a modelos). Eran preciosas, y sus motivos financieros eran evidentes. El estatus y la estabilidad no eran fáciles de conseguir en Costa Rica, ¿quién podría culparlas?

Algunas de las novias de Carlos se parecían tanto a mi hermana que era aterrador.

Después de que Linda y yo nos subíamos en su auto, había una sensación de libertad porque las reglas cambiaban. Eran más flexibles cuando estábamos con Carlos.

Carlos tenía una casa grande en las montañas. No tenía acabados modernos ni nada por el estilo, pero si tienen en cuenta los cuatro pisos, la hermosa arquitectura, la propiedad gigante y las impresionantes vistas del campo costarricense (incluyendo el volcán en ciertos días), era una mansión según los estándares de la mayoría de las personas.

Durante los fines de semana, era como si fuéramos una verdadera familia. Nos sentíamos casi normales. Linda, Andre y yo éramos muy cercanos. Nos divertíamos mucho juntos. Carlos tenía vehículos todo terreno que cada uno de nosotros conducía como locos, persiguiéndonos unos a otros por la propiedad, gritando y riéndonos de felicidad, y buscando charcos de barro. Íbamos a toda velocidad, hacíamos girar las ruedas, dábamos curvas cerradas y, finalmente, volvíamos a casa, riendo y sin aliento, cubiertos de barro de pies a cabeza. Si el clima era adecuado, terminábamos saltando a la piscina.

Odiaría ser el encargado de mantenimiento de la piscina después de eso.

Esos momentos se sentían como lo que yo imaginaba que era la vida de una familia normal. Con Carlos, las tardes de sábado y domingo se sentían como lo que veíamos en películas o en la televisión. Una "vida familiar normal".

Después de limpiarnos de nuestras aventuras en cuadraciclos, nos reuníamos alrededor de la piscina. Carlos hacía parrilladas y pasábamos el rato, hablábamos, nos bromeábamos o hacíamos tonterías. Linda y yo éramos un poco locas, y Andre también, por eso éramos un buen trío. Éramos cercanos. Andre era nuestro hermano mayor, el más genial de todos. Era popular, guapo, divertido y el niño dorado a los ojos de Carlos.

Las novias también estaban ahí, pero yo trataba de evitar acercarme demasiado a ellas porque sabía que tenían fecha de caducidad. Podrían haber estado con nosotros, pero no eran uno de nosotros. A veces, eran condescendientes cuando me hablaban, pero en su mayor parte, sabían cuál era su lugar. Yo también lo sabía. Y eso no les gustaba mucho. Le daré crédito a Carlos en una cosa; no permitía que ellas mandaran a sus hijos. De hecho, se aseguraba de que supieran que no tenían autoridad sobre nadie ni nada.

André trató de la peor manera a las novias de Carlos. Probablemente no le gustaba tener que competir con ellas por la atención de Carlos, o por su dinero. Cuando estaban presentes, había menos dinero para los costosos pasatiempos de Andre. Mirando hacia atrás, me doy cuenta de que Carlos nos estaba enseñando a todos el lugar que tenían las mujeres en la sociedad. También nos enseñó que, si eras hombre, podrías salirte con la tuya casi con cualquier cosa. Después de arreglarnos y prepararnos para la cena, las cosas comenzaron a cambiar. Aunque para entonces sólo tenía cinco años, a veces Carlos me daba grandes sorbos (a veces tragos) de Johnnie Walker Black. En ese momento no pesaba más de cuarenta y cinco libras, así que me mareaba y me ardía el estómago como si estuviera en llamas. Es una sensación que, hasta el día de hoy, siento de inmediato. Después de haber visto a adultos a mi alrededor bebiendo a menudo, pensaba que todos tenían la misma sensación. Sentía la cabeza y mis extremidades más ligeras. Me sentía despreocupada … feliz … adormecida …sentía menòs Me gustaba.

Una vez que el sol desapareció detrás de las montañas, el aire se volvió más denso de alguna manera. Todos debieron haberlo sentido, pero nadie dijo nada. Carlos cambió. El papá de día era muy diferente al papá de noche.

Para empezar, habría bebido mucho por la noche. Sus sonrisas amorosas se volvieron un poco más burlonas. Mi hermano desaparecía en su habitación, tal vez por práctica. Carlos solía acostar a Linda en nuestra habitación compartida mientras yo me quedaba despierta viendo la televisión en la enorme cama king de Carlos.

Una vez que ella se durmió, él comenzó a tocarme.

En ese momento, no sabía qué pensar. Yo era una bebé. No sabía que era sexo. No sabía si Carlos estaba enojado con mi mamá por dejarlo y quería desquitarse conmigo o si estaba enojado conmigo por no vivir con él a tiempo completo (el tribunal determinó que debería estar con mi madre). Pero desde el momento en que mi mamá dejó a Carlos; Empezó a violarme.

* * *

Los años de abuso sexual que me hizo pasar mi padre biológico los recuerdo como destellos. Estoy segura de que he bloqueado mucho de lo más feo. Hasta hoy, me pegan duro en el estómago esos recuerdos claros de lo que pasó.

Primero, fueron sus manos en lugares donde nadie me había tocado así antes. Luego fue él frotándose contra mí hasta que algo caliente y pegajoso se metía en mi pijama y en mi piel. No sabía lo que era, solo que era asqueroso.

Eso se prolongó durante algún tiempo.

Al final, no se limitó a tocar y frotar. La primera vez que sentí su pene no sólo empujar entre mis muslos sino empujar más adentro, grité tan fuerte y durante tanto tiempo que perdí la voz.

Él puso su mano en mi boca para callarme, pero el sonido salió de todos modos mientras las lágrimas corrían por mi rostro.

"Sé fuerte, Nicole. Shhhh … Sé fuerte —susurró mientras me penetraba—. Desgarrándome y lastimándome de una manera que ningún padre debería hacerle a su pequeña.

Pero él no se detuvo.

Ni la sangre ni mis sollozos horrorizados no lo detuvieron.

Nada lo detuvo.

Nunca había sentido un dolor así. Ni siquiera durante mis golpizas. Era como si él estuviera enojado conmigo, pero nunca supe por qué. Aun así, de alguna manera me sentía culpable. ¿Qué tan retorcido es eso?

Después de esa primera vez, tuve que preguntarme cómo el mundo no veía que ahora era una niña completamente diferente. ¿Acaso no podían ver la angustia en mis ojos? No había forma de que pudiera ocultarlo en esos primeros días de mi abuso.

Una vez que él supo que podía llegar hasta el final, lo hizo. Más a menudo y más brutalmente. Incluso cuando yo gritaba, salía poco o ningún sonido de mi garganta debido a los sollozos intensos. Pero cuando lograba salir, era ensordecedor. Dejaba salir todo el dolor y la confusión a través de mi grito, pero solo pasaba un segundo antes de que él tapara mi boca con sus manos carnosas y sudorosas. *Incluso ahora, el solo pensar en su calor y sudor me produce náuseas. Quería limpiarme, rascarme, quitar su rastro de mí.*

Una vez le mordí la mano mientras me forzaba con ella. Esa fue una de las peores experiencias de violación que tuve a manos de mi padre. Me castigó por morderlo.

Conmigo era agresivo y cruel. Era difícil respirar bajo su peso Detestaba sentirlo sobre mí, contra mí, dentro de mí.

A veces, si estaba más borracho o enojado de lo habitual y sabía que iba a ser brutal conmigo, me llevaba a la habitación de la empleada en el piso más bajo de la casa. No había nadie allí. Las empleadas ya no dormían en el cuarto de abajo porque les habían dado uno más nuevo en la parte de arriba de la casa. Allí abajo, yo podía (y lo hacía) gritar con todas mis fuerzas, pero nadie me escucharía, especialmente sus novias, que dormían profundamente en su suite principal, listas para ser despertadas por su Príncipe Azul.

Grité, sollocé y supliqué por piedad. Nadie vino. Grité pidiendo ayuda al personal, a la familia, a Dios, al universo y a cualquiera que pudiera venir a rescatarme. Grité tan fuerte como pude hasta que perdí la voz. No puedo expresar con palabras lo sola que eso me hizo sentir en el mundo, lo impotente que me sentía. Estaba suplicando con toda mi mente, espíritu y alma. Pero nunca llegó nadie.

Siempre me he preguntado si las empleadas me escuchaban, pero tenían demasiado miedo para detenerlo.

No importaba cuánto le suplicara que se detuviera. No había empatía en él, solo deseo de liberación y enojo hacia mí. Por qué, nunca lo sabré.

"¡No hagas tanto ruido! Me molesta. De todos modos, nadie puede escucharte, Nicole.

—Pero Papi…

"Solo haz lo que te digo y todo terminará pronto". Él me enseñó que cuanto mejor me portara, más rápido terminaría y me dejaría en paz.

Estaba completamente oscuro cuando me amenazó, pero juro que pude ve la cara de desprecio que tenía.

En la habitación de la empleada, prácticamente no había muebles aparte de una cama individual. De todos modos, eso era todo lo que él necesitaba. No había otro propósito para el espacio que hacerme daño. No sé si llevó a otras jóvenes allí por el mismo motivo.

—¡Lo siento, papi! Lloraba, mientras trataba de entender qué había hecho tan mal para que él tuviera que tratarme de esta manera. A veces preguntaba: "¿Por qué yo?" o "¿Por qué estamos haciendo esto?".

A veces simplemente gruñía o gruñía y seguía adelante. A veces simplemente usaba su poder como mi padre para justificar su comportamiento, diciendo algo así como: "¿Cuántas veces te he dicho que soy tu padre? No tienes derecho a cuestionarme. *Te disciplino.*"

Otras veces, él intentaba hacerme sentir culpable. "Soy tu padre. Nunca haría nada para lastimarte", decía, como si lo que estaba haciendo no fuera doloroso. Me hacía sentir como si estuviera volviéndome loca. Luego me decía: "Hago esto porque te amo".

Es vergonzoso admitirlo, pero al principio no me di cuenta de que lo que estaba haciendo era algo que no deberíamos estar haciendo. Sabía que no me gustaba. Sabía que dolía. Pero al mismo tiempo, tampoco me gustaba que me golpearan por portarme mal, y muchos padres le hacían eso a sus hijas en Costa Rica.

No fue hasta que me hizo jurar guardar el secreto que entendí que estaba rompiendo las reglas. No debía estar haciéndome esas cosas.

"Si *alguna vez* hablas de esto con alguien, Nicole …" Decía con la expresión más seria y aterradora en su rostro, a veces tapando su rostro con sus manos como si fuera a llorar. "Si le cuentas a alguien, algo muy malo podría pasarme. Podría ir a la cárcel y nunca más me verías."

Aunque tuviera sentido o no, no quería que le pasara algo malo. Él jugaba con eso, preguntando: "Si algo me sucede, ¿cómo te sentirías tú?"

El poder que tenía sobre mí, solo con la amenaza de causarle daño, me mantenía callada. Tenía cinco años. No sabía nada más que lo que me decían mis padres. Y no podía imaginar lo que pasaría si él terminaba en la cárcel o en problemas por mi culpa.

Al mismo tiempo, él adoraba a mi hermana. Parecía que ella nunca hacía nada malo. Yo me sentía como un fracaso, sucia, mala. Me sentía sin valor. No entendía por qué él la amaba a ella y me lastimaba a mí. ¿O acaso su trato hacia mí era su manera de mostrar amor? ¿Significaba que me quería más? En mi mente joven y corazón roto, nada tenía sentido. Creo que mi abuso inició un ciclo interminable de compararme con mi hermana. Ella era hermosa y dulce y parecía nunca meterse en problemas. En comparación, mi sentimiento de inutilidad y vergüenza por mi propio comportamiento siguió creciendo.

Con el tiempo, Carlos se volvió más audaz con su abuso, y yo me volví más callada. Él me tocaba o tenía relaciones sexuales conmigo mientras mi hermana estaba a solo un metro de distancia, profundamente dormida. Siempre tenía una novia, y debido a que la cama era tan grande, cualquier novia que tuviera en ese momento a veces dormía en el otro extremo de la cama.

¿Tal vez sus novias lo sabían todo el tiempo? Tal vez solo estaban fingiendo estar dormidas. Carlos no tenía el dinero de alguien como Gary, pero era extremadamente rico en comparación con la mayoría de las personas en Costa Rica, y ser su novia venía con muchos beneficios financieros que quizás no estaban dispuestas a arriesgar por mí. Vendieron sus almas, y la mía, por un par de senos y un carro nuevo.

Si alguna vez nos dijeron algo a él o a mí sobre el abuso, no lo recuerdo.

Mi psiquiatra me explicó que estos bloqueos de memoria son un mecanismo de defensa típico para aquellos que han sufrido un trauma severo. Es como la forma en que nuestra mente se protege a sí misma, un instinto de supervivencia que se activa cuando nos enfrentamos a un dolor abrumador. Era la única manera en que podía soportar el peso de la vergüenza y la culpa que me consumían, aunque eventualmente, todo me alcanzó de todos modos.

Algunas personas, como yo, terminan en un estado perpetuo de lucha después de experimentar un trauma. Es como si nuestros cuerpos siempre se estuvieran preparando para una batalla. Pero vivir así no solo afecta a tu mente; afecta a cada parte de ti, incluso a tu sistema inmunológico. Es una lucha constante encontrar la paz dentro de ti mismo cuando todo tu ser parece estar constantemente bajo asedio.

¿Están esos vacíos de memoria llenos con información que haría que mi vida tenga sentido?

Después del abuso, a la mañana siguiente, la novia de la semana, mi hermano, mi hermana y yo nos sentábamos a la mesa del desayuno, compitiendo por el puesto de más amado, representado por quien era invitado a sentarse más cerca de Carlos. Todos comíamos juntos en familia, incluyéndome a mí, desde mi posición más alejada de él. Si no lo hubiera enfrentado la noche anterior, si simplemente lo hubiera dejado hacer lo que quería sin una palabra de protesta, ¿me habría ganado un lugar cerca de Carlos? Porque esas mañanas, las posiciones en la mesa eran Carlos, mi hermano, mi hermana, la novia y luego yo. Última en la fila. Castigada. Avergonzada.

Y yo no diría nada. Como si nada hubiera pasado.

Mi padre biológico me agredió sexualmente desde que tenía cinco años hasta que cumplí nueve.

Fui penetrada.

Torturada.

Castigada.

Rota.

Agresivamente.

Despiadadamente.

Una y otra vez, y otra vez, y otra vez, y otra vez.

***

Después de los fines de semana con Carlos, regresaba a casa, aliviada de estar lejos de él, pero llena de rabia. Quería gritar, llorar, romper cosas y golpear cosas. Estaba enojada con todo y con todos, pero no tenía las palabras a los cinco, seis, siete, ocho años para explicarlo. De alguna manera, me sentía más enojada con mi madre.

Sentía como si mi sufrimiento estuviera en sus manos, aunque fuera Carlos quien me estaba traumatizando. Estoy segura de que mi madre no lo entendía. Debe haber pensado que solo estaba "actuando mal" otra vez, siendo mala. El comportamiento habitual de CoCo que ella esperaba.

"¡Hola, chicas!", nos saludaba mi madre cuando llegábamos a casa.

Su cara feliz y su voz alegre me hacían hervir la sangre. Sabía que Carlos quería que viviera con él. Si mi madre simplemente me hubiera dejado quedarme con él, tal vez él no habría estado tan enojado conmigo todo el tiempo. Tal vez no habría tenido que ser castigada.

"Me siento solo cuando no estás aquí, Nicole", me decía, con la voz llena de una falsa tristeza que yo era demasiado joven para reconocer como un acto. Sentía culpa por su tristeza, aunque no tenía control sobre dónde vivía, haciéndome sentir culpable por cosas que estaban fuera de mi control.

"Me duele tenerte lejos de mí todo el tiempo", me decía, como si esa fuera la razón por la que tenía que hacer esas cosas conmigo.

Esas palabras resonaban en mi cabeza mientras me desahogaba con Gary y mi madre desobedeciendo y respondiéndoles de mala manera. Mi madre se molestaba y se frustraba rápidamente, y la sonrisa desaparecía de su rostro a los pocos minutos de interactuar conmigo.

En la casa de Carlos, me destrozaron, me castigaron por defenderme y por no estar más presente. En casa, era castigada por portarme mal. Me quedó claro que no importaba dónde estuviera, yo era la chica mala. Y nadie venía a rescatarme.

***

A pesar de mi comportamiento, Gary era más paciente conmigo que mi madre o mis profesores. Apoyaba mi pasión por aprender, especialmente por la lectura y la escritura en inglés. Sacaba páginas de tarea de mi bulto llenas de un desafío de lectura de mil páginas.

Antes de Gary, nadie me había preguntado sobre mi tarea.

"¿Qué aprendiste en la escuela hoy?" solía preguntar con una gran sonrisa cuando llegaba a casa del trabajo.

Con entusiasmo, le mostraba una calificación que había logrado en un examen o compartía una lección que había aprendido en una de mis clases.

Si era después de la cena y mi madre estaba ocupada en otra habitación, Gary se duchaba y luego me invitaba a su habitación. Nos acurrucábamos juntos en su enorme cama, ignorando su pared de televisores, y aprendíamos mis palabras, practicando escribirlas, leerlas y pronunciarlas. Mientras avanzaba en mis mil palabras, él me animaba: "¡Wow! ¡Lo estás haciendo muy bien!"

Antes de Gary, realmente no hablábamos inglés en nuestra vida diaria, pero ahora que íbamos a una escuela estadounidense y teníamos un papá estadounidense, quería no solo triunfar en mis tareas escolares, sino también tener un inglés fluido. Quería poder comunicarme completamente sin sentir vergüenza por lo que decía. A pesar de mi acento marcado, me recordaba a mí misma no dejar que las críticas de nadie, ni mis propias inseguridades, se interpusieran en mi camino.

Gary y yo leíamos libros juntos: libros de Judy Bloom, libros de la serie *Goosebumps* y favoritos como "There's Something in the Attic". Cuando me encantaba un libro, Gary lo leería conmigo una y otra vez, sin mostrar ni un indicio de molestia por la repetición.

Cuando estábamos llegando al final del libro, yo esperaba que pudiéramos seguir leyendo y no estar demasiado cansados.

Como si hubiera sentido mi preocupación, él preguntaba: "¿Quieres seguir?"

"¡Sí, por favor!" decía y lo abrazaba.

No estaba leyendo conmigo solo para marcar una tarea de crianza en su lista. Lo hacía porque le encantaba verme aprender y abrazar el lenguaje, y porque me quería.

Aquí estaba un hombre con cientos de personas trabajando para él, pero lo que siempre hacía era hacer tiempo para mí. No solo estaba allí, estaba realmente presente.

Gary es una de las razones por las que escribo. Siempre animó mi escritura, diciéndome lo buena que era en ello. Ahora, encuentro la escritura terapéutica y satisfactoria. Gary es el único miembro de la familia que no intentó impedirme escribir este libro.

Debido a que nuestra vida cambió tanto cuando Gary llegó, a veces Carlos se ponía irritable o celoso si hablábamos de nuestra vida en casa. Era difícil, a esa edad, no estar emocionadas por un gran regalo nuevo o un viaje de compras extravagante en el que nos había llevado Gary.

Carlos era considerado millonario por casi todos los estándares de Costa Rica, pero no se comparaba con la fortuna de Gary. Era obvio que mi hermana y yo adorábamos a Gary y que lo llamábamos papá. Carlos podía ver que nuestra vida era drásticamente diferente, mejor, con Gary. Y eso no le gustaba.

Carlos empezó a hacer comentarios despectivos y a gruñir por lo bajo cuando mencionábamos nuestra vida en casa con Gary.

Un día, estaba hablando sobre Gary sin pensar en nada malo, cuando toque un punto sensible.

Golpeó con fuerza el puño sobre la mesa frente a mí.

—Gary *no* te quiere, Nicole —escupió—.

Me quedé tiesa en mi silla, sabiendo que debería quedarme callada, pero no pude contenerme. "Sí, él me ama."

Él frunció el ceño. "Solo le importa tu madre, y solo porque tiene la mitad de su edad.

"Miré mis utensilios e intenté no llorar.

Sentí cómo mi rostro se calentaba de rabia. "Él sí me ama, pero cuando me lo demuestra no me lastima como tú lo haces." Las palabras salieron antes de que pudiera detenerlas.

Él estaba desayunando y se quedó paralizado, con la comida en el tenedor.

No.

"Él es tu padrastro, no tu padre. Nunca lo olvides." Golpeó el puño en la mesa. "Gary *nunca* te amará lo suficiente como para hacer las cosas que yo hago por ti."

Me quedé callada. Ya había ido demasiado lejos. Me estremecí, imaginando la golpiza que estaba a punto de recibir. O algo peor.

Después de un momento, Carlos se metió un gran bocado de huevos en la boca. Hablando con la boca llena, enfocó sus ojos enojados en mí y dijo, "Si alguna vez te preguntas cuánto te amo, todo lo que tienes que hacer es volver a vivir a mi casa. Me aseguraré de que lo recuerdes."

Tenía ocho años.

¿NO PUEDES VERME?

El abuso sexual es una maldición que parece irreversible. Te obliga a madurar de la noche a la mañana y te enfrenta a peligros que ningún adulto o niño deberían enfrentar. Para mantenerlo en secreto, generalmente te hacen jurar silencio, te advierten que no pidas ayuda a nadie. Te sientes aislado y avergonzado.

Como tantos otros sobrevivientes de abuso sexual, me volví "hipersexual". El sexo se convirtió en una necesidad constante y agonizante. Llegué a necesitar alivio sexual de cualquier forma que pudiera encontrarlo. Se convirtió en una forma de adormecer mi dolor, de recuperar cierta sensación de control sobre mi propio cuerpo y mi sexualidad.

No sabía qué hacer con las necesidades adultas que mi joven cuerpo anhelaba, así que comencé a frotar mi cuerpo con cualquier cosa que pudiera encontrar en un intento de masturbarme. Necesitaba desesperadamente adormecer el dolor. Ahora sé que muchos sobrevivientes de agresión y abuso sexual pasan por esto.

Lo que inicialmente me quebró se convirtió en una necesidad y una forma de liberación. Pero al satisfacer esa necesidad, me llenaba de vergüenza, lo que me llevaba a ansiar nuevamente la liberación. Y así continuaba en un ciclo repetitivo.

Las investigaciones muestran que cuando un niño en edad preescolar sufre abuso sexual, tiende a mostrar signos de muchas maneras diferentes. Sé con certeza que expuse más de unos pocos de ellos. Algunos signos incluyen cambios abruptos en el comportamiento, no querer estar solo, cambios en la calidad del trabajo o las calificaciones escolares, abuso de sustancias, mal comportamiento, comportamiento desafiante, automutilación (o comportamiento descuidado que resulta en autolesión), masturbación excesiva, juegos sexuales persistentes con amigos o juguetes, dibujos frecuentes que tienen contenido sexual y preguntas inusuales, persistentes o inapropiadas para el desarrollo sobre la sexualidad humana. Mostré la mayoría, si no toda, la lista anterior de signos obvios de abuso sexual.

A veces mi hermana o mi empleada me encontraban con las piernas en medio del pasamanos de la escalera, sudando, con las piernas cruzadas, con los ojos en blanco mientras encontraba el alivio al que mi cuerpo ahora era adicto. Se había convertido en algo dentro de mí que no podía detener, algo que sabía que estaba haciendo, pero no sabía por qué. En ese momento, no podía entender lo que estaba pasando.

Para mi horror, mi hermana me encontró haciendo esto más de una vez. Su rostro pasó de la confusión a la diversión. "¡Nicole, deja de hacer eso! Eres tan rara. ¿Qué estás haciendo?"

Ni siquiera sabía qué responder. ¿Qué *estaba* haciendo?

Odiaba que pareciera que estaba a punto de reírse. – No es gracioso, Linda. *Por favor*, no se lo digas a nadie".

Un día, cuando estaba en mi cuarto, mi madre entró y me vio frotándome en el pie de mi cama. Ella no parecía sorprendida por lo que estaba haciendo, solo enojada. "Nicole, no quiero verte haciendo eso nunca más. ¿Qué te pasa?"

Desenredé mis piernas de los barrotes y grité: "¡Está bien! ¡Prometo que no lo volveré a hacer! ¡Déjame en paz!"

Mi actitud realmente molestó a mi mamá. Para ella, era una señal de un problema mayor y de una falta de respeto hacia ella. Eso fue lo que realmente me metió en problemas. Una vez que ella salía de la habitación, yo apoyaba mi cabeza en la almohada y lloraba amargamente, llena de furia y confusión. *¿Por qué no podía detener este comportamiento?* Lo que realmente me perturbaba era por qué nadie más se comportaba como yo. Fui sorprendida varias veces haciendo esto, hasta el punto en que se convirtió en una broma recurrente en la casa. Me convertí en una broma constante en la casa.

Cuando pienso en ese tiempo, me pregunto si en lo más profundo de su ser, mi mamá se dio cuenta de que algo me estaba pasando. Aunque no se me permitía contarle a nadie lo que estaba viviendo, siempre sentí como si llevara un letrero de neón en la espalda que decía: "*¡Alguien ayúdeme!*"

Pero nadie vio la señal. ¿Por qué nadie se detuvo a mirarme, a hacerme preguntas que *no fueran* simplemente: "¿Qué te pasa?" Si lo hubieran hecho, se habrían enterado de que algo estaba horrible e inquietantemente mal.

¿Qué tan diferente sería mi vida ahora si alguien que amaba me hubiera sentado y me hubiera dicho: "¿Estás bien?" o "¿Cómo te puedo ayudar?" o "¿Estás a salvo?"

En cambio, fui abusada hasta los nueve años, cuando tuve mi período.

CAPÍTULO DOS
UNA NUEVA VIDA

Gary era el pegamento que mantenía unida a nuestra familia durante la semana. Todavía gritaba, discutía y peleaba, pero cuando él estaba cerca, me contenía, para tratar de ser una mejor persona. Todos queríamos ser mejores personas cuando él estaba cerca. Incluso mi madre parecía ser el tipo de mamá que siempre había esperado cuando estábamos todos juntos como familia.

Pero dejando de lado las compras y las sesiones de tarea, las consecuencias de mi abuso y el efecto de estar rodeado de dinero ilimitado, estaban comenzando a hacer aparecer nuevas formas de comportamiento en mí.

Empecé a pagar todos los almuerzos de mis compañeros todos los días y a prestarles lo que necesitaran si me lo pedían. Empecé a ver realmente el poder y la seguridad que el dinero podía proporcionar. Con dinero, las cosas se vuelven más fáciles, incluso hacer amigos.

Mis compañeros de mi vieja escuela se burlaban de mi mamá porque ella estaba en el ojo público. Ella era famosa y soltera, y su trabajo como modelo a menudo la mostraba en trajes de baño y ropa interior, que hacían resaltar su perfecta y bella figura. La gente no se daba cuenta de que su trabajo de modelo era lo que ponía comida en nuestra mesa. Ella hacía todo lo posible para proveer y cambiar nuestras vidas. Fuera justo o no, esas burlas significaban que yo estaba aislada y contribuían a mi creciente enojo.

Pero ahora, en mi nueva vida, yo era una CoCo nueva, y todos querían estar cerca de mí. Hasta el día de hoy, cuando mi hermana y yo recordamos nuestro pasado, lo que más brilla en nuestros recuerdos es nuestro tiempo viviendo con Gary. Cuando él formaba parte de nuestra familia, todos éramos diferentes, más felices. Fueron algunos de los mejores años de nuestras vidas. Hace unas noches, mi publicadora estaba en Zoom (a través de mi computadora), mi comunidad virtual estaba en mi teléfono (estaba transmitiendo en vivo mientras me maquillaba en un espejo portátil apoyado a la bandeja de mi cama en el hospital), y mi hermana estaba sentada al pie de la cama. Ella me estaba haciendo compañía en el hospital para las vacaciones de Navidad.

"¿Recuerdas lo aterrador que era solo ir a la cocina a buscar algo de beber por la noche?", me preguntó Linda, refiriéndose a nuestro miedo colectivo a la noche en la casa de Gary.

"¡Sí!" exclamé. "¡Si pasaba la hora de dormir, todas las luces estaban apagadas, y las habitaciones y pasillos eran tan grandes …"

"¡Y oscuros! ¡Muy oscuros!" Los ojos verdes de Linda estaban grandes al recordarlo.

Éramos tan jóvenes y pequeñas, y sin embargo todo en esa casa era gigantesco. Durante el día, se veía hermosa. Por la noche, era enorme y aterradora. Recuerdo bien la sensación de grandes espacios oscuros y cosas acechando en las sombras. "¡Era como si algo estuviera escondido en la oscuridad, a punto de atraparnos!"

"Así que corríamos", me recordó Linda. "Corríamos tan rápido como podíamos. Como si estuviéramos en una maldita maratón."

"¡OMG sí! ¡Correr tan rápido con nuestras bebidas desde la cocina hasta nuestros dormitorios, tratando de llegar antes de que algo pudiera agarrarnos los pies!"

Como la casa era una casa inteligente (seguramente una de las primeras y más modernas, al menos en Costa Rica, si no en cualquier otro lugar), todo estaba controlado a través de aplicaciones y paneles de control. Por la noche, Gary lo usaba cuando se retiraba, apagando las luces, asegurándose de que las puertas estuvieran cerradas con llave, revisando las cámaras, y cosas por el estilo.

Los guardas, las ventanas con rejas, las cerraduras de alta seguridad y los controles de casa inteligente trabajaban juntos para asegurarse de que estuviéramos todos a salvo. Las familias adineradas de Centroamérica eran a menudo blanco de secuestros para pedir rescate. Desafortunadamente les había sucedido a algunos de mis amigos. Papá se aseguraba de tener la mejor seguridad posible para que eso no nos sucediera a ninguno de nosotros.

Me sentía segura la mayor parte del tiempo, pero era un hecho que cuanto más influencia o riqueza tenías en Costa Rica, estabas más en riesgo.

Debido a que el controlador de las luces estaba en la habitación de Gary con él, Linda y yo no teníamos forma de encender las luces de nuestras habitaciones y baños si salíamos de ellas durante la noche. No estoy segura si realmente teníamos miedo o simplemente nos encantaba asustarnos a nosotras mismas, considerando lo mucho que nos reímos de esto siendo adultas.

Éramos salvajes cuando éramos jóvenes y cuando estábamos juntas. ¡Gritar a todo pulmón mientras corríamos por la casa era algo común para nosotras!

Después de innumerables carreras nocturnas por bebidas, empecé a llenar mi termo con mi nueva bebida favorita: un cóctel de HiC y Bacardi. Cuando estaba en sexto grado, esperaba con ansias ese momento, el primer trago de la noche. Había estado bebiendo seguido por culpa de Carlos desde que era muy joven. Se hizo más fácil con el tiempo.

Entraba corriendo a mi habitación y daba un largo sorbo a mi termo. Luego otro. Hasta que me sumergí felizmente en esa sensación adormecedora y reconfortante que el alcohol prometía. Me encantaba cómo me hacía sentir. También me encantaba quién era cuando lo bebía. Me encantaba sentir que podía hablar con cualquiera.

Estaba desesperada por ser una persona diferente, y desesperada por olvidar, inundada por una confusión no resuelta que surgía de momentos que había enterrado.

Sabía que estaba destrozada, pero era demasiado joven para saber exactamente por qué. Intenté enterrar las muchas emociones no resueltas que me hacían sentir dolor en el estómago y que me hacían arder de ira y frustración. Para empeorar las cosas, todos a mi alrededor, especialmente las personas que amaba, se habían vuelto muy buenos en recordarme: "Algo está mal contigo …" Así que les creí.

Actuaba de manera diferente y me vestía diferente. Realmente solo estaba tratando de descubrir quién era. Sé que parecía que tenía una vida bastante buena para quienes miraban desde afuera, pero detrás de puertas cerradas, estaba luchando por comprender y justificar en mi cabeza cómo, mi abusador y sus acciones habían cambiado tan drásticamente, cómo la persona que me había hecho esas cosas era la misma persona que ahora intentaba ser el padre cariñoso y comprensivo que siempre debería haber sido. Todos estos cambios repentinos se asomaban como una sombra sobre mi vida, privándome de la capacidad de manejar cada día de una mejor manera.

El alcohol se convirtió en la solución más fácil y rápida al alcance que incluso mitigaba ligeramente el dolor y la confusión de la vida cotidiana.

MARATÓN DE COMPRAS

A Gary le gustaba gastar su dinero y consentirnos. A diferencia de muchos hombres, le encantaba ir de compras. Y una forma en que solía consentirnos era con un reto de maratón de compras. La primera vez que esto sucedió, pensé que simplemente íbamos a hacer una compra normal. Llegamos al Aventura Mall en Miami y estábamos a punto de separarnos en diferentes direcciones para mirar, cuando Gary nos detuvo para decir: "Veamos si realmente saben comprar".

¡Tenía la sonrisa más traviesa en su rostro!

"Les voy a dar esto …" Él colocó cinco mil dólares en efectivo en mis manos y luego en las de Linda. "Pero tienen que gastar cada centavo de eso … si no lo hacen …" hizo una pausa creando suspenso, "tendrán que devolvérmelo todo. Cada dólar."

Consideré el desafío. Todavía no estaba acostumbrada a la riqueza ilimitada. Nunca antes había tenido tanto dinero en mis manos.

"Y," dijo, con los ojos brillando, "tienen solo una hora para gastarlo."

¡Una hora! Definitivamente nunca en mi vida había gastado tanto dinero en una hora.

Incluso a los diez años, ya me había convertido en una compradora profesional, todo gracias al entrenamiento de Gary. Tenía mucho dinero, le encantaba gastarlo, pero principalmente su objetivo era ver a las personas que amaba sonreír y recibir todo lo que alguna vez habíamos soñado. Eso significaba que tenía todas las tiendas departamentales del Aventura Mall bajo control: las entradas más cercanas, las mejores ofertas y, lo más importante, el "¡Por favor, por favor, por favor!" (por si acaso me quedaba sin dinero o quería algo extra especial).

Por supuesto, si conseguía algo especial, Gary se aseguraría de que todos tuvieran algo especial también. Por ejemplo, si conseguía mil extra, todos los demás también lo hacían, ¡y por supuesto, mi madre recibiría cinco mil!

Compré en la sección de mujeres adultas de Bloomingdales, eligiendo estilos de adultos como faldas ajustadas y tacones. Recuerdo el día que conseguí mis primeros tacones Burberry. Los usé por todas partes, haciendo clic-clac en los pisos de baldosas de piedra. Estaba tan orgullosa. Eran tacones de tres pulgadas y media de la colección Nova en rosa crema. Caminaba en ellos como si lo hubiera estado haciendo durante años, porque así era. Secretamente, entraba en el armario de mi madre incontables veces para practicar usando y caminando en sus tacones. Mis favoritos eran sus tacones naranjas. Eran plataformas gruesas y altas con correas transparentes y un lazo en la parte delantera. Una vez que pude caminar con ellos, supe que estaba lista para tener mis propios tacones.

"Gary!!!!!," exclamó mi madre cuando me vio con los Burberry que él me compró. "¡Nicole es demasiado joven para eso!"

Él no estuvo en desacuerdo (lo sabía), pero la distrajo comprándole el hermoso sombrero que ella quería, lo que la sacó de su preocupación por mí. Yo me quedé con los tacones.

Ahora, ante el desafío de una maratón de compras, me reí y encantada dije, "¡No hay problema!", sabiendo que ganaría ese desafío.

Gary hizo la cuenta regresiva: "Ahora 1 … 2 … 3 … ¡vayan!"

Corrí lo más rápido que pude hacia las tiendas que más me gustaban y que serían las más caras. Primero a Bloomingdales y luego a Koko + Palenki y luego a otras. ¡Compré TANTO, amigos! Elegí toda la mejor ropa y accesorios hasta que me quedé sin dinero, según las instrucciones.

"¡Felicidades, CoCo!" Exclamó con entusiasmo mientras dejaba caer delante de él orgullosamente artículos por valor de cinco mil dólares en el brillante piso del centro comercial. Salté a sus brazos con un gran abrazo y él me devolvió el apretón, realmente emocionado de ver mi cara feliz.

Estaba preocupada de que Linda, siendo más cuidadosa y organizada que yo, pudiera fallar en el desafío. Pero luego apareció en la esquina del centro comercial, con sus manos llenas de bolsas de compras.

Después, fuimos a Bella Luna, nuestro restaurante favorito en el centro comercial, para un agradable almuerzo en familia. Siempre estaba lleno de clientes, pero la mera presencia de Gary hacía que el personal se pusiera en acción sin que se les pidiera. Un mesero haría espacio en una mesa, otro la limpiaba y preparaba nuestros lugares. Todo sucedía sin problemas, en un abrir y cerrar de ojos. Gary no era el tipo de persona que esperaba el servicio. Tampoco era el tipo de persona que dudaba en dar propinas de $100USD a cada miembro del personal que se acercaba a atendernos.

Ver la influencia que Gary tenía en la comunidad que nos rodeaba, sin siquiera pedirla, me dejaba asombrada. Él exigía respeto sin decir una palabra. Me dejaba sin aliento y me hacía desear un poco de eso para mí algún día.

Cuando el mesero venía a tomar nuestro pedido, yo pedía mi

comida favorita: "¡Carpaccio de res, extra alcaparras, extra parmesano, y una ensalada César con camarones, por favor!"

Linda pedía lo mismo, pero a veces con pollo en lugar de camarones.

Papá siempre pedía pollo a la parmesana (sin salsa roja) y papas fritas, y mi madre solía pedir también el carpaccio, o a veces optaba por una ensalada.

Linda y yo hablábamos emocionadas, enseñándole a Gary y entre nosotras las cosas que habíamos comprado. Le agradecimos muchísimo, lo abrazamos y lo llenamos de besos.

Para terminar el almuerzo, siempre pedía pastel de lava de chocolate, una tradición que se remonta a mis primeros recuerdos de la infancia, cuando íbamos a Il Panino para darnos el gusto del postre.

Hicimos muchos desafíos de maratón de compras a lo largo de los años. Me volví muy, muy buena en las compras.

Sin duda, Gary era feliz cuando nosotros éramos felices. En momentos como ese, definitivamente él brillaba como el sol. Le encantaba consentirnos. El amor y la atención eran sensacionales.

Estos momentos fueron tan increíbles. Me hacían sentir como si estuviera viviendo en un sueño, y en él, era invencible. Era difícil creer que estuviera sucediendo. Justo cuando empezaba a relajarme en la alegría de esas experiencias, algo me detuvo en seco. Era como si en el espacio entre esos momentos emocionantes, si parpadeaba demasiado o si el aire cambiaba de cierta manera, sentiría las manos sudorosas de Carlos sobre mí. Solo por un segundo. Un destello, y luego desaparecía, devolviéndome a la realidad, con la piel de gallina y mis manos temblando. Mi familia no se había dado cuenta. Estaban hablando, comiendo, riendo.

¡¿Qué era esta vida que estaba viviendo ahora?!

Estuve a salvo la mayor parte del tiempo, excepto dos o cuatro noches al mes, pero vivía con una angustiante sensación de algo oscuro acechando y esperando desde abajo de la superficie, solo esperando para ahogarme. Experimentaba estos momentos de alegría intensa y breve y sentía que nada podía detenerme, solo para ser tragada de nuevo al abismo sin previo aviso.

Solo algunas pocas cosas me sacaban a flote.

Mi padre dejó de abusar sexualmente de mí cuando tenía 9 años, pero los efectos de mi trauma continuaron extendiéndose como un cáncer y determinaron, en muchos aspectos, el curso del resto de mi vida. Distorsionaron la forma en que pensaba sobre mí misma, mi cuerpo, mi valor, e incluso mi capacidad para amar y ser amada… todas las emociones humanas básicas que la mayoría de las personas dan por sentadas se convirtieron en algo inalcanzable para mí. Sentía que eran para todos los demás, pero no para mí. Comencé a buscar llenar mi desesperada necesidad de amor y atención de formas para las que era demasiado joven.

A PRUEBA DE BALAS

Después de la escuela, Linda y yo bajábamos las escaleras al ver llegar nuestro transporte. Uno de nuestros guardaespaldas se detuvo frente a la escuela en una imponente Cadillac Escalade ESV negro (el único en el país), su carrocería brillando bajo el sol. Era el único carro de su estilo en todo el país. Cuando alguien lo veía, sabía quiénes iban dentro.

Cabe destacar que también era un vehículo blindado, con ventanas gruesas que no bajaban más que unos pocos centímetros por razones de seguridad. Nuestro carro llamaba la atención por su presencia indiscutible en medio del mar de típicas camionetas familiares y sedanes conducidos por los padres de nuestros amigos. Cuando nuestro vehículo se detenía, todos sabían quiénes iban dentro. Nuestra gran salida nos convirtió en un espectáculo en la multitud después de la escuela. Por un lado, sentía una explosión de orgullo por ser objeto de lujo y atención. Por otro lado, se vió manchado por una vergüenza siempre presente que trabajaba duro para ocultar.

Mientras que la mayoría de mis compañeros de clase buscaban ansiosamente los rostros familiares de sus padres, los míos a menudo estaban ocupados, reemplazados por la expresión cortés pero vacía de nuestros guardaespaldas. No me malinterpretes ... Los guardias eran bastante amables, pero era obvio que éramos solo un trabajo para ellos. Trabajaban para nuestros padres. No estaban allí por nosotros, ni por elección propia.

Sonreí y saludé a mis compañeros de octavo grado y subí al asiento delantero del pasajero de nuestro alto carro negro. El cuero estaba fresco y cómodo.

Miraba hacia atrás para ver a nuestra empleada doméstica sentada en el asiento de atrás, con las manos cuidadosamente dobladas en el regazo de sus pantalones de algodón beige. Mi hermana Linda me seguía, y nuestro guardaespaldas la ayudó a subir y sentarse al lado de nuestra empleada.

Ella estaba sonriendo y cantando "Hooo-laaa" para ambos. Yo preguntaba, "¿Cómo estás?" mientras mis ojos se fijaban en un hilo de conversación en mi Blackberry, sin escuchar las respuestas.

Estaba inmersa en conversaciones con mi novio Leo y también tratando de mantenerme al día con los mensajes de texto con cualquier chico "amigo" que también tuviera en ese momento. Si no tenía cuidado, podría enviar el mensaje incorrecto al chico equivocado, un error que ya había cometido más de una vez y no quería volver a pasar.

Los gemelos fueron los siguientes en unirse a nuestro viaje a casa. Subieron emocionados a nuestro auto y saltaron a sus respectivos asientos, uno al lado del otro. Para mantenerlos entretenidos, yo me volteaba en mi asiento y creaba juegos para mantenerlos ocupados durante todo el trayecto. Tiffany era como una niña salvaje, con su cabello oscuro y alborotado y habladera constante. El pequeño Gary normalmente se quedaba en su asiento, observando todo y a todos en silencio. Su cabello rubio oscuro resaltaba sus hermosos ojos azul-verdosos. Cuando no estaba jugando con ellos, hablábamos sobre su día en la escuela. Si tenía suerte, recibía un collar de pasta o una obra de arte como regalo después de su día en la escuela.

Aunque a la joven edad de trece años ya había viajado mucho, aún amaba que Costa Rica fuera uno de los lugares más hermosos de la Tierra, con sus montañas, selva tropical y hermosa costa.

Mientras nos dirigíamos a casa en un trayecto de aproximadamente treinta minutos a través del campo costarricense, finalmente dejé mi Blackberry a un lado, conecté mi iPod blanco al sistema de sonido del carro y subí el volumen de la música de nuestros artistas favoritos: The Frey, Nickelback, Ednita Nazario y Bacilos, cantando algunas armonías vocales realmente impresionantes como si estuviéramos audicionando para American Idol. Incluso nuestro guardaespaldas se podía ver asintiendo con la cabeza al ritmo de vez en cuando.

VIDA PURA VIDA

Manejar por el campo costarricense hacia nuestra casa era como entrar a nuestro propio mundo. El país es distinto a cualquier otro lugar. Aunque no se puede ver la costa mientras conduces, te recuerda que estás en un país único. Cuando estás allí, sabes que hay un mundo completamente diferente fuera de sus fronteras, pero también sabes que este es mejor en muchos sentidos. Imagina manejar una lujosa y moderna Escalade ESV por un camino angosto, pasando junto a alguien montando a caballo, su principal medio de transporte. Luego subes por una carretera en la cima de la montaña y encuentras una casa de tres millones de dólares con todos los acabados modernos estadounidenses. Cuando el clima está perfecto, incluso puedes ver la cima de uno de los volcanes.

Pero conocer verdaderamente Costa Rica es conocer a su gente. Eso es lo que amo y amaré por siempre de mi país. Nos quejamos, tenemos mal genio, no nos gusta pagar por nada, pero AMAMOS la vida "PURA VIDA". Nos encanta decir "mae" en representación de un amigo. Somos "ticos" hasta la médula, sin importar dónde vayamos. Nuestro acento latino único puede ser reconocido por otro costarricense en cualquier parte del mundo en segundos. Es donde nací y crecí. Y cuando estaba en el carro, en el asiento del pasajero, incluso desde joven, apreciaba las pequeñas cosas que sabía que algún día dejaría atrás.

Con cada giro familiar, mi ansiosa anticipación crecía a medida que nos acercábamos al largo camino que conducía a nuestra casa. Minutos antes de llegar a la propiedad, pasamos por la oficina de papá con guardias afuera quienes luego señalaban a los de la casa para que abrieran la enorme puerta de hierro al vernos llegar. Se comunicaban a través de walkie-talkies una vez que veían nuestro carro. Al llegar a la puerta principal, nos recibiría otro guardia con un rifle colgado alrededor de su torso. Es fácil darse cuenta de la seriedad con la que se toma su trabajo por la expresión severa de su rostro. Había aceptado el hecho de que era parte de mi paisaje habitual. Su presencia servía como recordatorio de que la seguridad y la protección deben tomarse en serio, sin importar dónde estés o con quién estés.

En el momento en que vi a nuestros perros, Yaya y Coca, corriendo hacia el carro, cualquier inquietud que quedara del día se evaporó. Meneaban sus colas emocionadas y saltaban arriba y abajo hasta que Linda y yo salíamos rápidamente del carro. Ni siquiera podíamos esperar a que el guardaespaldas abriera la puerta para nosotros. Un pequeño chihuahua, blanco y negro, que era hermoso a nuestros ojos pero no tan lindo. Coca era una hermosa golden retriever, delgada y alta, ella tenía un problema en la cadera, así que lo podías notar, a pesar de su rápido correr desde la caseta del guardia hasta la entrada de la casa donde estacionábamos, que estaba sufriendo. Pero su felicidad al vernos superaba el dolor. Yaya siempre estaba dentro de la casa y dormía con nosotros, y Coca se convirtió más en nuestra perra guardiana.

El entusiasta y peludo comité de bienvenida nunca fallaba en borrar cualquier pensamiento negativo asfixiándonos con cariño y afecto.

Una vez dentro de casa, nuestras dos ágiles empleadas rápidamente entraban en acción. Las mochilas eran ordenadas y guardadas rápidamente, y nos pedían que nos laváramos las manos. Pero ahí terminaba su participación en nuestra vida escolar. Nadie preguntaba sobre nuestro día o las tareas que nos esperaban. Nuestros escritorios, ubicados en nuestras habitaciones individuales, se convertían en nuestros santuarios de estudio solitarios. Como nuestras tareas eran en inglés, las empleadas no entenderían ni siquiera si intentaran ayudar.

Cuando era hora del almuerzo, Linda, Tiffany, el pequeño Gary y yo éramos enviados hacia la mesa familiar para seis personas en la bulliciosa cocina. La mesa grande de madera que se encontraba en el comedor de la habitación contigua, conectada por una puerta corrediza, estaba reservada para nuestros padres o para ocasiones especiales cuando éramos invitados para unirnos a ellos. Si nos dirigían a la mesa más grande, era una ocasión especial, y se esperaba que nos comportáramos de la mejor manera.

Pero en la cocina, nos sentíamos atraídos como imanes hacia lo que las empleadas estaban cocinando. Los aromas irresistibles me hacían la boca agua . El olor del pastel de plátano, una querida especialidad puertorriqueña, llenaba el aire con su encantadora mezcla de plátanos dulces y carne sazonada. Las horas de preparación necesarias para elaborar esta obra maestra culinaria fueron evidentes en cada bocado, y los sabores bailaban en mi boca, proporcionando un refugio reconfortante en medio del caos de nuestras vidas.

En medio del bullicio de mis hermanos alrededor de la mesa, encontraba consuelo con su presencia. Compartíamos historias de nuestro día, intercambiando anécdotas y risas mientras saboreábamos la deliciosa comida que teníamos ante nosotros. El sonido de los utensilios y el ocasional ruido de los platos crearon una sinfonía de conexión familiar.

Después de nuestra comida, dejamos los restos de nuestro comida en la mesa, sabiendo que las rápidas empleadas pronto llegarían para recogerlos. Cuando se llevaron a los gemelos bajo la atenta mirada de la niñera, nos dejó un breve respiro.

Linda y yo tendríamos tiempo para pasar el rato, jugar, montar en cuadriciclos (que nos compraron después de que mamá y Gary se dieran cuenta de lo mucho que nos gustaban cuando visitamos a Carlos), jugar tenis o participar en cualquier otra actividad extracurricular que nos ayudara a quemar energía y estrés.

Más tarde, en mi escritorio, mis ojos se volvieron pesados por el peso de las tareas. Necesitaba distracción. Cogí mi BlackBerry y llamé a mamá.

Respondió de inmediato. "Sí, ¿aló? ¿Hola?", con su acento puertorriqueño.

"¿Cuándo vienes a casa?", pregunté, deseando verla pero también sintiendo esa familiar punzada de ansiedad y desesperación. Por qué razón?, nunca lo supe realmente.

"Estoy subiendo por el camino de entrada", dijo. "¡Nos vemos pronto!"

"Está bien, mami. Nos vemos pronto", dije y colgué.

Me la imaginé en su elegante Porsche 911 Turbo negro desplazandose por las carreteras de Costa Rica, seguida de cerca por un Lexus que llevaba a su guardaespaldas siempre vigilantes.

Tomé el teléfono y marqué rápidamente el 101 (teníamos teléfonos con líneas directas entre nosotros), la extensión para la cocina, ansiosa por anunciar su llegada, y luego el 108, la habitación de mi hermana.

"¡Mamá ya casi está aquí!" le decía.

"Está bien ..." respondería Linda como si preguntara cuál era el problema. Estaba ocupada haciendo sus tareas, ya siendo perfecta sin esfuerzo.

Mi hermana y yo éramos como el día y la noche, desde nuestra apariencia hasta nuestras personalidades, e incluso en nuestras relaciones y experiencias. Linda, mi hermana, siempre parecía ser la estrella brillante a los ojos de todos, ya fueran familiares, amigos o incluso conocidos de mi mamá. Crecer con una mamá tan impresionante como la mía ya traía consigo un conjunto de expectativas, pero tener una hermana que parecía impecable en todos los aspectos, no solo en apariencia sino también en comportamiento, agregaba aún más presión. No puedo recordar un momento en el que mi hermana no fuera considerada como el esquema de la perfección. Nunca respondía, siempre seguía las reglas, e incluso cuando cometía un error, lo hacía discretamente, disimulando sus errores de tal manera que nadie podía atraparla.

Pero yo no era así. Yo era la atrevida, la rebelde, la que no podía evitar decir lo que pensaba, la que tenía una personalidad más grande que la vida. Yo era la revoltosa, siempre sobrepasando los límites, siempre en desacuerdo con mi mamá, aunque todo lo que siempre quise fue su aprobación.

Así que cuando mi mamá estaba cerca, sentía que tenía que hacer más para llamar la atención.

Los gemelos también salieron corriendo de su habitación hacia la cocina, sus pequeños pies golpeteando el suelo de baldosas.

Cuando la puerta principal se abrió y apareció mi madre, estaba vestida con elegancia, como siempre, después de un almuerzo tranquilo con sus amigas. Su presencia llamó la atención. Era un testimonio de su estatus social.

Dejó sus bolsas y saludó a todos. Luego sus ojos se enfocaron en mí. "¿Todavía estás en tu uniforme?" exclamó con desaprobación. "Ve a bañarte y ponte algo presentable". Me asombré ante la insinuación de que era descuidada, pero sabía que teníamos una imagen que mantener, así que hice lo que se me dijo.

Mamá conversó un poco con Linda antes de pasar tiempo con los gemelos. Después de un rato, llamó a la niñera para que se los llevara, liberándola para retirarse a su propia habitación.

Cuando el reloj se acercaba a las 4:30 p.m., recibimos la notificación de que papá estaba de camino a casa. Conducía él mismo, rechazando la protección de un guardaespaldas. Su Mercedes negro de cuatro puertas se avanzó hacia el camino de entrada.

Estacionaba su carro al lado del carro de mi mamá en nuestro garaje para tres autos. El tercer espacio estaría ocupado por nuestros cuadriciclos y carritos de golf.

Papá salió del carro, su atuendo impecable como siempre. Sus pantalones de vestir Zegna, camisas adornadas con relucientes gemelos, y su cabello meticulosamente peinado teñido de un tono naranja oscuro, dejando ver apenas una pizca de raíces. Cada detalle estaba cuidadosamente pensado, incluso sus zapatos de vestir de piel de cocodrilo negro.

UNA NUEVA VIDA

Crecer alrededor de mi madre y Gary me dio una admiración por la buena moda y el respeto que exigía.

Después de ducharme y ponerme una ropa nueva a petición de mi madre, ahora me reunía de nuevo con mis hermanos. "¡Papá!" exclamamos todos mientras lo saludábamos con entusiasmo. Lo llenabamos de abrazos, besos y emoción. Era un ritual que se había vuelto parte de nosotros.

"¿Cómo estuvo tu día?", preguntó con genuino interés. Aunque para entonces ya había comenzado a detestar la escuela (por diferentes razones), aún me encantaba cuando me preguntaba sobre ella. Me preguntaba sobre lo que había aprendido, lo que significaba y qué tareas tenía, tal como lo hacía cuando recién estaba aprendiendo mis palabras en inglés. Me gustaba que todavía se esforzara tanto por fomentar mi curiosidad y educación. Me ayudaba a concentrarme un poco más en mis estudios, aunque las citas y los amigos eran mucho más emocionantes y ya habían comenzado a alejarme.

Gary quería lo mejor para nosotros. Quería que tomáramos decisiones más inteligentes que él, en el sentido de que quería que estuviéramos en el buen camino. Aunque pudo haber tenido prácticas comerciales "inusuales", no bebía. NUNCA. Y la idea de que sus hijas estuvieran distraídas con ese tipo de tonterías simplemente no parecía preocuparle. Él esperaba - suponía- lo mejor de nosotras. Supongo que por eso me esforzaba tanto por ocultárselo. Si decepcionaba a Gary, me destrozaría.

El esperaba que tuviera una excelente educación. Gary me hacía prometer concentrarme y hacerlo mejor. "Eres la más inteligente, Nicole. Tienes mucho potencial. Sé que puedes hacerlo mejor", solía decirme, regañándome un poco pero sobre todo animándome con su sincera creencia de que estaba destinada a algo más.

Reconocía mi actitud rebelde y la veía de manera diferente a los demás. Lo veía como un potencial liderazgo. Él me decía: "¡Si tan solo pudieras usar tus increíbles habilidades de liderazgo para lograr un cambio positivo, te sorprenderías de lo que puedes crear y del impacto que puedes generar!".

Sus palabras siempre me hacían prometer (y querer) hacerlo mejor.

"¡Lo prometo, papi!" le decía, y por unos momentos, me olvidaba de quién era y de lo dañada que estaba. Pero en cuestión de minutos, la realidad volvería aplastante y sabía que la promesa se iba a romper.

Mis demonios comenzarían a intentar hundirme, ofreciéndome escape y alivio de las peores maneras. Y eran mucho más fuertes y ruidosos que cualquier cosa papá dijera.

Una vez que papá se instalaba en la sala de estar, encendía sus seis pantallas de televisión de plasma que mostraban varios juegos deportivos, actualizaciones de noticias y sus programas de entretenimiento favoritos como "CSI", "La ley y el orden" y "Mujeres desesperadas".

La rutina para dormir de los gemelos comenzaba alrededor de las 7 p.m., y a menudo me encontraba involucrada, leyéndoles historias y arropándolos antes de las 8 p.m. Me hacía sentir bien cuidar de ellos. Estas eran cosas normales de hacer en una familia, y me sentía normal haciéndolas.

Después de ayudar a las niñeras a bañar a los gemelos, me sentaba y mecía a cada uno con su propio biberón. Mirábamos "Bear in the Big Blue House". Tenía todas las canciones memorizadas, especialmente la canción de despedida. Cantaba suavemente en sus oídos mientras tomaban su biberón tan rápidamente. Los gemelos eran la parte más grande de mi paz diaria y ni siquiera lo sabían. Demonios, ni siquiera yo lo sabía en ese momento.

SEXO POR ELECCIÓN

Cuando mis hermanos se dormían, llenaba mi termo y corría al dormitorio para hablar con Leo. Leo fue mi primero ... El primer chico con quien perdí mi virginidad (por elección) y mi primer novio serio.

Leo y yo fuimos a la casa de Javier (el novio de mi hermana en ese momento) para una fiesta de viernes por la noche para terminar la semana. Leo llevaba jeans y una camiseta sin mangas negra que mostraba sus brazos musculosos. Definitivamente era el más guapo de la fiesta. Prácticamente toda la generación de secundaria del colegio estaba allí. Y yo. Una estudiante de octavo grado. La única razón por la que me permitieron asistir a la fiesta fue porque estaba claro que no era como ningún otro estudiante de octavo grado. Tenía dinero, me vestía y parecía mayor que mis compañeros, bebía y estaba saliendo con un estudiante de último año del colegio, muy popular y muy guapo. Además, mi hermana estaba saliendo con el otro chico más popular de la escuela, que también era el mejor amigo de Leo.

Llevaba puestos unos jeans ajustados, unas tennis Converse y una camiseta casual. Mi cabello estaba suelto, con sus propias ondas naturales. El único maquillaje que usé fue un delineador grueso debajo de los ojos (un estilo característico de CoCo).

Leo y yo bebimos, coqueteamos, bailamos y nos besamos. Se veía tan guapo que no podía quitarle las manos de encima. Él tenía barba en ese momento, lo cual me encantaba. Me daban ganas de pasar mis dedos por ella. Cuando estaba claro que no podíamos tener suficiente el uno del otro, nos fuimos a otra habitación. Pasé mis manos por su cuerpo y de inmediato quise más.

De fondo sonaba Sexy Movimiento de Daddy Yankee. Podía oírlo a través del zumbido de innumerables ron y coca cola. El alcohol me tranquilizaba y me hacía sentir segura.

"¿Estás seguro de que podemos hacer esto aquí?" pregunté sin aliento, preocupada de que Javier se enojara, pero también queriendo más.

"Ya lo hablé con Javier", dijo mientras nos desvestíamos.

No había planeado tener relaciones sexuales esa noche, pero estaba claro que Leo sí.

"Estás muy mojada", susurró bruscamente.

Siempre estaba mojada, siempre deseando sexo.

Nos arrancamos la ropa el uno al otro.

"¿Estás segura?" me preguntó.

"Sí, estoy segura", respondí. No quería detenerme. Esta fue mi primera relación sexual consensuada. No me dolió. Me sentí segura. Se sintió bien. Me dio el escape que había estado anhelando. Aunque no tuve un orgasmo, me aseguré de que Leo quedara satisfecho. Quería dejar una impresión que nunca olvidara.

Escuchamos un crujido en las tablas del piso fuera de nuestra habitación, así que decidimos que sería mejor volver a la fiesta. Ambos nos pusimos de nuevo la ropa y regresamos con todos los demás, ambos con grandes sonrisas en nuestros rostros. Bailamos, nos besamos y nos deleitamos con el brillo del sexo y el alcohol.

Y una vez que experimenté el sexo en mis propios términos, tenía que tenerlo. Lo anhelaba. Leo y yo nos veíamos más seguido durante las vacaciones. Esa era nuestra manera de poder pasar más tiempo juntos y de poder alejarme un poco de mi vida en el colegio.

Una vez que se acercaba el mediodía, le enviaba un mensaje rápido:

COCO: *¿Puerta?*
LEO: *Ya estoy aquí, cariño.*

Y como un reloj, allí estaría, apoyado casualmente contra la entrada del colegio, luciendo genial sin esfuerzo, incluso desde la distancia.

El caos del almuerzo en la cafetería de mi colegio era un problema diario del que prefería no formar parte. Las interminables mesas llenas de estudiantes de mi grado riendo eran una escena que siempre evitaba. La mayoría de los días, de todos modos, no tenía apetito para comer allí; no se trataba solo de la comida, sino del sentimiento de aislamiento en medio de un mar de caras conocidas.

La atmósfera al otro lado de la calle era un mundo completamente diferente. Estaba cargada, más viva. Aquí, los adolescentes estaban haciendo la transición a adultos. Tenían menos miedo de romper las reglas. Estaban en transición hacia lo que fuera que viniera después.

Su risa era más fuerte, sus conversaciones más profundas, e incluso la forma en que se movían parecía más definida, más segura. Entrar a los terrenos de la escuela secundaria siempre se sentía como echar un vistazo a un mundo para el que no estaba preparada pero del que deseaba desesperadamente ser parte.

Leo y yo, a veces acompañados por uno o dos amigos suyos, nos poníamos en fila para hacer nuestros pedidos. Insistí en pagar la cuenta y sacaba mi tarjeta de la cafetería, una cuenta que mis padres recargaban automáticamente cada semana con suficiente dinero para alimentar fácilmente a diez o más personas. Yo insistía en pagar la cuenta. No solo me hacía sentir más madura, sino que también era un intento sutil de conseguir algo de aprobación. Después de todo, era una estudiante de octavo grado que andaba con los de secundaria. No quería que los amigos de Leo me vieran como la niña más joven tratando de encajar.

Aunque la mayoría de ellos, no importaba lo que hiciera, simplemente nunca era suficiente. Uno de ellos, el "líder" del grupo, Humberto, simplemente no parecía caerle bien y eso cerraba mi oportunidad con todos los demás del grupo. Uno pensaría que mi hermana saliendo con el mejor amigo de Leo, Javier, y otro más del grupo facilitaría las cosas, pero estos cabrones no querían tener nada que ver con una estudiante de octavo grado, y no solo con una estudiante de octavo grado, sino conmigo, CoCo Roper. ¿Era porque sabían que rompería el corazón de Leo? ¿O fue porque despreciaban cómo jugaba y vivía una vida mucho más allá de mi edad real? Nunca lo supe.

Después del almuerzo, el camino de regreso a mi colegio se sintió como un viaje en el tiempo. Podía sentir las miradas de mis compañeros sobre mí, y en sus miradas una mezcla de curiosidad, envidia y juicio. Ellos no entendieron y no quise explicarles. Caminaba con la cabeza en alto, mi confianza alimentada por los momentos robados que acababa de compartir con Leo.

Nos divertimos mucho juntos, pero la relación únicamente duró seis meses. Leo se iba de Costa Rica para ir a la universidad, y sentía que me estaba ahogando en secretos, haciendo todo lo posible para ocultar la verdadera versión de mí misma y una vida llena de cargas que me acompañaba. Leo sabía algo de lo que estaba pasando, pero no podía contarle todo. Él se ofreció a quedarse por mí, pero sinceramente, por mucho que quisiera que lo hiciera, habría renunciado a su futuro por alguien que estaba más arruinado de lo que jamás imaginaría. Ojalá pudiera haber sido diferente por él, pero habría sido demasiada presión. Estaba enfrentando mi pasado con mi padre, mi hipersexualidad inducida por el trauma y mi autolesión. Para agregarle a mis secretos, había comenzado a comer en exceso durante el día y luego a vomitarla por culpa y vergüenza. La bulimia era otra faceta de mí misma que estaba tratando de ocultar. Con el tiempo, los secretos crearon demasiada distancia entre nosotros. Me encontré mintiendo sobre muchas (tantas) más cosas. Leo detestaba mentir. Quiero decir, ¿a quién no? Y él merecía algo mejor. Decidimos que era mejor romper antes de que hiciéramos una completa mierda de la relación y termináramos odiándonos.

Hubiese querido saber entonces lo que sé sobre mí misma y por qué hice las cosas que hice. Tal vez podría haber sido diferente.

Después de que todo terminó entre Leo y yo, pasé toda la semana hablando por Skype con Daniel y Sebastian. Me sentía bien cuando hablaba, me reía y coqueteaba con ellos, lo cual se facilitaba mucho más con la ayuda de mi bebida recién hecha.

Daniel y Sebastian fueron mi sistema de apoyo y mi salvavidas. No podía pasar el día sin hablar con ellos. Eran mejores amigos entre ellos y habían llegado a convertirse en mis mejores amigos también.

Sebastian era mi novio según él y según lo que creían todos los demás. Era dulce, me adoraba, y lo amaba por eso. No le gustaba que bebiera. Trataba de mantenerme hablando con la esperanza de que eso frenara mi consumo de alcohol. Si me molestaba lo suficiente, le colgaba y llamaba a Daniel.

Daniel tenía problemas familiares complejos similares a los míos. Cargaba con el peso del reconocimiento público. Su padre había sido acusado de un crimen que no había cometido, y estaba en todas partes en las noticias.

Los padres de nuestros compañeros de clase prohibieron a sus hijos socializar o ser amigos de Daniel después de la demanda. Me identificaba con él. Y me importaba una mierda los rumores que giraban en torno a su familia. Honestamente, a mi familia tampoco le importaba. Era algo grande en lo que conectábamos. Con mi madre en el centro de atención (por su belleza y su carrera televisiva) y un padre reconocido por su riqueza y poder, los ojos de la gente y su juicio a menudo estaban sobre mí dondequiera que iba. Era difícil encontrar maneras de estar con Sebastian en persona. A sus padres no les gustaba que yo fuera a su casa y su mamá se quejaba si él pasaba mucho tiempo en Skype conmigo. A su mamá nunca le gustó que "la súper modelo Lynda Díaz" fuera mi mamá. Te imaginarás, mi mamá era amada por cada esposo y todos los demás chismorreaban sobre ella.

La familia de Sebastian era conservadora y judía, y aquí estaba él, pasando tiempo con una chica rebelde de una familia en la que no confiaban. Sebastian intentaba discutir con su mamá sobre esto, pero definitivamente fue uno de nuestros mayores problemas. Así que al principio no podía verlo tan seguido. Pero él era tan guapo, tan romántico, y estaba locamente enamorado de mí, lo que me hizo enamorarme profundamente de él.

La casa de Daniel era mucho más informal y tenía mucha más privacidad. Vivía en una mansión grande, blanca y hermosa en la cima de una colina con su padre. Mis padres, incluido Carlos, se llevaban bien con su papá, así que ir a su casa era algo que me permitían hacer durante la semana. Daniel era más del tipo de niño bien comportado, que seguía las reglas, y todos pensaban que era demasiado bueno para ser "corrompido por esa loca CoCo", así que todo parecía seguro.

Conforme empezamos a pasar más tiempo juntos en persona y a través de Skype, nos volvimos muy cercanos. Él fue el único que aceptó todas las versiones de CoCo, sin importar lo locas o feas que fueran. Prefería estar ahí para mí que dejarme sola.

Ir a casa de Daniel se convirtió en un escape fácil y seguro para mí. Me sentía completamente segura con él, porque confiaba en que él no me rechazaría, juzgaría ni lastimaría. Aunque Daniel perdió su virginidad conmigo, nunca anduvimos en serio. El sexo era simplemente algo que hacíamos casualmente para satisfacer una necesidad, sin compromisos.

Él la mayoría del tiempo se guiaba por sus propias reglas. Era más fácil para mí visitarlo. Así que cuando Sebastian no estaba disponible y necesitaba sexo, Daniel estaba ahí. Creo que Daniel sabía que era una conveniencia, y no tenía problema con eso. Él también lo quería. Disfrutábamos de nuestros cuerpos cuando nadie nos miraba. Eso era todo. El resto del tiempo, éramos mejores amigos, o al menos me gustaba creer que lo éramos.

Sea lo que sea que sucediera con Daniel, mis sentimientos por Sebastian no disminuían. Supongo que era codiciosa por querer a ambos, pero el sexo era una necesidad para mí. Como el aire. Como la comida.

Sabía que Sebastian merecía algo mucho mejor que tener a su novia y a su mejor amigo andando a sus espaldas. No creo que viera lo jodida que estaba realmente. El sexo significaba algo diferente para mí que para todos los demás. Sentía como si tuviera un letrero neón de advertencia colgando alrededor de mi cuello, pero Sebastian no lo veía.

Podía sentir el cambio en mi comportamiento y toma de decisiones, desde el momento en que tuve relaciones sexuales con alguien que yo elegí por mi propia cuenta. Es como si una vez que me di cuenta de que podía tener el control de ello, elegir cuándo permitir que la gente me amara (personas que no se estaba imponiendo a la fuerza), todo había cambiado.

SIEMPRE ES ALGO

La mañana después de una fiesta o una noche de llamadas por Skype con Sebastian y Daniel, a menudo me despertaba con el estómago revuelto y la cabeza golpeándome.

Maldita mierda. Ay.

Saqué la mano del edredón esponjoso para alcanzar mi agua, pero ya no quedaba nada.

Mierda. ¿Podría ser peor?

Me dolía el estómago. Mi cuerpo nunca ha tolerado bien el alcohol. Sentía calor, enojo, dolor. Agarré mi secadora de pelo y lo cambié a aire frío, lo que me daría un alivio inmediato de la sensación de ebullición interna con la que me desperté. Mi cuerpo, especialmente mi estómago, ha estado intentando hablar conmigo toda mi vida. Simplemente no estaba escuchando.

Una vez que el dolor desaparecía, me bañaba, saltaba a la cama y me secaba debajo de las sábanas, desnuda, con la secadora en caliente esta vez. Las sábanas se llenaron de aire caliente y me rodearon como un abrazo. Cerré los ojos y me relaje.

No quería nada más que envolverme así, llena de cobijas suaves y calientes, y evitar el mundo un poco más.

Cogí el teléfono que estaba en mi mesita de noche. "Manuela", dije en voz baja para que no me doliera la cabeza. "¿Me puedes hacer un batido de papaya? Y traérmelo a la cama, por favor".

"Buenos días, mi Nicolita. Lo preparé de inmediato", me dijo ella.

"Gracias, Manuelita. Eres la mejor", le dije, agradecida de tenerla en mi vida.

Ella aparecería poco después con mi desayuno líquido y se sentaría al lado de mi cama. Cuando me sentía enferma, acariciaba mi espalda y mi cabeza. A veces, si estaba triste o no podía dormir por la noche, se acostaba a mi lado solo para hacerme compañía.

Con el tiempo, ella sería una de las empleadas que robarían a mis padres (lo cual no era difícil, había dinero por todas partes en nuestra casa, habitaciones, cajones, estantes). Pero sé que a pesar de todo me quería. He mantenido mis recuerdos amorosos de Manuela separados del problema de robo del que me enteré.

Mientras tomaba mi batido, podía escuchar la enérgica voz de mi madre en el pasillo, hablando con papá, el personal o mis hermanos, tal vez el itinerario del día o a dónde se dirigía. Mientras se acercaba a mi habitación, escuché sus tacones de Jimmy Choo golpeando el piso de baldosas.

"¡Nicole!" exclamó y entró en mi habitación sin llamar. Con el olor a su costoso perfume, Samsara. "¿Por qué sigues en la cama?", preguntó, sin saber (o tal vez fingiendo no saber) que tenía resaca. "¡Deberías levantarte y alistarte!", Ella agitó sus manos enfáticamente como si me hiciera un gesto para que me levantara. "Todos los días es algo nuevo contigo".

Me hundí más en mi cama y hacia el ruido de la secadora de pelo caliente, tratando de bloquear su voz.

"No me siento bien, Mami …", protesté.

"Nunca estás feliz por las mañanas. Nunca dices buenos días. Es una falta de respeto, Nicole".

Abrió las cortinas, lo que dejó entrar suficiente luz para hacer que mi cabeza sintiera como si estuviera siendo prensada con un tornillo.

"¿Por qué tengo que ser yo la primera en decir buenos días, Mami? ¿O pretender ser feliz y sonreír cuando no lo soy?", preguntaba exasperada.

Ella ignoraba mis preguntas. "¡No sé por qué eres tan irrespetuosa! ¡Estoy criando a una mocosa!" (Mocosa es una expresión en español para referirse a una niña mimada).

Me senté y la observé revisar su maquillaje y su atuendo en busca de imperfecciones en mi espejo de cuerpo entero.

Parecíamos más enojados el uno con el otro por las mañanas. Todavía no había tenido la oportunidad de llenar o llenar mi termo, por lo que lidiar con la decepción de mi madre hacia mí no era fácil.

Me mordí la lengua para evitar decir algo de lo que me arrepentiría. Esto era algo en lo que me había vuelto buena a lo largo de las citas de consejería a las que mi madre había accedido a enviarme. Este fue uno de los primeros intentos de mi familia para encontrar una explicación a mi enojo y comportamiento.

Ella regresó con Linda y los mellizos, mientras yo me alistaba.

Para las 7 a.m., ya estaba en el carro, con mi uniforme exhibiendo con orgullo las palabras bordadas "CoCo" en mi manga derecha, en mi color favorito, turquesa. Mis apellidos entonces eran Solano-Díaz. (En América Latina, la gente suele usar dos apellidos; primero el del padre, luego el de la madre). En la escuela me llamaban a menudo por mi apellido, Solano.

Mientras que la mayoría de mis compañeros de escuela usarían los pantalones requeridos por el código de vestimenta escolar, yo lucía unos jeans oscuros de American Eagle—mi pequeño acto de rebeldía. En mis pies llevaba mis tennis Converse All-Stars desgastados o unas Vans de cuadros blancos con negro, dependiendo de mi estado de ánimo. Dentro de mi bolso Gucci (que prefería a cualquier mochila estándar) había una nota "de mi madre" disculpándose por mis elecciones de moda para el día (me había convertido en una experta en falsificar su firma).

Mientras el carro se alejaba de la mansión, sonreí ante mis pequeñas victorias en la moda y minimicé el temor de otro día en la escuela con un gran sorbo de mi termo.

KAMIKAZES AZULES

Cuando finalmente llegó mi turno de ir al colegio, ya estaba muy por delante de la clase en todos los sentidos de la palabra. La escuela secundaria era un campo de batalla completamente nuevo. Los susurros se hicieron más fuertes, pero me los había ganado. Los profesores intercambiaban miradas penetrantes cuando yo pasaba, intercambiando pensamientos similares de desprecio y desconfianza hacia mí. Ellos sabían por qué era famosa. Y su vigilancia a mi alrededor era notable.

"Estás en terreno peligroso", me advirtió una vez la Sra. Anderson, mi profesora de inglés del noveno grado, después de un fin de semana particularmente salvaje, apretando los ojos mientras hablaba. "Puedes ser inteligente, pero no creas que puedes pasar por alto el nombre de tus padres o tus pequeñas … reuniones" … Los profesores y padres me odiaban porque sus hijos pasaban los fines de semana emborrachándose en mis fiestas. Mis fiestas eran conocidas por casi todos, desde noveno a duodécimo grado, en mi colegio.

Van Gogh fue mi bar preferido, al menos al principio. Llegué a conocer bien al dueño, Moshe, y me dejaba meter a los chicos de mi escuela menores de edad. Y no solo a unos pocos. Quiero decir, ayudaba a que más de cien chicos entraran. Aceptaba el dinero que sabía que gastaría mientras estuviera allí. Su bar podía hacer toda la venta de un fin de semana en solo una noche de fiesta al estilo CoCo. Los estudiantes de la Escuela Country Day, así como todo el grupo de primer año de C.D.S., ocuparían toda la sala VIP.

Compraba bebidas para todos y hacía circular cuarenta o cincuenta vasos a la vez llenos de licores de todo tipo. Antes de que la gente llegara, ya había encargado cincuenta bandejas llenas de shots de kamikaze azul para todos, para que estuvieran listos para ser repartidos junto con otras cinco bandejas de shots de Jagger, Miguelitos y Mamaditas. Cuando la gente entraba al bar, eran atendidos y emborrachados. Se divertían cuando yo estaba cerca. Bailábamos, bebíamos, nos besábamos o encontrábamos rincones oscuros para hacer otras cosas. Quería ser conocida como el alma de la fiesta. Quería ser aceptada y admirada.

Incluso mi hermano iba a Van Gogh con sus amigos.

Llegado el viernes, mi teléfono estallaba con llamadas y mensajes de personas que querían entrar en la fiesta. Todos querían tener un espacio, entrar en la sala vip y emborracharse gratis. Bailaba y fumaba hookah toda la noche con todas las personas que sabía que hablaban mal de mí a mis espaldas. Erróneamente pensé que estas fiestas los harían querer conocerme, conocer a la verdadera yo.

Los viernes y sábados, estaba en la cima del mundo. Tenía valor, me querían, era genial. En esas noches, era aceptada por las mismas personas que hablaban mal de mí durante la semana. Siempre pensaba, *tal vez, solo tal vez, esto los haría querer conocerme, ¿la verdadera yo?* Pero llegaba el lunes, y podía contar con una mano cuántos amigos de verdad tenía aún. Fue un golpe al estómago que me hizo caer en un agujero negro de depresión.

Peor aún, porque estaba borracha, ligando, peleando y metiendo la pata frente a la mitad de mi escuela los fines de semana, mi comportamiento sería combustible para los rumores durante toda la semana en la escuela. Yo era el tema de conversación favorito de todos.

Cuando no estaba de fiesta, me peleaba a golpes con cualquier perra que hubiera ofendido a mis amigos (siempre he sido una amiga muy leal y muy protectora) o a mi familia. Por mucho que discutiera con mi madre, si alguien más decía algo desagradable sobre ella, perdía el control. Si la gente decía algo sobre mi mamá, generalmente sería algo así como "Es una puta que solo muestra su trasero" o "Solo se casó con Gary por el dinero. Es una mantenida".

Mi regla era golpear duro para que nadie pudiera devolver el golpe. Me aseguraba de conocer al propietario del lugar, de donde quiera que estuviera, ya sea Van Gogh u otro bar de mi elección, para que me respaldara.

Y esas peleas empeoraron a medida que crecí. El alcohol sacaba la furia en mí si alguien se atrevía a interponerse en mi camino.

Recuerdo una vez que ahorqué a esta chica Christina que solía ser mi amiga pero se acostó con el novio de mi mejor amiga a nuestras espaldas y también llamó a mi mamá prostituta. Me volví loca con ella. La escuela me criticó por eso. No me sentí mal ni avergonzada. Simplemente muy enojada.

Cuando me metía en problemas por pelear, mi mamá se ponía muy furiosa.

"¿Cómo pudiste hacer una cosa así?!" gritaba. "¡La gente pensará que Lynda Díaz está criando a una hija loca!" Todo lo que tuviera que ver con una imagen pública negativa era un gran no y no para ella.

Absorbí la atención y la popularidad temporal que me traían mis fiestas. Me encantaba tener todos los ojos puestos en mí. Sentía que estaba rodeada de aceptación y amistad. Disfrutaba que tanta gente quisiera saber qué estaba planeando y dónde estaría.

Me daba una emoción fascinante que ahogaba parte de la oscuridad, hasta que volvía a casa, acurrucada en la cama, el mundo dando vueltas, y mi corazón rompiéndose al aceptar el hecho de que la mayoría de mi escuela solo me usaba para obtener lo que querían ... y yo se los pedía. *¿Qué me pasaba?*

Algunas noches, me quedaba dormida con la ropa puesta, a veces me dormía llorando, y muchas noches, estaba tan llena de furia o frustración conmigo misma que arrastraba mis uñas perfectamente arregladas, muy afiladas, por mi pecho, causando un dolor inmenso y un alivio. Cuando veo fotos de esos años, mis ojos van directamente a las líneas rojas brillantes de la piel irritada y a las pequeñas costras que delataban mis prácticas de auto-castigo.

Aparte de rasgarme la piel en el pecho y los brazos, también me quemaba. Fue una práctica que comenzó por accidente cuando toqué la rejilla de metal de mi secadora de cabello, dejando cuatro líneas rojas de quemaduras extremadamente dolorosas. Quemarme y rasgarme la piel eran mis dos métodos principales de autolesión que podía hacer en mi momento de desesperación y dolor. A veces, sentía como si fuera a arañarme el pecho hasta abrir la piel, tal vez así podría volver a respirar. Era como si el agudo dolor que sentía desde adentro, desde mi corazón, se fuera volando. Pero nunca lo hacía. Las quemaduras de la secadora de cabello eran excitantes. Llevaban mi dolor a un nivel máximo y un shock rápido que me abofeteaba y me calmaba cuando nada más funcionaba. Estas se convirtieron en marcas que otros, profesores, amigos, familiares y mi madre reconocieron después de años. Cada uno de ellos lo reducía a una llamada de atención: un grito desesperado de alguien que no tenía motivos para quejarse ni para sentir dolor. Cuando pienso en esto, simplemente no puedo comprender cómo no vieron mi dolor. ¿Por qué pensaron que todo era solo una farsa? Todo eso solo significaba que estaba más sola. Y nadie iba a salvarme. Nadie.

Me sumergí profundamente en un ciclo de consumo excesivo de alcohol, sexo casual, sobrevivir a resacas y otras formas de hacerme daño.

Si estaba sola, tenía que estar borracha o estaría trastornada.

El punto era que llegaba el lunes, y me sentía utilizada, sola, con resaca, deprimida y un poco más loca.

Si los estudiantes llegaban a la escuela con resaca un lunes por la mañana, incluso los profesores sabían que era "por culpa de CoCo". Si recibían llamadas de padres quejándose de que sus hijos se escapaban para ir a una gran fiesta, sabían que era "por culpa de CoCo". Estaba segura de que veía disgusto en los rostros de mis profesores cuando me miraban. Era una mirada con la que estaba familiarizada.

PELEAS Y METIDAS DE PATA

Daniel y Sebastian, una vez fueron inseparables, ahora tenían una brecha entre ellos con mi nombre escrito en ella. Sus miradas frías eran un recordatorio del camino de destrucción que dejó mi engaño a Sebastian con Daniel.

Las conversaciones susurradas, las miradas de reojo ... todo parecía como si el mundo estuviera apostando por mi caída. Y yo también.

Había una voz en mi cabeza que me decía una y otra vez: "Ellos no te quieren aquí". Y en lo más profundo, una parte de mí estaba de acuerdo.

Se sentía como si estuviera atrapada en un tornado que yo misma había creado, y, mientras giraba en espiral, aquellos a mi alrededor fueron inevitablemente absorbidos por el vórtice. Las relaciones se volvieron transaccionales: usar y ser usado. Dinero, poder, ira, control; se convirtieron en herramientas de mi arsenal, armas para protegerme de la vulnerabilidad.

Pero en la búsqueda del amor y la aceptación, inconscientemente sacrificaba la autenticidad.

Era lo único que quería más que cualquier otra cosa: poder ser yo misma, ser auténtica, ser la verdadera CoCo y aún así ser aceptada. Sin embargo, cada día que pasaba, cada pelea, encuentro sexual, error de borracha, mentira, traición o dolor que condenaba o recibía, borraba una pieza más de mí, una a una, hasta que todo lo que quedaba era una imagen que nunca quise pero que parecía incapaz de dejar de perseguir.

¿Cómo podría detener algo cuando ni siquiera sabía cómo o por qué había comenzado? Así que el desmoronamiento de mi alma continuó, y simplemente lo dejé suceder. Brindé por la popularidad mientras la verdadera yo desaparecía.

Me volví tan buena siendo esta versión diferente de mí misma que llegó un punto en que, al mirarme al espejo, ya no podía reconocer quién era la verdadera yo. La había borrado. Olvida eso. Lentamente la había matado.

Entre transacciones, me encerraba en mi baño, encendía la secadora de pelo al máximo, dejaba que la rejilla metálica al final del cilindro se calentara, y luego lo sostenía contra la piel de mi pierna todo el tiempo que pudiera. Un lugar y luego otro y otro, dejando cicatrices que durarían años.

Tengo que imaginar que muchos de los amigos con los que festejaba veían que me estaba destruyendo, pero no querían decir nada por miedo a quedarse fuera de las fiestas. Sin embargo, debajo de cada acto autodestructivo había solo una niña de cinco años, atrapada en el tiempo, haciendo un intento desesperado por escapar.

Para mí, los peores momentos eran cuando el zumbido fuerte se iba, la música se detenía y las luces volvían a encenderse.

Sabía que había sido bendecida en formas por las que otros habrían dado cualquier cosa. Desde afuera, debí parecer una niña rica y mimada que estaba ocupada tratando de arruinar su vida. Tenía dinero y una hermosa casa. Tenía un cuento de hadas. Pero la realidad de todo era que mi corazón había estado roto durante mucho tiempo. Luego mi imagen. Luego mi familia. En realidad, la mansión se sentía como una hermosa prisión.

Peor aún, no podía ver a través de la neblina del licor que las cosas se estaban deteriorando entre mi madre y Gary. Tal vez era la diferencia de edad que los alcanzaba, o el hecho de que sus intereses personales y cómo querían pasar su tiempo había cambiado drásticamente. Se notaba que la historia de amor de cuento de hadas había terminado y mi madre estaba soñando con su próximo cuento de hadas, mientras que Gary caía en la complacencia, feliz de quedarse en casa con la familia y su pared de televisores.

Decidí quedarme en mi propio mundo - con la ayuda del alcohol, las drogas, el sexo y las fiestas - creyendo en la fantasía y las historias que creaba en mi cabeza. Pero mi negativa a mirar lo que se estaba desarrollando ante mí no detuvo la realidad de lo que estaba a punto de suceder.

Por razones que no puedo explicar ahora mismo, el divorcio de mi mamá y Gary fue desgarrador, no tanto por el hecho de que hubiera terminado, sino más bien por *cómo* terminó.

CAPÍTULO TRES
ADIÓS GARY

Todo explotó. En un abrir y cerrar de ojos, la única figura paterna que había tenido se estaba alejando. Los cambios catastróficos solo toman segundos, pero no había visto venir que sucediera tan rápido. Mi madre y Gary se estaban divorciando. Todos estábamos devastados. Yo adoraba a Gary y no podía imaginar la vida sin él. Nunca nadie había estado ahí para mí con tanta constancia como él. Mientras yo estaba ocupada arruinando mi vida, lo único constante era poder regresar a casa al final del día.

También me sentía triste por Gary. Podía ver que estaba triste y enojado.

Cuando mi madre vio lo afectadas que estábamos Linda, los gemelos, y yo, parecía confundida, como si quisiera preguntar: "¿Qué pasa?" Como si los papás fueran fácilmente reemplazables. El mismo hombre que siete años atrás, ella nos animó a mi hermana y a mí a abrazar, amar y aceptar, ahora nos alentaba a dejar atrás y seguir adelante.

Mi madre encontró un nuevo apartamento y nos estábamos mudando. Fuera de la mansión de Gary y hacia una nueva vida que nuestra madre estaba creando para nosotras.

"Piensen en esto, ya no habrá más guardias, no habrá más barras en las ventanas …", dijo.

El pensamiento fue un poco alentador, pero queríamos a Gary y lo extrañaríamos.

"Merezco ser feliz", explicó. "Merezco estar con alguien que le guste salir y disfrutar de la vida, y alguien que pueda viajar". En ese momento, Gary estaba teniendo problemas con su pasaporte y no podía viajar.

Quería que mi familia estuviera unida, pero también era lo suficientemente madura como para saber y entender que las cosas que ella decía que le faltaban, realmente faltaban.

En mi opinión, todos merecen ser felices. Así que intenté preparar mi corazón para el cambio que estaba a punto de ocurrir.

Cada vez que empezaba a sentirme tranquila respecto al cambio, pensaba en Gary solo en su gran casa, sin nosotros y las lágrimas empezaban a correr por mi rostro.

Mi mamá compartió la idea de nuestra nueva casa en una comunidad cerrada. "Nada cambiará. Nos tendremos los unos a los otros. Todavía pueden ver a Gary cuando quieran", nos decía.

Esa era la parte que me hacía sentir que podría manejar este cambio. Mientras pudiera mantener a Gary como padre…

Empacamos nuestras cosas en silencio. Hacía tiempo que se nos había quedado pequeña la sala de juegos estilo circo, pero aún nos entristecía dejarla atrás. Nos llevamos cosas que no importaban: ropa, tecnología, accesorios, y dejamos atrás al hombre que nos había amado incondicionalmente durante la mayor parte de nuestras vidas.

Desempacamos y nos instalamos en la casa durante varios días. Pasé de mi hermosa prisión a toda la libertad del mundo. Pero con la libertad, llegó la triste realidad de que mi mamá se dio la oportunidad de conocer a otras personas, en ese momento yo no estaba preparada para una nueva figura paterna. Sin embargo, en el tiempo menos esperado Andrés, el nuevo novio de mi mamá, ya se encontraba viviendo en nuestra casa. Estoy bastante segura de que la rápida transición es parte de lo que rompió el corazón de Gary. Y el mío se rompió por él.

Nunca tuvimos nuestro nuevo comienzo con mamá. Inmediatamente tuvimos que compartirla con Andrés. Pasamos de vivir en una mansión con guardias a tener toda la libertad del mundo y, sin embargo, a menudo me encontraba añorando mi antigua realidad con Gary.

No pasó mucho tiempo antes de que odiara a Andrés, no por quien era, sino por su relación con mi madre. Era volátil y destructiva. A veces estaban locamente enamorados y festejaban todas las noches, ella estaba tan libre y feliz en esos días, o estaban peleando.

Peleas realmente serias. Gritándose cosas malas y crueles. A veces incluso se volvía físico. Una vez las cosas se pusieron bastante mal, ella lo echó, puso guardias en la puerta para mantenerlo alejado, y luego pasó días en la cama por el dolor de la ruptura. Juró no pasar ni un minuto más con él. La vida en la casa empezaba a normalizarse, y luego aparecía Andrés otra vez y todo empezaba de nuevo. Linda nunca vio nada de esto, porque estaba preocupada por su novio y disfrutando de los últimos seis meses que tenía en la escuela secundaria en Costa Rica antes de mudarse a Los Ángeles para la universidad. Estaba allí, pero ya estaba mentalmente desconectada. Aunque intentó luchar cuando notó que la situación se había vuelto oscura entre mamá y Andrés, Linda hizo lo que mejor sabía hacer: mantenerse callada y mantener la paz.

Mamá pasaba de la euforia y la felicidad a la más profunda desesperación. Todo dependía del día. Y los gemelos y yo nos encontrábamos atrapados en medio de todo. Empecé a sentir tristeza por mi mamá y enfado hacia ella al mismo tiempo. Cuando estaba triste, intentaba cuidarla y hacerla feliz. Pero cuando estaba feliz y tenía el control de su vida, yo escapaba y encontraba mi alegría en fiestas y con chicos.

Empecé a beber y a ir de fiesta más que nunca. Ya no había nada ni nadie que me detuviera. No había guardias, ni rejas en las ventanas, casi ninguna supervisión.

Después de una de las peleas más grandes entre mi mamá y Andrés, ellos volvieron a separarse. Esta vez, no solo por uno o dos días, sino por un tiempo. Mi mamá nos anunció que ella, Linda y yo íbamos a ir de crucero juntas. Por fin, tendríamos nuestro tiempo de chicas que tanto habíamos esperado.

Estaba tan emocionada de tener más tiempo con mi mamá y mi

hermana para mí sola. Fueron unas vacaciones alucinantes. Tomamos sol, nadamos, charlamos, bebimos y nos divertimos. Al menos durante los momentos en que mi mamá dejaba el teléfono fuera de vista. Andrés empezó a enviar mensajes y llamar a mi mamá, haciéndola sentir culpable por divertirse sin él. Discutían y luego mi mamá estaba triste y distraída.

Pero como tenía menos de dieciocho años, según las reglas del crucero, no se me permitía salir de mi habitación ni pasear después de cierta hora y definitivamente no se me permitía ingresar a los clubes nocturnos o casinos a los que mamá y Linda iban.

El tema de la edad dividió nuestras actividades. Por las noches, terminaban siendo mi mamá y Linda quienes salían, dejándome a mí para entretenerme con mis nuevos amigos. Fue una de las primeras veces que pasé tiempo con chicos de mi edad, porque ellos también estaban solos mientras sus familias disfrutaban de la vida nocturna del crucero.

No estaba dispuesta a estar en un crucero y no estar de fiesta como mi mamá y mi hermana. Si estuviéramos en casa, estaríamos de fiesta juntas. Así que en su lugar, hice lo que CoCo mejor hace : pagué la comida y las bebidas para todos mis nuevos amigos del crucero e ideé lugares donde escondernos traviesamente para tener nuestras propias fiestas con nuestras propias reglas, con o sin hora límite. Todo se cargaba a mi habitación. Sabía que lo que estaba haciendo no era correcto, pero en este punto se había vuelto un hábito que no podía dejar de hacer.

Después del crucero, mi mamá recibió la factura que incluía la cantidad universal de cargos extras que yo había acumulado. Después de que regresamos a casa, pude notar que las cosas iban a ponerse difíciles. Mi mamá logró perdonar a Andrés y volver con él, una vez más. Él preguntaba por ella mientras yo acumulaba cargos, y ella sabía que la respuesta lo molestaría.

Así que la conversación se centró por completo en mí.

Podía escuchar mi nombre salir de su acalorada discusión en la otra habitación. Escuché a Andrés decir: "Lynda, ¡tienes que ver que Nicole está completamente descontrolada! ¡Si no pones límites a esa chica, todo solo va a empeorar!"

"Sé que está descontrolada, pero tampoco tengo pruebas de—"

"No *necesitas* pruebas. ¡El simple hecho de que falte dinero de tu cartera es suficiente! ¿Cuándo vas a dejar de permitir que esta niña te falte al respeto?!"

Podía escuchar a mi mamá bajar las escaleras para llamar a Carlos y contarle sobre la situación.

Abrí mi puerta furiosamente y corrí tan rápido como pude por las escaleras, enojada por la versión de la historia que podía escuchar que le estaba contando a él.

Le grité: "¡Estás mintiendo! ¡Así no sucedieron las cosas, así que deja de mentir!"

"Te juro que le voy a pegar a esta niña", le dijo a Carlos mientras me miraba con furia en los ojos.

Verla tan decepcionada de mí y mirándome con tanta molestia, me paralizó por un momento. Fue una de las primeras veces que vi esa mirada en su rostro, pero no sería la última.

Antes de darme cuenta, todos mis sentimientos —dolor, decepción, rechazo, vergüenza— se habían convertido en pura rabia.

"¡Si tanto sientes ganas de pegarme, entonces pégame! ¡Hazlo!" le grité mientras me acercaba, poniéndome a centímetros de su cara.

Escuché el sonido de la bofetada antes de ver mover su mano. Ella fue rápida, estaba furiosa. Solo la miré fijamente, negándome a reconocer el dolor que se extendía por mi mejilla.

"Quiero irme de esta maldita casa", grité.

"Carlos, necesitas venir a buscar a tu hija. No la quiero en esta casa".

Me fui a empacar furiosamente mis cosas y sintiéndome destrozada porque mi mamá estaba tan, pero tan enojada conmigo. Sabía que cuando mi mamá estaba enojada conmigo, todos en la familia también se enojarían, incluso mi hermana. Sabía que no volvería a ver a los gemelos en mucho tiempo. No sin antes hablar con mi mamá.

Andrés, quien había estado enviando mensajes de texto a mi mamá durante todo el crucero, tratando de hacer que volviera con él, claramente tuvo éxito en sus esfuerzos. Él estaba regresando mientras yo me estaba yendo.

* * *

Sé que es un lío escribir todo esto en negro y blanco (NOTA: aunque ahora no siento lo mismo), pero cuando estaba en la casa de Carlos, me sentía a salvo del juicio y la burla. Sentía que el lugar que alguna vez fue una fuente de terror, ahora se había convertido en un hogar real, separado del que está en mi memoria. Estaba ciega ante el daño que me había causado y me enfocaba en cómo me sentía al estar con él ahora. Tenía límites, reglas, apoyo. Con mi nueva libertad, gracias a las reglas más flexibles de mi mamá y mi habilidad para escaparme, gracias a mis nuevas habilidades tecnológicas las cuales obtuve como resultado de coquetear un poco con el tipo de ADT que instaló la alarma.

Viví con él varias veces en la secundaria cuando mi mamá y yo estábamos peleando. No había nadie que sutilmente insinuara que yo era una vergüenza, o que mirara mis "áreas problemáticas" cuando hablaban conmigo para asegurarse de que sabía que podían ver mis defectos. No había comentarios sobre cómo una enagua colgaba de mis curvas, insinuando que necesitaba perder peso o cambiarme.

En cambio, Carlos me ofrecía su apoyo. "¿Cómo puedo ayudarte, Nicole? ¿Quieres un entrenador personal? ¿Quieres que hagamos dieta juntos?" Estaba dispuesto a estar allí para mí de la manera que necesitara. Y no lo ofrecía porque estuviera de acuerdo en que yo era gorda. Él sólo quería ayudarme a verme hermosa y a esforzarme por estar saludable. Sentía que él me veía tal como soy.

* * *

La primera vez que conocí a Juan en persona, me impresionó. Entré al área del bar de un restaurante lujoso donde él me esperaba.

Hasta ese día, solo había visto una foto suya, pero sabía que quería que me viera como una mujer poderosa, sexy y madura.

Él estaba sentado en el bar con un Long Island iced tea. Recuerdo pasar junto a Juan con mi nuevo vestido estilo babydoll BCBG súper lindo y súper corto con flores de lavanda, tacones Gucci plateados de 3,5 pulgadas y mi bolso Balenciaga azul cielo. Tanto el vestido como los tacones mostraban mis largas piernas. Me subí en un taburete junto a él.

"¡Hola Johnny!", le dije al bartender y le guiñé un ojo. Puse un billete de diez mil colones en la barra (equivalente a unos veinte dólares estadounidenses).

"Hola, CoCo", me respondió, con una sonrisa traviesa mientras me servía un Johnnie Walker negro en las rocas. Él sabía quién era yo y cuál era mi bebida preferida. Pedí un paquete de Virginia Slims mientras Juan simplemente miraba fascinado.

"¿Espera, tú conoces a CoCo?", le preguntó a Johnny.

"Por supuesto, Juan", se rió. "He estado cuidando de CoCo y su familia desde que abrimos".

Me impresionó que el bartender claramente también conociera a Juan. Por lo general, era yo la que causaba impacto con mi reputación y mi estatus.

"Tú debes ser Juan", dije, y toqué su musculoso brazo. Inmediatamente sonrió e inclinó la cabeza hacia un lado como si preguntara: "¿Quién es esta chica?"

Pude notar que le gustó que fuera tan directa.

Tomé mi bebida y lo miré. "¿Listo?"

Encontramos una mesa donde hablamos, comimos, bebimos y coqueteamos. Llevaba una camisa de vestir ajustada con los botones de arriba desabrochados como lo hacían muchos hombres latinos en ese entonces. Su sonrisa era hermosa y sus dientes perfectamente blancos. Llevaba jeans ajustados oscuros con un cinturón Ferragamo.

Leo nunca se había vestido así estando conmigo.

La pasamos increíble. Hablamos de su familia y de cómo se mudó a Costa Rica desde Colombia en busca de una vida más segura. Las familias con dinero estaban mejor, más seguras, viviendo en Costa Rica en ese momento.

Hablamos de mi familia, de nuestros ex, prácticamente de todo. Admiré su reloj plateado Rolex y él admiró mi Cartier. Tomamos alrededor de siete té fríos Long Island y un par de tragos cada uno. Después de cuatro horas de una de las mejores conversaciones y conexiones que había experimentado en mi vida, supe que esto sería algo más algún día (No algo pasajero o de un día). Pero no quería que él supiera eso. Quería que me tomara en serio.

Una vez que terminó nuestra cita y el mesero trajo la cuenta, ambos intentamos agarrarla. El cheque era de 75.000 colones (unos 125 dólares americanos). Yo quería demostrar que, el hecho de que otras mujeres en Costa Rica no hubieran podido pagar esa cuenta, no significaba que yo no podía hacerlo. No necesitaba el dinero de ningún hombre. Esto era algo característico de CoCo en las primeras citas. Siempre pagué lo mío, gracias. Me cansé de todos los hombres que se quejaban de que las citas eran una inversión para ellos, pero no para las mujeres.

Al final de la cita, ya había decidido que no iba a besarlo, pero quería darle una idea de quién era yo. Me acerqué a él para que nuestros labios casi se tocaran y lo miré a los ojos.

"Sé que te mueres por besarme ahora mismo, ¿no?" Yo pregunté.

Me agarró por la cintura para atraerme y besarme, y en un segundo, giré la cabeza y lo besé en la mejilla.

Estaba sorprendido.

"No va a ser tan fácil para vos," le dije. "Pero vas a tener tu oportunidad."

Sacudí la cabeza, le quité su reloj y lo cambié por mi Cartier.

"Te propongo un trato," dije mientras cerraba el broche de su Rolex alrededor de mi muñeca, "la próxima vez que nos veamos, intercambiaremos relojes y te daré un beso."

No pasó mucho tiempo antes de que Juan y yo recuperáramos nuestros relojes. Una vez que empezamos a vernos más en serio, nos volvimos inseparables. Conocí a su mamá, primo y hermanos menores y empecé a sentirme cercana a ellos. Me escapaba de la escuela para que Juan pudiera recogerme y pasar tiempo juntos. Bebíamos juntos, por supuesto, pero también cocinábamos juntos y estábamos ahí el uno para el otro. En esa etapa de mi vida me sentía más segura que nunca antes. Fue bueno. Juan había pasado por muchas cosas con sus propios demonios, pero juntos, estábamos mejorando más de lo que lo habíamos hecho por separado.

CARRERAS

Vivir con Carlos era tan diferente a vivir con mi mamá. Tenía reglas distintas y siempre me apoyaba. Él hablaba conmigo y me escuchaba. No sé si era una competencia con mi mamá por mi cariño, o si simplemente estaba intentando ser un papá diferente, mejor, pero en ese momento era agradable para mí.

Carlos me hizo hacer una declaración jurada para decir que vivir con mi mamá era perjudicial para mi salud emocional. A cambio, ya no le pagaría la pensión alimenticia a ella por mí, y en su lugar empezó a construir un ala de la casa para que yo tuviera un área grande y bonita donde vivir.

Mi hermano vivía con Carlos cuando me mudé. Era el hijo preferido de Carlos. Traté de ignorar la sensación de que competía contra mi hermano. En cambio, me enfoqué en estar feliz de tener la oportunidad de acercarme más a André. Fue bonito. Lo extrañaba cuando estaba en casa de mi mamá.

André pasaba la mayor parte de su tiempo corriendo en autos de Fórmula 2000. Lo acompañe al circuito varias veces hasta que finalmente me introdujo en el deporte. Normalmente no me gustaban los deportes, pero las carreras eran exactamente lo mío (La adrenalina, la velocidad). Una vez que sentí el poder y la libertad de volar alrededor de la pista a velocidades de hasta 150 millas por hora en autos descapotables y de ruedas descubiertas, con nada más que un casco para proteger mi cabeza, me enamoré. Él y Carlos se ofrecieron a ayudarme a aprender a correr. Todos habíamos crecido corriendo en cuadraciclos y go-karts por la propiedad (así es como muchos corredores prueban el deporte), por lo que las carreras parecían estar en nuestra sangre. Gracias a eso, tenía ventaja ante la mayoría de los conductores principiantes.

Mientras mi mamá y mi hermana estaban trabajando en sus carreras de modelaje, André y yo estábamos trabajando en ganar carreras. Y déjame decirte, las carreras eran la mejor sensación en todo el maldito mundo. Más allá del sexo y el alcohol, no hay nada igual.

Mi hermano era uno de los mejores pilotos de carreras de Costa Rica. Todos lo conocían en la pista. Eso significaba que había una gran presión sobre mí para demostrar de lo que estaba hecha o dejar la pista por completo. Pero Andre me enseñó bien.

Nos levantábamos temprano en la mañana y nos íbamos a la pista, luego nos quedábamos allí todo el día para entrenar. Estudiaba cada movimiento que hacía y quedaba cautivada con cada lección que me daba. Él siempre fue más cercano a mi hermana mientras crecíamos, así que aproveche este momento para construir una relación más cercana con él.

La primera vez que competí, solo fue para practicar. Carlos financió mi educación en carreras, empezando por pagar para que moldearan el asiento a mi cuerpo. La experiencia fue similar a cuando vas al dentista y te hacen morder el yeso para obtener las dimensiones exactas de tus dientes.

Mi hermano me dio su viejo casco, lo cual significó mucho para mí. Había ganado tantos campeonatos con ese casco que sentía que me traería buena suerte.

Cuando volvía a casa después del fin de semana, llegaba llena de emoción de la pista e intentaba contarle a mi mamá todos los detalles. A ella no le impresionaba. Pasaba de estar indiferente a disgustada y enojada.

Ella hizo el esfuerzo de asistir a una carrera. Esperaba que viera lo buena que era en esto y lo feliz que me hacía. Pero, en lugar de eso, lo desaprobaba. "Nicole, si hubiera sabido que te estaba criando para que te convirtieras en piloto de carreras como si fueras hombre, te habría cortado todo apoyo hace mucho tiempo."

Oh, saben que no soy un chico, pensé.

Era sólo otra razón más para que ella frunciera el ceño y me mirara como si fuera hija de otra persona, seguramente cambiada al nacer por una versión menor y más loca.

Correr me daba una sensación de poder increíble. Era una descarga de adrenalina. Trabajé duro para mejorar mis habilidades. Dentro de mi casco, tenía un micrófono para recibir mensajes de mi equipo. Alguien ondeará una bandera, señalando el inicio de la carrera. Empezar bien, es fundamental. Si no lo haces, seguramente perderás.

Una vez que pisaba el acelerador, nunca miraba atrás. Nunca me preocupaba por qué tan rápido iba o quién estaba cerca de mí. Había un número en el tablero que me indicaba en qué marcha estaba—primera, segunda o tercera—con una línea que mostraba las RPM para que supiera cuándo cambiar de marcha, ya sea para aumentar o reducir la velocidad, sin perder impulso. Pero André me enseñó lo importante que era no depender de una computadora, y entendí por qué: las computadoras pueden fallar, dejando al conductor a ciegas.

Era más seguro confiar en mi habilidad de escuchar el sonar del motor y sentirlo. Me daba más control. No me dejaba llevar por números o luces para decidir qué hacer.

El carro me hablaba. Rugía. Y yo le hacía caso. Ya me había acostumbrado al sonido del motor cuando debía cambiar de marcha. Nunca miraba el tablero.

Simplemente volaba.

Desde que empecé a competir, todos veían que tenía un buen futuro en eso. Yo también lo veía—y quería más. Sentía como que la emoción de André por enseñarme empezaba a disminuir un poco. Para él, las carreras eran todo, y mi participación ponía en riesgo tener que bajar su presupuesto para ajustarse al gasto de tenerme también en la pista. Correr era caro y a André le encantaba que Carlos lo consintiera.

Su estilo de vida era financiado por completo, incluyendo carros nuevos cuando se le antojaban. No lo culpaba por no querer que eso cambiara.

El día de mi carrera más importante, un corredor llamado Ben captó mi atención. Sus ojos eran oscuros y amenazantes y me guiñó un ojo cuando lo miré, diciéndome todo lo que necesitaba saber. Rompí mi propio récord en esa carrera. Fue emocionante. Parecía normal ir a la fiesta después.

Llevé a Juan conmigo a la fiesta y celebramos mi victoria. Las bebidas fluían libremente y había una variedad de otras sustancias para elegir.

A medida que avanzaba la noche, el mundo se volvía más borroso y yo más feliz. Ben me miraba de arriba abajo varias veces y yo sabía que lo tenía en el bote. No parecía importarle que Juan tuviera su brazo alrededor de mí y su mano en mi pierna. Era audaz. Arriesgado. Cuando Juan salió de la habitación en busca de otra bebida, me levanté, tomé un momento para encontrar mi equilibrio y luego llevé a Ben de la mano escaleras arriba.

A mitad del camino, tropecé un poco. Ben me agarró y yo solté una risa.

Elegimos un cuarto, cerramos la puerta con llave y conseguimos lo que queríamos—una liberación rápida y caliente. Cuando terminó, Ben se subió el zíper y yo inmediatamente me sentí asqueada conmigo misma. Mi estómago se revolvió y tuve que tomar respiraciones profundas para evitar vomitar.

"¿Estás bien?" Ben me miró todo incómodo.

Las lágrimas comenzaron a correr por mi cara. Ben no sabía qué hacer y no se había apuntado para eso, así que me dejó allí. Estaba bien. Había terminado con él.

¿¡Qué estaba haciendo?! Odiaba poder dejar que alguien estuviera tan cerca de mí—literalmente encima de mí—y aún así sentirme vacía.

Había perdido el control de mi vida, de la realidad, y ahora estaba ocupada tratando de perder a Juan, aunque lo amaba. Estaba destruyendo todo, incluyéndome a mí misma. *Y no podía parar.*

Bajé tambaleándome, buscando a Juan, solo para descubrir que se había ido. De alguna manera llegué a casa, me encerré en mi habitación y encontré mi secadora de pelo.

Cada quemadura enviaba un dolor insoportable y una liberación simultánea. Era un castigo por mis propias acciones. Nadie era más duro conmigo que yo misma.

Podía sentirme en mareada, mis acciones caóticas e inmanejables, gritando en silencio para que alguien, cualquiera, me sacara del abismo.

Finalmente, unos nueve meses después de comenzar a correr, mi mamá me prohibió continuar. Dijo que era demasiado peligroso y daba a la gente una impresión incorrecta. "CoCo, la gente pensará que eres un hombre," dijo. "No es lo que representa adecuadamente a una Díaz." Ella puso fin a lo único que había aprendido a amar más que estar tomada.

Mi madre quería que regresara a casa. Carlos acababa de terminar de construirme mi propio cuarto enorme, que empezó después de hacerme prometer que no iría de una casa a otra.

"Tienes que volver a casa," dijo mi hermana. "No quiero que mamá esté sola con los gemelos cuando me vaya a la universidad."

También estaba peleando con la nueva conquista de Carlos. Ella usaba mi ropa cuando yo no estaba, usaba mis bolsos sin preguntar y Carlos lo permitía.

Pero la razón principal por la que volví con mamá fue que André estaba consumiendo tanta cocaína y siempre estaba de fiesta, yo me estaba metiendo en eso. Terminé haciéndolo justo a su lado. Conducía drogado, chocaba carros. A veces yo estaba en el carro en ese momento. A veces despertaba por la mañana y no recordaba cómo había llegado a casa la noche anterior.

Esa fue la primera vez que realmente me preocupé por mi hermano. Fue la primera vez que me introdujeron a un nivel completamente diferente de consumo de sustancias y la manipulación y las mentiras que se necesitaban para que nadie externo, incluidos nuestros padres, lo descubriera. Si realmente hubieran sabido lo que estábamos haciendo, ¿habría habido repercusiones? ¿Lo habríamos perdido todo o se habrían hecho de la vista gorda porque las drogas y el alcohol eran parte de la cultura de Costa Rica tanto como el hermoso paisaje?

Aunque los amigos de Andre estaban pérdidos, chocando carros; uno falleció y dejó a su amigo en una silla de ruedas, Carlos no podía o no quería ver nada de eso.

Las cosas estaban fuera de control. Tenía que salir de allí.

FAMILIA

Después de que me mudé de nuevo con mi mamá, no pasó mucho antes de que Linda partiera hacia FIDM (la escuela de diseño de moda en LA). Estaba emocionada por empezar su nueva vida y yo también estaba emocionada por ella. Se mudaba a su primer apartamento precioso y hasta tenía un Lexus convertible nuevo. Su futuro la esperaba, como una página en blanco. Algo que yo también deseaba desesperadamente para mí. Estaba orgullosa de ella por liberarse y perseguir sus sueños. Yo todavía estaba en el colegio, llevando clases virtuales, viviendo con mi mamá que ahora estaba comprometida con Andrés (aunque seguía en un ciclo sin fin de romper y regresar con él).

Ni siquiera podía estar en la misma habitación que Andrés. Era malo para mi madre. Todo era amor por un momento y al siguiente, totalmente cruel. Sus peleas eran enormes y escandalosas, a menudo terminaban con mi mamá poniendo guardias en la puerta y cambiando las cerraduras. Mi madre quedaba destrozada, sin querer salir de la cama. Y luego lo perdonaba, y todo comenzaba de nuevo.

Cuando no estaban separados, mi mamá salía mucho con Andrés. Dejaba a los gemelos con Juan y conmigo. Como yo estaba haciendo el cole en línea, era fácil pasar tiempo con Tiffany, Gary y Juan. Era agradable. Se sentía como si fuéramos una pequeña familia. Era lo que siempre había querido.

Similar a la dinámica entre mi madre y Andrés, Juan y yo podíamos ser tóxicos el uno para el otro en los peores momentos e inseparables en los mejores.

Cuando las cosas iban bien, iban realmente bien. Él era romántico, atento y divertido. Sabía cómo hacerme sonreír y hacerme sentir amada. Alquilaba una habitación en el hotel más caro y llenaba el suelo y la cama de pétalos de rosas. Tenía una manera única de quitarme el aliento y hacerme sentir especial. Me preparaba el desayuno por las mañanas, recogía a mis amigos del cole y pasaba muchos fines de semana en mi casa. Se había convertido en parte de la familia. Incluso había aprendido a querer mi secadora de pelo.

Algo que nos encantaba hacer como pareja era viajar juntos. Aprovechábamos cualquier oportunidad para escaparnos, ya sea un pequeño fin de semana de escapada o un viaje único a Hawái. Estábamos juntos todo el tiempo. No podía soportar estar lejos de él. Se había convertido en mi lugar seguro. Incluso cuando bebía, sabía que él estaría allí para cuidarme.

Pero cuando estábamos en la casa de mi mamá, Juan y yo llevábamos a los gemelos a Tukis - era como una versión tica de Chuck E Cheese y la pasábamos genial jugando en las máquinas. Luego todos íbamos al cine.

A veces nos quedábamos en casa y jugábamos monopolio. Era el juego favorito de los gemelos, ¡y yo era la campeona de la casa en ese juego y los gemelos siempre trataban de ganarme!

Mi abuela, Mamita, se quedaba a dormir bastante cuando mi mamá estaba de viaje. De esa manera, nos ayudaba mucho. Mamita siempre había estado llena de vida, despreocupada, una excelente cocinera y simplemente una persona amorosa y cálida en mi vida. A pesar del trauma que había vivido con mi abuelo, ella todavía estaba llena de amor. Pasábamos tiempo juntas jugando cartas y simplemente sentadas platicando durante horas. Además, sus reglas eran muy casuales, así que, siendo la adolescente loca que era, aproveché eso e hice prácticamente lo que quería cuando ella estaba "a cargo". Una vez que los gemelos estaban en la cama, o Juan se quedaba a dormir o yo salía a emborracharme y de fiesta con él.

Recuerdo un día, mi mamá estaba de viaje, en LA visitando a mi hermana Linda, y sonó mi teléfono.

"¿Nicole Díaz?" Era el Country Day School. Yo estaba en la lista de contactos de emergencia de los gemelos así que si estaban llamando, algo malo había pasado. Sentí cómo mi corazón se aceleraba.

"¡Por favor dime que todo está bien!"

"Gary ha sido golpeado y necesita ir al hospital", dijeron. "Se ha lastimado el brazo. Puede que esté quebrado."

Mi mamá estaba a miles de kilómetros de distancia, Andrés se había mudado, y Gary, no estaba al alcance. Entonces, Juan y yo saltamos al carro y corrimos a la escuela. Cuando vi a Gary, su carita estaba manchada de tanto llorar, y sostenía su brazo en un ángulo que me decía que definitivamente estaba quebrado.

"Ay, Gary! ¿Pero mirá, qué te hiciste mi amor?!" Corrí hacia su silla en la oficina de la enfermera. Se veía tan asustado e inocente. Le di un beso en la cabeza y con cuidado lo llevé fuera de la oficina y lo monté al carro.

No tomó mucho tiempo llegar al hospital. Cuando el carro inevitablemente pasaba por baches en el camino, él soltaba gritos de dolor y decía, "¿Dónde está Mami? ¡Quisiera que Mami estuviera aquí!"

Mi corazón se derritió por él. "Gary, tranquilo. Ya llame a mami y está haciendo todo lo posible para tomar un vuelo de regreso apenas pueda. Ella estará aquí pronto".

Estaba determinada a asegurarme de que se sintiera seguro y cuidado, aun sin su madre.

"¡Lo siento! ¡Lo siento!" le decía, sabiendo que los huecos de la carretera sacudían su bracito. "¡Ya casi llegamos, te lo prometo!"

Juan y yo nos quedamos con él en el hospital y durante los exámenes. Nos dijeron que necesitaba cirugía. Mi mamá no estaba ahí para dar el consentimiento, así que llame a Andrés quien, como doctor, tenía conexiones en ese hospital. Eso hizo que las cosas fueran muy incómodas para mí pero al pequeño Gary parecía no importarle. Y aquí estaba Andrés, mi ahora padrastro, dando instrucciones sobre el cuidado del pequeño Gary.

La cirugía se llevó a cabo, y para cuando mi mamá regresó de su viaje, ya todo había terminado y Gary estaba en recuperación. Ella entró en la habitación y tomó control de su cuidado, dejándonos a Juan y a mí regresar a casa y dejar atrás nuestros roles parentales temporales como si nunca hubieran sucedido.

RECORDANDO

El teléfono sonó una noche en la casa donde vivía con mi mamá. Era mi hermana. Yo tendría unos diecisiete años en ese entonces. Estaba haciendo tarea y agradecí la interrupción. Especialmente si era de mi hermana.

"¡Hola, Linda!" contesté, feliz de oír su voz. La extrañaba. "¿Cómo estás, hermana?" pregunté.

"CoCo, tengo que contarte algo." Su voz sonaba rara. Algo en cómo hablaba me hizo sentir un nudo en el estómago.

Caí hacia atrás en el sofá con el teléfono en la mano. "Okay…"

"Hace poco vi una película sobre el abuso sexual de una niña por parte de su padre. Me hizo recordar cosas. Cosas terribles." Podía escuchar que había estado llorando.

Esperé que continuara mientras los recuerdos de mi propio abuso pasaban por mi mente.

"Entonces empecé a tener ataques de pánico. He estado teniéndolos desde hace algunos meses." Ahora estaba sollozando.

"¿Por qué no me lo dijiste?" pregunté, deseando inmediatamente poder abrazarla.

Ella continuó: "Y sé… por qué todo… esto está… sucediendo," dijo, sus palabras entrecortadas por los sollozos. Casi pude sentir cómo cambiaba el ambiente. "Papá… o sea, Carlos… me abusó sexualmente cuando éramos niñas. Lo hizo por mucho tiempo."

Mi corazón dejó de latir. Intenté unir los recuerdos de mi hermana siendo tan completamente adorada por nuestro padre biológico, con el hecho de que él le había hecho eso.

Comenzó a compartir detalles. Mientras lo hacía, sentí que el mundo comenzaba a girar frente a mí. Cuanto más hablaba, más obvio se volvía que mi padre veía su abuso hacia mi hermana como si fuera una retorcida historia de amor romántico en la que él estaba involucrado. Su abuso hacia mí era más como si fuera un castigo por portarme mal.

Luego, Linda procedió a preguntarme si algo parecido me había pasado a mí con Carlos.

"De ninguna manera, Linda. Jamás," dije con énfasis. "Esperá, no digás nada más. Necesito buscar a mamá," dije, y llamé a mi mamá.

"¡Nicole, qué querés?!" gritaba desde arriba. La había despertado. "Es Linda, tienes que venir al teléfono."

Escuché cómo bajaba las escaleras corriendo. Podía decir por el pánico en mi voz que algo estaba muy mal.

Le pasé el teléfono y escuché parte de su conversación.

Sentí como si hubiera olvidado cómo respirar. Recordé nuestra infancia compartida, buscando señales y recuerdos que revelaran cómo y cuándo Carlos pudo haberle hecho esto a Linda.

Lágrimas, enojo y luego una discusión en voz baja y enfadada siguieron entre mi mamá y Linda. Cuando mi mamá finalmente colgó el teléfono, se volteó hacia mí. "¿Carlos te abusó, Nicole?"

"¡No!" contesté de golpe. Por razones que no puedo explicar, no podía decir la verdad. Aunque hubiera sido el momento perfecto para confiar en mi mamá, no lo hice.

"Solo quiero dormir," dije de repente y me dirigí a mi habitación.

Había dejado esa parte de mi historia muy, muy atrás, y trataba de nunca pensar en ello. Especialmente ahora que me llevaba bien con Carlos. La persona que me abusó cuando tenía cinco años no era la misma persona que conocí siendo una joven de diecisiete años. Había segmentado completamente sus acciones y comportamiento en otra versión diferente de ser humano que había desaparecido hace mucho, enterrado para siempre en el pasado. Mis visitas a la casa de Carlos eran divertidas. Me apoyaba emocionalmente cuando tenía una pelea con mi mamá. Cambió su dieta y se ofreció a hacer ejercicio conmigo cuando quería estar saludable. Apoyaba mi amor por las carreras. Sentía que podía hablarle de casi cualquier cosa. Sobre todo, era como si ahora me amara de la manera correcta. Y eso era lo que quería. Quería ese tipo de relación con él. No la traumática y abusiva.

Me sentía segura y amada ahora y mantener mi abuso en el pasado lo mantenía así.

Desde mi habitación, llamé a Juan. "Necesito que vengas a buscarme," dije, con la voz temblorosa. "*Como ya*. No puedo estar aquí."

Juan solía quedarse a dormir en mi casa de lunes a jueves y luego yo iba a la suya los fines de semana, pero esa noche no estábamos juntos.

Supo que algo estaba mal y vino enseguida. Probablemente pensó que había tenido una pelea con mi mamá.

Pasé la noche en la cama con Juan, llorando y temblando. Me abrazó fuerte y me dijo, "Todo va a estar bien ... te lo prometo," susurrando, su aliento caliente en mi cabello.

Nunca sentí la necesidad de vengarme por mi propio abuso—tal vez no pensaba que valía la pena—pero cuando pensaba en Carlos abusando de mi hermana, me enfurecía y me enfermaba al mismo tiempo.

Esa noche, mi hermana y mi mamá decidieron demandar a Carlos, para hacerlo responsable de lo que le hizo a Linda.

Mi mamá habló con su abogado, inició los procedimientos y una semana después me prohibió ver a mi padre biológico para siempre. "Y también ver o hablar más con André," añadió.

"¡No, ma! ¿Por qué André?!" pregunté, totalmente sorprendida. Quería muchísimo a mi hermano.

"No podés ver a André sin que involucre a Carlos, entonces no podés ver a André." Por el tono de su voz, sabía que no había campo para discusión.

A mi mamá le parecía que no iban a creer en el juzgado a Linda si yo seguía manteniendo una buena relación con Carlos.

La mañana siguiente, desperté todavía en los brazos de Juan. Me fui directo a la ducha, abrí el agua caliente al máximo y me quedé ahí parada, dejando que casi me quemara la piel. Me arrastré las uñas por el pecho y lloré. Juan entró detrás de mí, agarrándome los brazos para evitar que me lastimara más, y besándome la nuca. Estuvimos ahí un buen rato antes de encontrar consuelo el uno en el cuerpo del otro. Luego le mandé un mensaje a André para organizar un encuentro secreto en el rancho condominal donde vivía. Por mucho que entendiera por qué mi mamá no quería que viera a André, tenía preguntas que necesitaban respuestas. Era difícil para mi mamá entender que había más de una vida desmoronándose a pedazos.

En cuanto llegó, le conté todo lo que había pasado.

Él solo escuchaba. Su expresión era indescifrable.

Entonces me di cuenta de por qué se veía tan raro. "*¿Sabías* de esto?" le exijí.

André miró sus zapatos, avergonzado.

"¡André, dime!"

"Linda sí me dijo algo una vez, pero no le creí ... Estaba tomada cuando me lo dijo. Estábamos en una fiesta y todo estaba hecho una locura. Simplemente no puedo imaginar a mi papá haciendo algo así ..." Movió la cabeza y se veía con ganas de tomar. "¿Vos podés?"

Entendía lo mañoso que era Carlos, así que no me sorprendía que mi hermano, siendo el favorito, ni siquiera se pudiera imaginar al papá que tenía en un pedestal, haciendo algo de esta magnitud tan horrible —especialmente a Linda.

No dije nada. Nos abrazamos y seguimos caminos opuestos. Sabía que esa iba a ser la última vez que podría estar con él por un buen rato. Me había encariñado tanto con él que se sentía como si estuviera perdiendo a un padre y a un hermano en el mismo día.

Mientras se alejaba, pensé en las incontables veces que Carlos nos había dado unas palizas a André y a mí cuando éramos pequeños. Ya fuera por algo que hicimos en el cole, por una mentira en la que nos encontraron, o por cualquier otra cosa, aprendí rápidamente a ponerme varias capas de ropa cuando se venía una golpiza. Carlos llamaba por teléfono de camino a casa, diciéndome que lo esperara en su cuarto. Su tono de voz ya me adelantaba lo que venía. Corría a mi cuarto y me ponía varias capas de ropa interior y shorts, y varios suéters. Eso disminuía el dolor y los moretones.

Una vez, le dio una paliza tan brutal a mi hermano en su cuarto que tuve que taparme los oídos para no escuchar sus gritos. Carlos había usado una faja. Cuando André bajó las escaleras, se veía destruido y en agonía. Nunca olvidaré ese momento.

Ambos veíamos a Linda como la buena de la casa. Nunca alzaba la voz y casi parecía como si Carlos estuviera enamorado de ella. Había sido la hija perfecta y aun así, su abuso duró mucho más que el mío.

Recuerdo que uno de nuestros juegos favoritos era el escondite. Carlos contaba hasta diez mientras yo gritaba y corría lo más lejos posible de la casa, metiéndome al fondo de un closet, un baúl de madera o debajo de un montón de cobijas. Luego descubrí que él abusaba de mi hermana en esos momentos. Ella se escondía en el ático y él la encontraba. Todos nos escondíamos, esperando. Y mi hermana sufría a manos de Carlos.

Algunos fines de semana íbamos a la playa y Carlos alquilaba una habitación de hotel bonita. André y yo estaríamos jugando en la playa o nadando en la piscina, y Carlos estaría abusando de Linda en la habitación del hotel.

Si eso me pasó a mí, no lo recuerdo. Mi abuso fue diferente. No le deseo nada malo a mi hermana. La amo con toda mi alma. Pero el hecho de que mi abuso pareciera más agresivo, como si me estuvieran castigando, ha torturado mi mente por mucho tiempo. ¿Qué tenía de malo para que él quisiera lastimarme, y ser tan brutal conmigo? ¿Qué hice para merecer eso?

Cuando escuchaba los relatos de mi hermana sobre lo que pasó, trataba de consolarla y de hacerle saber cuánto la amaba. Varias veces, me preguntó si Carlos me había abusado. Siempre dije que no. Mi hermana me miraba. Tenía una certeza en su corazón que eventualmente sería confirmada.

No estaba lista. Y además, yo era rebelde. Era conocida por portarme mal. Se sentía como si nadie me fuera a creer.

Me pregunto si mi hermana no me lo dijo cuando éramos un poco más jóvenes porque sabía que yo armaría un escándalo, que iría a la guerra por ella. Era conocida por defender a mis amigos. Si alguien me necesitaba, ahí estaría para ellos, sin preguntas. Defendí a Daniel cuando la comunidad lo acosaba por el encarcelamiento de su papá (era inocente). No tenía miedo en defender a mis amigos, incluso cuando era una opinión pública. No podía evitarlo. Si veía a alguien sufriendo, tenía que defenderlo. Me gustaría pensar que defendí a otros de la manera que hubiera deseado que alguien hiciera por mí.

NAVIDAD

Con el abuso de mi hermana al descubierto, las cosas estaban tensas y raras con mamá, con Linda, con la vida en general. Especialmente porque yo mantenía mi propio abuso en secreto.

Cuando llegó la Nochebuena ese año, éramos solo Juan y yo, solos. Solía ser un día preciado para Linda, para mí, y para mi hermano, para pasar juntos con Carlos. Claro, eso tuvo que parar una vez que mi hermana reveló su abuso.

Estábamos acurrucados en el sofá cuando sonó mi teléfono.

Al escuchar la voz de Carlos, sentí un escalofrío. Odiaba esa voz, amaba esa voz, extrañaba esa voz y juré que nunca más hablaría con esa voz. Era como si me hablara desde lo que parecía otra dimensión.

"No podía dejar que nuestra fecha especial pasara sin llamarte," dijo, como si simplemente estuviera cumpliendo su deber familiar de mantenerse en contacto. "¿Cómo estás?"

No sabía qué decir. Era como si no se diera cuenta de que un mundo de litigios, traición y trauma ahora nos separaba.

"Estoy bien," dije, tratando de sonar sin emoción. "No tienes permitido llamarme."

"Es Nochebuena, CoCo," usó mi nombre escogido por primera vez. Podía escuchar su falsa calidez escondiendo un mundo de cosas que quería decir. "Sube a la casa. Ven a verme," sugirió.

Quería saber qué tenía que decir sobre todo lo que estaba pasando. Quería una disculpa. Por mí y por mi hermana. Quería recuperar mi infancia. Quería que él fuera un papá normal.

Sabía que no obtendría nada de eso, pero de todas maneras fui. Sentía un dolor enfermizo instalarse en mi estómago ante la idea de mantener incluso una más de esas reuniones secretas con Carlos. Estaba atada a mi abusador y él lo sabía.

Le conté a Juan sobre la llamada.

"¿Seguro que quieres ir?" preguntó.

"Sí…"

Juan preguntó, "¿Quieres que te acompañe?"

Negué con la cabeza. "No. Necesito hacer esto sola. Te lo estoy diciendo por si acaso …"

Sabía que mi hermano estaría allí, así que no sentía tanto miedo.

Llegué a su casa en la montaña. Al llegar, André me abrió la puerta y me recibió. En cuanto lo vi, me lancé a abrazarlo con todas mis fuerzas. Al abrazarlo me di cuenta de cuánto había extrañado a mi hermano.

Carlos se nos acercó para saludarme. Miré al piso mientras él me decía algo. No creo haber escuchado ni una palabra de lo que dijo. Y no lo abracé. Me hizo señas para que me sentara.

Recuerdo haber sentido como si todo el oxígeno se hubiera esfumado de la sala. Nos sentamos incómodamente en sofás opuestos.

¿Porqué estoy aquí? ¿Qué puedo sacar de esto?

"Todo lo que Linda ha dicho es mentira, sabés," dijo. "Obviamente nunca sería capaz de hacer algo así." Su cara estaba sin expresión. "No fue así. Ella no recuerda las cosas como realmente fueron," continuó.

Mientras él narraba "su versión" de la historia, yo escuchaba. "Tu mamá siempre ha tenido algo en mi contra por cómo terminó nuestro matrimonio."

El latido de mi corazón era ensordecedor.

La manera en que hablaba hacía que sus palabras sonaran tan genuinas. Era convincente, mientras intentaba manipularme—rehacer mi memoria de lo que realmente pasó a su versión de todo. Empecé a entrar en pánico pensando que recordaba todo terriblemente mal. Empecé a repasar una infancia llena de recuerdos horribles, buscando señales de que había malinterpretado lo que pasó por algo más inocente. Carlos me hizo cuestionar mi propia realidad, mi propia cordura.

¿Me inventé todo el abuso en mi cabeza?

¿Lo provoqué?

¿Linda lo hizo?

¿Realmente sucedió? ¿Sólo fueron abrazos y besos inocentes?

Era difícil comprender cómo mi padre biológico podía estar tan seguro y tan firme de que todo era solo una mentira, mientras me miraba directamente a la cara.

Carlos negó el abuso hasta la médula—y aún lo hace hasta el día de hoy.

Me levanté, le dije adiós a mi hermano—probablemente la última vez que abracé a mi hermano—y me fui.

Conduje a la casa de Juan para mi primera Nochebuena sin mi mamá, Gary, Andrés, los gemelos, mi hermana o alguien más. La pequeña familia de Juan hizo un gran esfuerzo por crear una Nochebuena tranquila y llena de apoyo para mí. Empecé a preguntarme si siquiera debería ir a Aspen a ver a mi familia. Estaba tratando de procesar lo que acababa de suceder.

ASPEN

Las cosas entre mi mamá y Andrés se estaban deteriorando y ella estaba desesperada por reparar la relación. Mamá decidió que mudarse a Aspen arreglaría su matrimonio. Había sido el sueño de toda la vida de mi mamá vivir allí después de vacacionar innumerables veces y enamorarse del esquí, la moda y los restaurantes de ese pequeño pueblo.

Probablemente debería haberme sentido abandonada otra vez al quedarme sola en Costa Rica, pero no fue así. Fue más un alivio que otra cosa. Con mamá lejos, tendría menos presión sobre mí. Con mi mamá en otro país, estaba menos preocupada de estar al tanto de mis mentiras y mi compartimiento.

Mi madre dejó en mis manos la marca de ropa que había estado construyendo para que la hiciera crecer o la cerrara. Ella ya había terminado con eso y tenía puestos sus ojos en prioridades más grandes. Se enfocó en construir una nueva vida en Colorado con Andrés y los gemelos.

Una vez que se fue, no había nada que me detuviera de hacer todo lo que quería. Empecé a depender de las cuentas bancarias del negocio de mi mamá para subsidiar fiestas que duraban días, a veces semanas. Ninguna cantidad de alcohol o drogas era suficiente. No sé si estaba tratando de ahogar mis recuerdos o a mí mismo, pero estaba haciendo un buen trabajo.

Amaba a Juan más allá de lo medible. De hecho, podía imaginarme pasando mi vida con él, pero no estaba en posición de planificar mi propio futuro, mucho menos el de alguien más. Me sentía como mercancía dañada y él enfrentaba una vida de trauma.

Nos engañamos mutuamente. Primero, Juan durmió con mi amiga. *Luego, yo dormí*

A pesar de ser igualmente culpables, si Juan se atrevía a salir y no me llamaba o enviaba mensajes regularmente, experimentaría niveles casi psicóticos de miedo al abandono. Ya fuera una reunión o algo más largo, perdía la cabeza.

Nunca olvidaré la manera en que él me miraba en esos momentos. Me odiaba cuando veía mi reflejo a través de sus ojos.

Después de esas grandes peleas, no podía dormir, petrificada por el miedo a perderlo.

Le llamaba cuarenta veces seguidas, dejando mensajes

desagradables en su buzón de voz. Cuando fue de visita a República Dominicana, no había señal de celular y no pude manejarlo. Adormecí mi pánico todo el tiempo estando borracha, drogada con cocaína y Xanax—lo que fuera necesario para apagar mi mente.

Mi sufrimiento y rabia tenían poco que ver con Juan, pero él era el que se llevaba la peor parte. Rompía cosas sin importar su valor o costo, incluyendo lanzar un florero contra nuestro televisor.

Esta montaña rusa emocional empezó a crear distancia. Veía que él pasaba más tiempo en la casa de su mamá en vez de quedarse conmigo a dormir cada vez que podía.

Empecé a ir todos los días, justo al lado del negocio de mi mamá, a un salón de cigarros exclusivo para miembros.

Le fui infiel a Juan aunque él no se lo merecía. Juan se enteró cuando me encontró teniendo relaciones con otro hombre en nuestra cama. Habíamos salido de fiesta la noche anterior y yo había olvidado completamente que Juan me había llamado para decirme que pasaría a recoger su traje para una reunión muy importante que tenía.

Después de tres botellas de guaro, no recordaba un carajo, ni que Juan había llamado, ni que probablemente debí haber cerrado con llave.

Me desenredé torpemente del hombre (que no significaba nada para mí) mientras Juan cerraba la puerta de un portazo al salir. El hombre conocía a la familia de Juan y el poder que tenían. En el momento en que lo vio, supe que estaba muerto del susto. Dado que Juan aún no lo había matado, sabía lo suficiente como para agarrar su ropa y largarse de allí.

Corrí tras Juan por el pasillo, rogándole que volviera para que pudiéramos hablar.

"¿A esto me encuentro? ¿Esto? ¡Sabía que estabas haciendo estas pendejadas! Te has estado emborrachando y saliendo todas las noches. ¡No soy tonto!"

"¿Por qué todo es mi culpa? Te pido que salgamos y no quieres. Te traigo comida y no la quieres. Te llevo al Four Seasons y ni te importa. ¿Qué es suficiente para ti?"

Lo miré directamente a los ojos y le dije, "Dices que no eres tonto, pero yo tampoco lo soy."

Inmediatamente me di cuenta de que no había nada que pudiera decir o hacer en ese momento para justificar lo que había hecho. Comencé a temblar de rabia, un nivel psicótico de rabia que raramente experimentaba, pero cuando lo hacía, era casi como un desmayo: estaba viendo cómo gritaba y me comportaba con tanta rabia que parecía desquiciada, y sin embargo, no podía controlarlo. Era como si estuviera fuera de mí y lo viera suceder, sin ningún control para detenerlo.

Juan gritó mientras agarraba objetos al azar como si fuera a empacar y dejar la casa. Finalmente, le agarré el brazo para impedirle que siguiera caminando y empacando. Se volteó y me miró. No podía soportar la mirada de traición en sus ojos.

"¡Juan! ¡Por favor!" le supliqué perdón. "¡Lo siento mucho, amor! ¡Él no significa nada para mí!" Y era verdad. Juan significaba todo para mí.

Juan aprendió de la manera difícil que mis demonios eran demasiado fuertes como para mantener mis promesas. Sabía que fallaría de nuevo y que eso lo destrozaría de nuevo.

Habíamos presionado demasiado el uno al otro y a nuestra relación. Después de horas de conversación, y mucho llanto, sabíamos que ante todo, nos queríamos, y si seguíamos así, terminaríamos odiándonos el uno al otro. No quería odiarlo. Había sido una persona tan importante en mi vida. Se había convertido en mi refugio en los momentos más difíciles. Su familia me había acogido y me había dado una verdadera imagen de lo que yo ya esperaba tener para mí.

Le dijimos a nuestras mamás que la toxicidad de nuestra relación era insalubre y necesitábamos que nos hicieran responsables para no volver a estar juntos.

Después de que Juan empacara sus cosas y se fuera, me encontré sola con mis pensamientos y demonios.

CAPÍTULO CUATRO
DOCTORES

Perder a Juan me destruyó, aunque me lo merecía. Y sin él en mi vida, incluso el mínimo sentido de responsabilidad hacia mí misma o hacia los demás se perdió también. Me la pasaba de fiesta todos los días, me enredaba con desconocidos y terminaba desmayada en casa cuando todo acababa. No sentía nada por los encuentros sexuales que tenía. Eran un escape para mí. Nada más. Mi cuerpo era solo una herramienta para escapar, un alivio, estaba desconectado de mi corazón o alma.

Una mañana, me desperté con el sol ardiente a través de la ventana y sentí mi estómago rugiendo. De inmediato corrí al baño y vomité una y otra vez hasta que me quedé seca. No era la primera mañana que pasaba de esa manera, ni mucho menos. Pero esa mañana, se sentía peor que de costumbre. Mi mente daba vueltas y había un zumbido ensordecedor en mis oídos.

Después de lo que se sintió como una eternidad, logré levantarme. Me limpié la boca con papel higiénico sabiendo que mi aliento debía ser horrible. Pero antes de que pudiera cepillarme los dientes, tiré el papel higiénico al inodoro y miré hacia abajo. El líquido transparente se tornó rojo. Había sangre en el inodoro.

Fue la primera vez que vi evidencia física, más allá de vomitar cada mañana o a mitad de una borrachera, de que las fiestas me estaban matando. Intenté todos mis trucos habituales: mis batidos para la resaca, el capullo de calor del edredón y la secadora; y aun así me sentía fatal. El chico con quien estuve la noche anterior, que había dormido en mi casa, se asomó al baño. Sus ojos fueron inmediatamente hacia el agua teñida de rojo.

"¡Uy! Eso no está nada bien, CoCo!"

Había oído de personas que morían en sus cuarenta por cirrosis hepática debido al alcohol y las drogas. *Pero soy joven*, pensé. *Solo las personas mayores terminan así.* Pensé que tenía más tiempo antes de hacerme un daño real.

Hice un trato conmigo misma; reducir un poco las fiestas.

Pero no disminuí nada. Seguí igual. Trabajo, tomar, hombres, desmayarme, repetir. La cosa empeoró tanto que me llevó varias veces al hospital para que me pusieran sueros y medicamentos.

Cada vez que me recuperaba, salía del hospital sintiéndome esperanzada y determinada a hacerlo mejor para mantenerme sobria. Una noche, menos de doce horas después de ser dada de alta en emergencias, le mandé un mensaje a Juan para preguntarle si estaría dispuesto a vernos. Sentía que había cosas que necesitaba decir.

Él aceptó y nos encontramos en uno de nuestros restaurantes favoritos, Il Panino.

Él ya estaba ahí esperándome cuando llegué. Iba con una camisa de vestir celeste y sus usuales jeans ajustados de color oscuro y los zapatos Gucci que le había comprado. Se veía bien. Después de hablar un poco de cosas sin importancia, entramos en lo que realmente importaba. Quería que entendiera por qué nuestra relación había estado desmoronándose durante meses.

"No creo que entiendas lo que realmente estaba pasando…"

"Ok," se reclinó, cogió su Old Parr con hielo, y cruzó su pierna. "Entonces ayúdame a entender. Intenté encontrar las palabras adecuadas para explicar. Todo lo relacionado con la demanda, perder a un lado de mi familia y sentirme completamente rechazada por el otro …"

"Lo sé. He visto cuánto te ha afectado. No sé qué más hacer. He estado ahí para ti. Mi familia ha estado ahí para ti—"

"Pues en realidad tu familia no ha estado. Con todas mis crisis psicóticas, comprensiblemente, se han alejado. Ha sido incómodo pasar tiempo juntos. Así que no. También he perdido a tu familia porque no puedo controlar mis emociones."

Él se inclina hacia adelante y toma mi mano, viendo mi dolor.

"¿No ves? Lo he perdido todo. Estoy sola. Completamente sola." Bajé la mirada, tratando de contener mis lágrimas. "Y no tengo a quien culpar más que a mí."

La tristeza y la culpa cruzaron por la cara de Juan. "Sé que también te he herido y me he alejado porque realmente no sé cómo manejar todo esto. No sé cómo estar ahí para ti y también proteger mis sentimientos. Y parecía que tu situación con el alcohol empeoraba, salías todas las noches, y nada te iba a detener. Mis opciones eran verte destruirte o rezar para que si me quedaba en casa y evitaba caer en ese agujero contigo, todavía quisieras estar conmigo¨

"Juan. ¿No entiendes? Nada es suficiente."

Empecé a contarle lo oscura que se había vuelto mi vida.

Al final de nuestra conversación, Juan me dejó clarísimo que siempre me amaría y sabía que nunca iba a encontrar a alguien como yo de nuevo. Y yo tenía claro que nunca iba a encontrar a alguien como él tampoco.

Mientras nos abrazábamos y decíamos adiós, Juan me susurró al oído: "Siempre serás mi esposa." Era algo que solía decirme en nuestros mejores días juntos y algo que nunca voy a olvidar.

Salí de Il Panino y me dirigí de vuelta al ojo del huracán, 9N (9 Norte), un bar exclusivo para miembros. Ese bar fue mi perdición. Fue el principio de mi fin en Costa Rica.

Todavía trabajaba en el negocio de trajes de baño de mi madre, que estaba al lado de 9N.

Regularmente entraba a 9N como si fuera la dueña, vestida de negro, con leggings elegantes, un bodysuit negro, un poco de maquillaje básico, y me sentaba en la barra.

"Johnny Walker en las rocas", le decía al bartender. Pronto, antes de darme cuenta, estaba mirando diez shots de Jägermeister, todos alineados frente a mí, para empezar a ponerme al día con los demás en la barra.

Todos en 9N estábamos en nuestro propio camino hacia la destrucción. Aunque esos caminos se vieran diferentes entre sí, solo había una forma en que esto terminaría para cualquiera de nosotros. No había victoria ni escapatoria de la realidad.

Pasábamos días enteros ahogándonos y permitiéndonos seguir adelante, aunque la mayoría ni siquiera sabíamos los apellidos de los otros, o quiénes eran nuestras familias. Solo conocíamos la peor versión de cada uno. Podía haber un tipo sentado en una cabina con polvo blanco en el bigote y en su camisa negra, y nadie diría nada. Había libertad en esa total falta de juicio. Sin nadie alrededor que nos hiciera responsables de nuestras acciones, era uno de los lugares más destructivos del mundo.

Una mañana, después de beber y tomar innumerables otras sustancias, mi estómago gritaba más fuerte que nunca. Corrí al baño y vomité más sangre de la que incluso pensé que era físicamente posible. La cabeza me retumbaba y el estómago se me revolvía y apenas podía respirar.

Esto debe ser lo que se siente morir.

De repente, esa sensación de ser joven e invencible se desvaneció en un mundo de pensamientos horribles. ¿Realmente había consumido tantas sustancias que me estaba matando a mí misma?

Me apoyé contra el mostrador del baño e intenté calmar mi respiración y mi corazón acelerado. Pensé en los meses previos a esa mañana y cómo, el dolor en mi estómago había estado más y más presente. Se había convertido en mi constante compañero.

No quería llamar a nadie. A excepción de todos en el bar, intentaba ocultar mi adicción. Quería que la gente me viera como una mujer fuerte, independiente, hermosa, que tenía todo bajo control. No como una joven adicta y jodida.

Logré ponerme algo de ropa entre contracciones secas, caminé sin pensar hasta mi carro y conduje al hospital. No recuerdo el camino allá.

Cuando tropecé entrando a Emergencias, debo haber parecido la muerte misma porque me atendieron de inmediato. Recuerdo temblar mientras las voces de enfermeras y doctores me rodeaban.

A través de los golpes en mi cabeza que protegían mis ojos del resplandor de las luces fluorescentes, los oí hablar de mí como si no estuviera en la habitación: "Es demasiado tarde para hacerle un lavado estomacal".

Todo lo que podían hacer era admitirme, ponerme sueros, y esperar que saliera adelante.

"Estás matando tu hígado", me dijo una enfermera mientras tomaba mis signos vitales.

"Eres muy joven para estar enfrentando algo así", dijo otra.

Hacerle tanto daño a mi hígado a tan corta edad era raro, pero, yo también lo era.

Después de unos días, seguía viva. El alcohol y las drogas habían pasado por mi sistema. Había sido meticulosamente cuidada por un equipo médico que seguramente me veía como una niña rica malcriada que estaba desperdiciando su vida. Fue humillante.

Antes de salir del hospital, me reuní con un psiquiatra especialista en adicciones. Era tan distinto al resto del personal del hospital. Era directo y honesto, y también parecía importarle realmente si vivía o moría.

"No puedo parar", susurré, mientras se sentaba en la cabecera de mi cama.

"Puedo ayudar con eso si tú quieres…"

Pero él no se daba cuenta de lo malos que eran realmente mis hábitos de intoxicación.

"No entiendes—"

"Sí. Te aseguro que sí entiendo. Y puedo ayudar … si tú lo quieres."

No podía imaginarme no sentirme así nunca más.

"Tienes que darte cuenta de que nadie llega aquí porque quiere estar aquí. Hay una razón detrás de todo esto." Su voz era cálida.

Algo en la forma en que me hablaba me llenaba de demasiadas emociones, me dejaba sin palabras.

Fue directo: "Pero, si no dejas de abusar de tu cuerpo con toxinas al ritmo que lo haces, seguramente morirás"

¿Sería eso tan malo? El pensamiento vino tan fácilmente. De hecho, rendirse también sería fácil. Simplemente no podía ni imaginar cómo sería vivir sobria otra vez, estar lo suficientemente lúcida como para tener que lidiar con mis pensamientos, recuerdos, demonios …

Simplemente asentí con lágrimas corriendo por mi cara.

Lo tomó como un sí y de inmediato me recetó pastillas para ayudarme a dejar de beber y agendó una cita con un terapeuta.

Salí del hospital con mi nueva receta, que compré de inmediato.

Sorprendentemente, descubrí que los antojos no eran tan intensos como en el pasado.

Cuando llegué a casa, inmediatamente me tiré en mi cama. Me enterré bajo mi edredón y pensé en los últimos días y cuánto había forzado mi cuerpo. En vez de encender mi secadora de pelo y acurrucarme para dormir con el calor y el sonido de su pequeño motor, llamé a mi hermana.

"Estoy en problemas", susurré. Se sintió como una admisión de derrota.

"¿Qué pasa ahora?!" Pude escuchar la preocupación familiar en su voz que a menudo tenía cuando hablábamos. Ambas habíamos estado de fiesta desde que tengo uso de razón, pero siempre fui más allá.

"Creo que he arruinado mi vida …" Le conté literalmente todo. Le conté sobre Juan, la infidelidad, las fiestas, el hospital, el estatus de limpiarme-o-morir al que me enfrentaba … Todo.

"CoCo, necesitas llamar a mamá y contárselo." Pude escucharla intentando ocultar su pánico.

"¡No! ¡No puedo!" Exclamé. "¡Y tú tampoco! ¡Ni se te ocurra! Mi psiquiatra ya dijo que si sigo la terapia y, con suerte, hago rehabilitación ambulatoria, puedo mejorar". Dije.

No había manera de que le contara a mi mamá lo que realmente estaba pasando.

Pero por supuesto, ella fue y lo hizo por mí.

SÉ LO QUE NECESITAS

"Necesitas venir a vivir con nosotros." En ese momento, mi mamá se había divorciado de Andrés y se encontraba deprimida y sola en Aspen. Gary hizo un trato con ella: le compraría una hermosa mansión en Miami, en el mismo vecindario que él, y se la daría mientras permaneciera allí hasta que los gemelos se graduaran de la escuela secundaria. Esto significaría que los gemelos y su papá podrían estar cerca de nuevo, ahora que Gary también vivía en Miami.

Esa fue la respuesta de mi madre. Insistió en que me mudara a Miami y me pusiera sobria.

"Las cosas van a estar mejor en Miami, Nicole", me dijo, con una voz brillante y alegre pero de alguna manera vacía, como si intentara convencerse tanto a ella misma como a mí de que su hija podría salvarse. "Será un nuevo comienzo".

Un nuevo comienzo.

Ya estaba demasiado familiarizada con los nuevos comienzos para ese entonces y nunca funcionaban.

"Ma, el psiquiatra y yo hicimos un plan. Tengo que ir a rehabilitación."

"No, Nicole, lo que necesitás es disciplina en tu vida, un entrenador personal, una dieta saludable. Ponerte como prioridad—"

"¿Mamá, en serio? ¿Me estás diciendo eso en este momento?" El dolor de sus palabras era un dolor familiar. "¡Esto no se trata de cómo me veo!"

Sabía que había engordado mucho. Beber venía con incontables calorías. Pero no se trataba de mis medidas. Se trataba de intentar mantenerme con vida.

"Nicole, sé que nadie te dice esto en la cara, pero soy tu madre y siempre te diré la verdad. Sé lo que es mejor para vos."

Mi mamá también creía que estar cerca de la familia, salir de Costa Rica (y la presión que eso conllevaba), y mudarme a Miami me daría una nueva perspectiva de la vida. Miami había sido una segunda casa para mí, habiendo viajado allí regularmente (casi mensualmente) durante toda mi vida.

No discutí. Me rendí.

La idea de salir de Costa Rica parecía la mejor opción que tenía en este momento. Quizás este sería el cambio que lo arreglaría todo.

Acepté vender mi apartamento, empacar todas mis cosas, vender mi carro y en un par de semanas, había desaparecido de mi país natal. No le dije a nadie a dónde iba. Simplemente me fui.

Yo sé lo que estás pensando. ¿Ponerse sobria en Miami? Miami es una de las áreas de mayor intensidad en tráfico de drogas en los EE.UU., lo que significa que las sustancias de todo tipo son más fáciles de conseguir allí que en casi cualquier otro lugar. No hace falta decir que la gente generalmente no va a Miami para ponerse sobria.

Me mantuve limpia por unos seis meses.

MALO PARA MI SALUD

No había enfrentado a Carlos desde la noche de Navidad, cuando sus manipulaciones me hicieron cuestionar mi propia cordura, así que cuando mi mamá me pidió que asistiera al caso judicial que tenía mi hermana contra él, mi respuesta inmediata fue: "¡No!"

Solo pensar en verlo de nuevo me hacía sentir mal.

"Quiero que Linda gane el caso, pero no quiero tener nada que ver con el juicio." Moví la cabeza violentamente. Estoy segura de que mis ojos mostraban el pánico que sentía.

Traté de explicarle a mi madre lo que me haría ir a la corte - a Costa Rica -: "Si vuelvo a Costa Rica, me quebrantaré. Si tengo que verlo, me quebrantaré. No puedo estar sobria allí".

O no me estaba oyendo, no me creía o no le importaba. Todavía no sé cuál de esos era.

"¡Tu hermana merece tu apoyo, Nicole! Si no vienes al juicio, ¡puedes considerarte fuera de la familia!"

No era la primera vez que me excluían de mi familia por mi madre, así que le creí.

"¡No puedo, mami!" Dije, mi voz se elevó con pánico.

"¿¡Por qué no puedes simplemente apoyar a tu hermana, Nicole?! ¿Vas a dejarla sola en el estrado sin tu apoyo? ¿Enfrentar su caso sola?

No sabía qué decir.

Y entonces ella hizo una pausa, y preguntó suavemente, "¿Es porque él te abusó?"

Negué con la cabeza y miré mis uñas como para inspeccionarlas.

"No es necesario entrar en detalles. ¿Lo hizo o no? —sugirió, como si eso de alguna manera lo hiciera más fácil.

El silencio entre nosotras era ensordecedor.

"¡Nicole, dime!" exigió, cada vez más frustrada.

Apreté los dientes y la miré fijamente: "¡Ya sabes la respuesta, entonces por qué me preguntas?!"

Ella me miró. "Lo *sabía*. Mierda, lo sabía." Sus ojos se oscurecieron mientras yo me deshacía en lágrimas. "Ese hijo de puta va a arder en el infierno y va a pagar por esto."

Las lágrimas se convirtieron en sollozos pesados y me tapé la cara con mis manos. Sentí los brazos de mi mamá envolviéndome en un abrazo.

Empezó a pedirme más detalles: ¿cómo pasó?, ¿cuántas veces?, pero no quería responder. No estaba lista.

"Podemos hablar de esto más tarde", dije. Brian, el novio de mi mamá, también estaba en la casa, así que no iba a ser más específico en ese momento. "Todo lo que puedo decir es que sí, sucedió y fue horrible".

Sentí que la vergüenza y la ira comenzaban a acumularse a medida que los recuerdos del pasado se acercaban a la superficie y traté de reprimirlos.

"¿Por qué no quieres ser parte de este juicio si él hizo eso?" preguntó.

Negué con la cabeza otra vez.

"¿Por qué no quieres hacerle pagar? ¡Tu testimonio podría darle a tu hermana más posibilidades de ganar! Ella me acosó con preguntas y sentí que quería que me tragara la tierra.

"Mami, ¡pará! No es que no quiera apoyarte o que no esté bien lo que vos y Linda estén haciendo, pero no es lo que yo necesito para sanar."

Ella empezó a protestar, "Pero—"

"No necesito ir al juzgado para cerrar este capítulo. No me va a dar la paz que necesito. Todo lo contrario. Me va a quebrar. Sé que lo hará. He batallado muchísimo para mantenerme sobria."

Mi mamá frunció el ceño y preguntó, "¿Todavía le tenés miedo? ¿Es eso? No entiendo por qué no nos querés ayudar a meterlo—"

"¡No!"

"Entonces, ¿vas a darnos la espalda a tu hermana y a mí y hacernos pasar por esto sin—"

"¡No! No tiene nada que ver contigo. ¡Nada que ver con Linda! Este es el problema, ustedes siempre lo hacen por ustedes mismos".

Acababa de contarle lo que me pasó y ella quería más. Estaba enojada porque no le estaba dando lo que quería.

Ella enderezó la espalda y me miró. "Bueno, debes entender que no puedes dejar que lo que te pasó controle tu vida para siempre"

¿Qué acaba de decir?

Ella continuó: "No puedes ser esta persona dañada por el resto de tu vida. Sé que esto es traumático, pero no se pueden tomar malas decisiones para siempre".

Inmediatamente me arrepentí de haberle contado. Me había convertido en una especie de clave secreta para fortalecer el juicio, un juicio que seguramente sería mi muerte si tuviera que participar.

"¡Ir al juicio sería una mala decisión para mí!" Traté de explicar. Ella no estaba de acuerdo. Ella sintió que sabía más. Y no importa lo que dijera ese día, era obvio que iba a ser parte del juicio.

"Escuchá," dije. "Si voy a este juicio, voy a necesitar apoyo, si no, voy a recaer. Necesito apoyo antes, durante y después para que todo mi esfuerzo no se vaya a la basura." Necesitaba que mi familia me impidiera volver a tomar un camino oscuro como resultado de enfrentar a Carlos.

Las cuatro paredes de la casa de Carlos guardaban secretos que nadie por fuera podría ni imaginar. Para el mundo exterior, parecía normal, incluso hasta envidiable. Él era carismático, siempre el centro de atención en eventos y reuniones. Pero a puerta cerrada, la historia era muy diferente.

Pronto estábamos en un avión y luego en una sala de juicios de paneles de madera que crujían, a pocos metros de mi abusador. El caso judicial sacó a la luz la pesadilla de lo que le hizo a mi hermana, donde ella no tuvo más remedio que afrontarlo. También me obligó a admitir, de forma pública por primera vez, que él también abusó de mí.

La expresión de sorpresa en los rostros de los jueces (los juicios en Costa Rica a menudo tienen varios jucces) no fue nada comparado con la mirada literalmente ardiente que sentí de Carlos mientras me miraba.

Al final de mi testimonio, uno de los jueces se volvió hacia mí y preguntó: "¿Hay algo que le gustaría agregar antes de retirarse?"

Mi mente recorrió toda una vida de traumas, tratando de conjurar las palabras adecuadas para esta oportunidad que tal vez nunca vuelva a ocurrir. Había estado luchando contra el impulso de mirar a Carlos durante todo el juicio, pero ahora, sentí un impulso de coraje para finalmente mirarlo directamente a los ojos, levantar mi dedo índice para señalarlo, y decir: "Todo lo que mi hermana y yo siempre hemos querido era que dijeras que lo sentías. Y ni siquiera pudiste hacer eso."

La sala se quedó en silencio hasta que uno de los jueces finalmente rompió el silencio: "Dígale que lo siente, Carlos."

Mi abusador sacudió la cabeza y luego miró al suelo.

La fachada que mi padre había construido con tanto cuidado se desmoronaba ante el mundo. Los testimonios hechos en esa sala de juicios nos cambiaron a todos. Mi padre comenzó a quedar expuesto por quién era. Y nosotros también. A menudo encontraba consuelo en la presencia de mi hermana, sintiéndome un poco menos sola, sabiendo que ella entendía el dolor, la vergüenza, la rabia. El secreto que guardamos era como una bomba a punto de estallar, y sabíamos que ahora que todo estaba revelado, nuestras vidas nunca serían iguales.

Escuchar las declaraciones y relatos de mi hermana sobre lo que pasó me revolvía el estómago. Quería devolver el tiempo y protegerla. No importaba que nadie hubiera podido protegerme a mí.

Mi padre negó todo en el juicio. A menudo asistía con su novia que, en ese momento, se parecía exactamente a mi hermana.

Varias novias también aparecieron para testificar a su favor. Algunas de ellas las reconocía del pasado.

La última persona que testificó a favor de Carlos fue mi hermano. Sabía que si había alguien que quería estar ahí aún menos que yo, era André. Sus respuestas eran cortas y con enojo. Daba la menor información posible, probablemente solo para terminar con eso. No podía culparlo. Si había alguien que podía entender cómo se sentía en ese momento, era yo.

Los medios nos acosaban por comentarios e información, tomando fotos de nosotros entrando y saliendo del juzgado. Los titulares gritaban la historia de "las hermanas Díaz" haciendo esto o diciendo aquello.

Entre sesiones, el OIJ (el equivalente costarricense del FBI) contactó a mi madre para informarle que estábamos en peligro. Carlos había puesto precio a nuestras cabezas.

Quería salvar su reputación y su dinero mientras también silenciaba nuestro dolor, nuestras voces y nuestras verdades. Pensó que podría borrar la misma evidencia de sus pecados con una suma global, que Dios sabe cuánto ofreció a algún pistolero contratado. Quería asegurarse de que los secretos que guardábamos murieran con nosotros.

Por suerte, el sicario que contrató, tal vez atormentado por su propia conciencia o motivado por algún otro motivo, grabó una conversación entre él y Carlos, en la que Carlos se quejaba de que aún no estábamos muertas.

"Han estado en la ciudad todo el día", se le escuchó decir. "Todo el mundo en Costa Rica lo sabe. Sin embargo, todavía están vivos. ¿Por qué?" Estaba enojado y continuó diciendo: "No te voy a pagar ni un cinco más hasta que no desaparezcan".

La grabación fue prueba indiscutible de quién era Carlos y lo prescindibles que éramos para él.

Parecía una broma cruel. ¿Cómo podría un padre, independientemente de sus crímenes, desear la muerte a su propia sangre?

Darnos cuenta de que nuestras vidas estaban en peligro significó que el miedo fuera un compañero constante. De nuevo. Después de todos esos años.

El OIJ nos puso bajo su protección cada vez que estábamos en Costa Rica. Los guardaespaldas y los chalecos antibalas se convirtieron en nuestra rutina diaria durante todo el juicio, un recordatorio pesado pero necesario de la vida que nos obligaron a llevar.

El hombre que nos hizo a mi hermana y a mí vivir con miedo y vergüenza durante toda nuestra infancia volvió a tener el control. Nos tenía asustadas otra vez. Así es como le gustaba. Nos sobresaltamos al escuchar el chillido de las tablas del piso en la noche y al ver un rostro desconocido que podría ser un asesino a sueldo. Se convirtió en un infierno viviente y aterrador y en una razón más por la que nunca quise regresar a Costa Rica.

Esto era solo el inicio de seis años de juicios y apelaciones, y sin embargo, ya sentía como si me hubieran pasado por encima. Quería desconectarme más que nunca antes. Sabía que me sentiría de esa manera.

Una vez de regreso en Miami, un par de días después, recibimos la llamada. Habíamos perdido. Mi hermana y mi mamá inmediatamente juraron apelar. Temía la idea de volver a pasar por eso.

Mi mamá me sugirió que llamara a mi hermana para ver cómo estaba.

Mientras salía de la casa y me subía al carro, marcaba el número de mi hermana. Fue directo al buzón de voz.

En cuestión de minutos, me encontré en un bar, pidiendo un Black Johnnie Walker con hielo y dejando que mi mente corriera con los eventos que acababan de suceder.

El peso aplastante del dolor no resuelto y la furia abrumadora, exacerbada por un juicio estresante, la repetición de recuerdos terribles pueden llevar la resiliencia al límite. El juicio, cada momento previo y sus consecuencias, se desarrollaron en un bucle interminable en mi mente. Ver a mi hermana tan desanimada aumentó mi frustración. Entendí por qué todos apoyaban a Linda, pero ¿dónde estaba el apoyo para mí? ¿Quizás fue porque no compartí toda mi verdad?

Regresar a Miami iba contra mi opinión. Había expresado mis miedos sobre ir allí; sabía que potencialmente podría arrastrarme de vuelta a las profundidades de la desesperación de las que había luchado tanto por salir. Y lo hizo. Cuando más la necesitaba, mi mamá parecía indiferente. Me dejó salir por la puerta sin preguntar sobre mi bienestar, sentía que sus preocupaciones estaban centradas únicamente en mi hermana y no me veía.

Cada vez que me atrevía a expresar lo aislada e ignorada que me sentía, rápidamente me descartaban por hacerme la víctima, mentir, exagerar o ser dramática. Hizo que la soledad y el dolor fueran aún más penetrantes.

En ese momento de intensa vulnerabilidad y silencio, donde nadie parecía verme ni oírme, recurrí al consuelo familiar pero destructivo del alcohol; parecía lo único que no me rechazaría ni invalidaría mis sentimientos.

No fueron sólo momentos de debilidad, sino gritos de comprensión y apoyo que siento que no fueron atendidos.

Así que me quedé callada e hice lo que mejor sabía hacer: Pedir una bebida. Luego otra. Y luego una ronda de shots de Jaeger.

Yo *sabía* que esta mierda iba a pasar.

Finalmente, por fin, el entumecimiento comenzó a aparecer y pude respirar de nuevo, borrando el pasado y deslizándome hacia una existencia más fácil y confusa que el horror del juicio de Carlos, más fácil que la sensación de ser invisible para mi familia.

Para mejorar las cosas, me llevé a alguien a casa.

Me encontré pagando rondas de tragos para muchos "amigos" anónimos que se quedaban ahí para ver qué haría a continuación la "impresionante CoCo". Donde yo estaba, había fiesta. Y como tenía que ocultarle a mi madre que bebía, alquilaba habitaciones de hotel donde me quedaba durante días y semanas, de fiesta, todo a costas de mi mamá.

Usaba el dinero que me enviaba Gary para subsidiar mi grupo de amigos. Le decía que estaba tomando cinco cursos pero realmente solo tomaba dos. Y como Gary siempre trataba únicamente con efectivo, había muy pocos registros de adónde iba o no iba su dinero.

Para empeorar las cosas, empecé a meter mano en la cuenta bancaria de mi mamá. Debido a su acuerdo de divorcio con Gary, ella tenía más plata de la que podía tener control. Sabía que me metería en serios problemas por robar, pero al mismo tiempo, no me importaba.

Tienen que entender: no me importaba si vivía o moría, ¿entonces por qué me iba a importar lo que pensara mi madre? En este punto, todos y cada uno de nosotros se habían convertido en daños colaterales, incluyéndome a mí.

Empecé a vomitar sangre por las mañanas otra vez y a tratar de ocultárselo a la familia.

Fue cuando mi mamá estaba revisando mi cuarto (probablemente buscando evidencia de drogas) que encontró recibos y estados de cuenta mostrando lo que había estado haciendo. Se volvió *loca*.

Fue una de las únicas veces que realmente le tuve miedo.

"¡Dame tus llaves!" Gritó más fuerte de lo que jamás la había oído. "¡Se acabó, CoCo! ¡Hasta aquí llegué! ¡No puedo más con esto! Nunca más vas a recibir nada de mí."

Recuerdo su cara llena de furia y dolor.

"¿Cómo pudo mi propia hija hacerme esto? ¿Qué te hice yo para que me trataras así?" gritó.

Yo también exploté. Estaba furiosa conmigo misma por lo que había hecho y sabía que esto sería el final. Había llevado las cosas demasiado lejos y ni siquiera me reconocía.

"Dame las llaves, Nicole."

Solo grité y las sujeté fuerte en mis manos.

"¡Ahora!" dijo, acercándose a mí y mirándome a la cara. "Ya ni siquiera te reconozco, Nicole. ¡Me pareces el diablo!

En lugar de entregar las llaves, salí corriendo de la casa, me subí al carro que debía regresar y comencé a manejar. Si pudiera haber desaparecido de la faz de la tierra, lo habría hecho. No podía sacarme de la cabeza la mirada de mi madre. Ella nunca volvería a hablarme. Volvería a estar separada de todos los que amaba.

Recorrí las calles, con la vista borrosa por las lágrimas que brotaban de mis ojos sin control. Sollozaba y gritaba al mundo, golpeaba el volante por lo estúpida que había sido al tirarlo todo por la borda de nuevo. Todo el mundo sabría que me aislaron porque era una persona horrible.

¿Qué voy a hacer? ¿A dónde puedo ir?

No había nada para mí en Costa Rica y ahora tampoco en USA.

No sé cuánto tiempo manejé, con las manos temblando, la mente dando vueltas por mis opciones, solo para terminar con la respuesta obvia: *Se acabó. No hay vuelta atrás.*

VIGILANCIA ANTISUICIDIO

Me encontré en el aeropuerto de Miami, me detuve y empecé a golpear el asiento mientras mi mamá llamaba una y otra vez, gritándome que devolviera el carro.

Saqué la llave y arrastré el borde duro de metal por mi brazo, desde mi muñeca hasta mi bíceps, cortando mi piel y llenándome de inmediato de sangre y por supuesto mi asiento del carro también se llenó. Luego lo hice una y otra vez, hasta que empezaron a desprenderse trozos de carne de mi brazo.

Le envié un mensaje a mi amiga, Christina, y dije "Te necesito. Me echaron."

Mi teléfono sonó al instante. Hice una malas caras mientras presionaba el botón para contestar.

"¡Coco! ¿Dónde estás? ¿Qué está sucediendo? ¿Qué pasó?" preguntó ella.

"Chris", solté entre sollozos. "La he cagado peor que nunca y creo que mi vida se acabó. ¡No sé que hacer! ¿Puedo ir a tu casa?"

"Por supuesto. ¿Necesitas que vaya por ti?"

"Estoy bien para conducir. Estoy a quince minutos. Nos vemos pronto." Colgué, bajé la manga sobre la espantosa herida, limpié la sangre de la llave y volví a ponerla en el encendido para dirigirme hacia donde estaba Christina.

No tengo idea de cómo no metí el jeep en una zanja, pero finalmente llegué a la casa de Christina. Ella me recibió en la puerta y me desplomé en sus brazos llorando. Christina y yo habíamos pasado toda nuestra amistad batallando nuestros propios demonios, pero nunca al mismo tiempo. Cuando yo estaba mal, ella estaba ahí, y viceversa. Nos conocíamos desde la escuela secundaria. Si había alguien que entendía mi historia completa, y que siempre había estado ahí para mí sin juzgarme, esa era Chris.

"¿Por qué sigo cometiendo los mismos errores una y otra vez?" grité al aire, a nadie en particular. Christina me preparó un té mientras me sentaba en su mesa de comedor, aún ocultando mis heridas.

Se acercó a mí con una gran taza humeante de té de manzanilla en las manos, y me acarició la espalda y el cabello mientras me desmoronaba frente a ella.

"¡Sigo cometiendo errores, lastimando a la gente, lastimándome a mí mismo! ¡Ya nada tiene sentido!

Liberé cada emoción que había estado reprimiendo durante Dios sabe cuánto tiempo, y Christina se sentó a mi lado mientras lo hacía. Le conté todo lo que había hecho, en detalle, terminando con el hecho de que no tenía dinero, no tenía carro (porque tenía que devolverlo) y no tenía a dónde ir.

"Ya no puedo más", susurré y puse mi cabeza en la almohada de su sofá. "No quiero … es demasiado difícil …" Hice sonidos de sollozos horribles entre palabras.

Me llevó al cuarto de visitas, agarró su secadora de pelo y me invitó a acurrucarme en la cama.

Extendí mi brazo para agarrar la secadora, y ella vio la sangre en mi manga.

"¿Qué demonios?" preguntó y me hizo subirme la manga.

Avergonzada, le mostré la horrible herida. "Es nada, realmente." Sacudí mi cabeza.

"Eso", señaló mi brazo, "no es nada. *No* me vas a dejar, CoCo."

Me metí en la cama, más cerca de la secadora, sintiendo la vergüenza de haberme cortado.

Chris se sentó a mi lado y pasaba sus manos por mi cabello, que estaba mojado alrededor de mi rostro por las lágrimas. "Este *no* es el fin. Va a mejorar. Lo prometo …"

Me trajo pañuelos. Estoy segura de que tenía máscara de pestañas y delineador corriéndose por mi rostro, pero no me importaba.

"Por favor, no me dejes", dije con voz ronca. Había perdido mi voz de gritar. "Me voy a suicidar si tu—"

"Aquí estoy. No me voy a ir a ningún lado y tú tampoco."

Christina salvó mi vida esa noche y la amaré por siempre por eso.

DOCE PASOS

Una vez que las cosas se tranquilizaron, mi madre estuvo dispuesta a hablar conmigo de nuevo. La rogué que pagara para que yo pudiera ir a rehabilitación. Ansiaba tener una vida diferente. Poner fin a mis problemas de abuso de sustancias. Quería saber qué se sentía tener los pies sobre la tierra de nuevo.

"Por favor, Mami, necesito esto."

"¡Después de todo lo que has hecho, me pides que gaste más dinero en ti?!"

Gary accedió a pagar la mitad de mi rehabilitación, lo cual ayudó a mi caso. Mi madre accedió a regañadientes a pagar la diferencia.

La rehabilitación era en Clearwater, Florida. Era bastante, un lugar humilde en aquel entonces, pero era exactamente lo que necesitaba. Cuando estuve allí, fue la primera vez en mucho tiempo que realmente fui feliz. ¡Me encantó la rehabilitación! Me encantaron las personas, la terapia, la honestidad de todo, y la inspiración de ver a otros superar sus adicciones. Me dio esperanza. Me sentía como una persona diferente allí. Fue liberador, no era algo que esperaba de un programa que requería renunciar a todo y cualquier cosa en la que te habías apoyado para sentirte bien.

Pero la rehabilitación era como una burbuja protectora, y me sentía segura allí.

Había terapia grupal diaria, medicación y, sobre todo, perdón. Compartí espacio con otras personas que habían experimentado cosas tan malas, a veces peores, de lo que yo había vivido. Fue tan liberador. Es extraño decirlo, pero la rehabilitación fue el primer lugar en el que no me sentí fracasada. Todos estaban allí por elección, para mejorar. Y el equipo del centro, estaba allí para ayudarnos a tener éxito en eso.

Esta fue la primera vez en mi vida que a nadie le importaba quién era yo o de dónde venía, sino lo que importaba era quién quería ser y hacia dónde quería ir. Era exactamente lo que había estado buscando toda mi vida.

En los primeros días, intenté llamar a mi madre pero ella se negó a responder. Empecé a escribir cartas a todas las personas a las que había herido. Me encontré asumiendo la responsabilidad de mis acciones. Y aunque no sabía cómo reaccionarían las personas, o si me perdonarían totalmente, estaba enfocada en el ahora y en realmente aprovechar la experiencia tanto como pudiese.

Todas las noches antes de retirarnos (los chicos en un ala, las chicas en el otro), nos reuníamos junto a la cancha de voleibol de playa para jugar "mafia", un juego divertido y enérgico que era realmente perfecto para personas que sabían todo sobre manipulación y mentiras. No es que esto fuera algo de lo tuviera que enorgullecerme, ¡pero era tan divertido!

También jugamos incontables partidas de cartas y fumamos incontables paquetes de cigarrillos. Esa es la única cosa buena de la rehabilitación, nos permitían fumar todo lo que quisiéramos.

Conforme se acercaba el fin de semana familiar, finalmente conseguí hablar con mi mamá y le pregunté si vendría y sería parte del fin de semana familiar. El fin de semana familiar significaba pasar tiempo con los miembros de la familia, realizar terapia juntos y re-establecer conexiones saludables.

Mi mamá no vendría. De hecho, nadie vendría. Así que decidí invitar a la única persona que siempre estuvo allí para mí: Cristina. No sólo vino, sino que manejó doce horas para verme por dos o tres.

Estaba tan emocionada de verla llegar. Estacionó su carro, se bajó y me vio acercarme. Es super alta, de ojos brillantes, piel clara, de aspecto angelical, y emite una sensación de paz y calma cuando estás cerca de ella. Al principio tenía miedo porque era la primera persona del mundo exterior en verme. Temía que me odiara por algo que había hecho mientras estaba borracha en nuestro pasado.

En cuanto sonrió, supe que todo estaría bien.

Me trajo chocolates Ferrero Rocher, que comimos mientras nos sentábamos en una mesa de picnic y hablábamos de todo. Le confié lo feliz que estaba en rehabilitación. No me sentía presionado a hacer o ser nada más que yo mismo.

"Puedo ver que estás mejorando", ella sonrió y tomó mi mano. "Estoy tan feliz por ti, CoCo. ¡Y tan *tan* orgullosa!" Podía decir que lo decía en serio, y que estaba aliviada. Ella también había estado trabajando en sus propios demonios, lo cual era bueno.

Hablé emocionado sobre lo que había aprendido, los libros que había leído y amado que me ayudaron. Quería enseñarle todo lo que había aprendido.

"¿Cuándo crees que volverás a casa?" preguntó.

Miré hacia abajo a la mesa de madera. "Mi plazo casi termina, así que técnicamente podría irme en aproximadamente un mes, pero desearía poder quedarme más tiempo. Siento que tengo mucho más por aprender y mucho más trabajo por hacer…"

"Bueno, estoy orgullosa de ti. Te amo."

Mi visita con Cristina me dio esperanza de que el resto del mundo exterior quizá no fuera tan malo.

La rehabilitación tiene "semestres" de tres meses y antes de que me diera cuenta, ya era mi graduación de los tres meses. No podía creer que ya hubiera terminado. Me estaba yendo realmente bien y era bueno para mí. Era de conocimiento común que muchos adictos necesitaban quedarse al menos seis meses para tener alguna esperanza de cambio para toda la vida.

Tuve una llamada con mi mamá a medida que se acercaba la fecha de graduación.

"Mami, no estoy lista para irme, por favor déjame quedarme aquí. Lo necesito", supliqué. Sabía que si me iba demasiado temprano, volvería a caer en malos hábitos. Pero también sabía que la rehabilitación era costosa.

Mi madre decidió, probablemente por razones financieras, que tres meses eran suficientes.

"Te haré un trato. Si prometes mantenerte limpia, conseguir un trabajo e ir a la universidad, puedes volver a mudarte conmigo y te conseguiremos un coche barato ya que ya hemos vendido tu jeep. Tienes que ir a las reuniones de AA y pasar las pruebas de drogas siempre que yo lo crea conveniente."

No sabía cómo decir que no. No podía decir que no. Observé la seguridad de las paredes del centro de rehabilitación a mi alrededor con el teléfono en mi mano, tratando de imaginar estar en el mundo exterior otra vez. Mi estómago se revolvía con la idea.

Intenté imaginar una vida de educación, libertad y sobriedad, todo al mismo tiempo y no podía. Pero Gary no pagaría más y mi madre ciertamente tampoco.

"Está bien, Mami", susurré en acuerdo. Quería que ella me amara de nuevo. Quería ser una mejor hija y una mejor persona. No quería perder la sensación de aceptación y perdón que me envolvía en la rehabilitación. Esperaba en Dios poder mantenerme limpia.

"Te amo", fue todo lo que dije, y colgué, sintiendo que podría haber sellado mi destino y asegurado la caída de mi sobriedad.

Una vez que llegó el momento de dejar la rehabilitación, un auto vino a buscarme y recobré mis teléfonos. Era como un viaje en coche de regreso a la realidad. Mis teléfonos estaban llenos de mensajes de personas que querían ir de fiesta, preguntándome dónde estaba, todas cosas que no quería oír. Me dejaron en el aeropuerto de Tampa, tomé un vuelo a Miami y en la puerta de llegada me encontré con Gary, mi hermana y su novio, Bobby.

Estaba tan emocionada de ver a Linda después de todo lo que había pasado. También estaba muy feliz de ver a Gary, que estaba claramente muy orgulloso de mí.

Mi madre todavía estaba enojada conmigo y no estaba lista para verme, lo cual entendía. En rehabilitación te preparan para el hecho de que no todos van a estar listos o dispuestos a hablarte o perdonarte. Especialmente de inmediato. Como pacientes de rehabilitación, tenemos la ventaja de haber estado trabajando en descifrarlo todo y procesar el pasado. Por otro lado, nuestros amigos y familiares no tuvieron esa misma oportunidad y muchos probablemente aún estaban muy enojados o heridos.

Mi madre nunca va a hablar conmigo de nuevo, pensé para mí misma, pero antes de dejar que ese pensamiento se me fuera de las manos, el coche lleno de gente que amaba comenzó a hacer preguntas sobre todo y cualquier cosa.

Les conté sobre la terapia y el juego de la mafia y escribir cartas y enfrentarse a nuestros demonios. Luego, reproduje lo que yo llamo "la canción de rehabilitación" para todos en el coche. Era una canción que las chicas y chicos en rehabilitación cantaríamos (o gritaríamos, porque estábamos separados por medio campo de fútbol de césped mientras estábamos de pie frente a nuestras alas específicas de género) el uno al otro al final de cada día. La canción de rehabilitación era en realidad "Lean On Me" de Bill Withers y me llenó de tanta paz y esperanza. Llegó a ser una canción que me pondría a mí misma en mis momentos más oscuros. Todavía me hace llorar hasta el día de hoy. La letra significaba tanto para mí. "*Apóyate en mí ... cuando no seas fuerte ... seré tu amigo ... te ayudaré a seguir adelante ...*"

Gary nos llevó en su gran SUV de vuelta a la casa de mi madre, donde estaban mi madre y su novio, Brian. Ella me saludó con un rápido beso en la mejilla y un "Hola, ¿cómo estás?" cortante, dejándome saber que ella todavía estaba muy enojada.

Todos nos sentamos juntos —Gary, mi hermana, Bobby, mi madre, Brian y yo.

"Entonces, ¿qué tienes que decir por ti misma?" comenzó mi madre, dejándome saber que no iba a aceptar ninguna tontería de mi parte. Ella quería respuestas. Promesas. Era lo que me imaginaba que podría sentirse como una intervención. Por suerte, la rehabilitación me había preparado para momentos como ese, así que traté de mantener la calma, dejar atrás una vida de turbulencia entre madre e hija, e hice mi mejor esfuerzo para responder a sus preguntas. Me recordé a mí misma en silencio que ella merecía eso y más.

"Quiero pedir disculpas", empecé, y luego comencé a enumerar las cosas que había hecho y que sé que la lastimaron y traicionaron su confianza. Empecé a explicar que había cambiado, que era una CoCo diferente. Había aprendido tanto en rehabilitación y quería compartir las lecciones que me llevé a casa, pero mi madre me interrumpió antes de que pudiera avanzar mucho.

"¿Qué vas a hacer ahora?" Pude escuchar que apenas contenía su enojo. "¿Cómo voy a saber que puedes vivir aquí y no ir robando todo mi—"

"Lynda, dale una oportunidad", dijo Gary suavemente, navegando por aguas peligrosas.

"¡No te atrevas a decirme que le de una oportunidad!" estalló mi madre. "Soy yo la que ha tenido que soportar todas las repercusiones del comportamiento de Nicole por tanto tiempo como puedo recordar. Soy yo la que va a tener que dormir con un ojo abierto. Soy yo la que va a tener que cerrar con llave el armario. Porque ya no sé de qué es capaz."

"Pero mamá, he trabajado mucho para ser mejor. Ya no soy así—"

Ella se rió fríamente. "Estuviste allí por doce semanas. ¿Me estás diciendo que eres totalmente diferente después de solo doce semanas?"

Traté de no reaccionar a su rechazo como lo hubiera hecho en el pasado. Traté de encontrar palabras que se ajustaran a la situación sin arruinarlo todo. "¿Por qué me mandaste allí si no me ibas a creer cuando regresara, que he cambiado?

"¿Cómo vas a demostrarlo? ¿Cómo voy a confiar en ti?!" Comenzó a gritar.

Linda se levantó. "CoCo, ¿por qué no vas a dar un paseo con Bobby?" Sabía que el espacio era probablemente la mejor idea para todos en ese momento.

"Sí, está bien", acepté, y saqué mis cigarrillos de mi bolso.

"¿¡Así que ahora estás fumando?!" mi madre preguntó incrédula. "¿Qué más has comenzado a hacer?"

"No, mamá, en la rehabilitación permiten los cigarrillos. No es nada comparado con el daño que hacen las otras sustancias de las que todos estábamos adictos, así que lo permiten."

Tomé una larga y agradecida calada de mi Virginia Slim mientras caminaba por el barrio con Bobby. *Gracias a Dios por los cigarrillos.*

"No te rindas, CoCo," me dijo mientras fumaba con lágrimas corriendo por mi rostro. No quería desmoronarme tan pronto después de salir de la rehabilitación. Quería creer que podía mantenerme firme. "Escucha a las voces positivas en tu cabeza, ignora todas las demás. Esto va a ser difícil, pero haz tu mejor esfuerzo para hacerlo bien y tomar decisiones inteligentes." Bobby era sabio.

Para cuando regresé a la casa, mi mamá dijo que podía vivir con ella otra vez, pero que habría reglas estrictas y si no me gustaban, podría irme.

"Tienes que conseguir un trabajo. No puedes salir. *No* te voy a dar dinero."

No tenía otro lugar adónde ir y no tenía amigos excepto Cristina, a quien mi madre decidió que era una mala influencia y no me permitiría ver.

Ella no conocía a mis verdaderos amigos, así que simplemente asumió que Cristina era una de las malas influencias. Conseguí un teléfono nuevo con un número nuevo para dejar atrás a las verdaderas malas influencias.

Empecé a hacerlo realmente bien después de conseguir un empleo en Express. Ahorré, me compré un mini cooper rojo. Me mudé de la casa de mi mamá y a un apartamento con un compañero de habitación. Estaba haciéndolo bien, ganando casi 50K, y lo más cercano al alcohol que bebía era el ocasional Red Bull o un mojito de frambuesa virgen. Me sentía genial estando sobria. No extrañaba el alcohol en esos días.

Se sentía como una vida completamente nueva. Mis amigos en el trabajo no les importaba de dónde venía o cuánto dinero tenía. Simplemente me apreciaban por quién era y respetaban que ganaba mi dinero.

Ese fue mi primer trabajo con salario completo y lo amaba. Rápidamente llegué a ser muy buena en mi trabajo, ganando un puesto como la gerente más joven de la compañía, manejando una tienda de seis millones de dólares. El trabajo me mantenía ocupada y satisfecha.

A veces llamaba a Gary para saber cómo estaba. Cuando le contaba lo bien que me estaba yendo en la tienda, se sentía orgulloso de mí. Se sentía bien. Conocía la moda y sabía qué le quedaba bien a la gente. Podía detectar una tendencia a kilómetros de distancia. Cuando trabajaba, trabajaba duro. Para mí no era nada trabajar sin parar por una promoción venidera o para alcanzar una meta de ventas. Resolver problemas era una emoción para mí. Si había un problema en el trabajo, la gerencia superior decía, "Dáselo a CoCo. Ella lo resolverá." Y siempre lo hacía. Hay que reconocer que una vida de solucionar problemas traumáticos me hizo tener la solución de problemas como segunda naturaleza.

No tener mucho dinero significaba que no podía cometer errores tan fácilmente como había hecho en el pasado.

Conseguí un excelente trabajo nuevo en Kate Spade que vino con un gran aumento de sueldo (ahora ganaría 75K) y pronto conocí a Zach.

Él trabajaba para la misma compañía. Técnicamente, yo era su jefa. Era guapo y parecía dulce, así que terminamos pasando tiempo en mi casa y pronto comenzamos a salir. Lo llevé a Cancún por el fin de semana. Parecía enamorarse de mí de inmediato, pero yo no estaba tan segura. Eventualmente, unos meses y un novio desastroso después, encontré mi camino de regreso a Zach. Él me veía por lo que soy. Y pronto nos convertimos en todo el uno para el otro. Mi hermano y Carlos eran intocables, mi hermana estaba en Los Ángeles, mi madre y los gemelos en Aspen, y Gary se había vuelto a casar con alguien que no podía soportar.

Pronto, la familia de Zach se convirtió en mi familia. Preferíamos pasar el rato con ellos un viernes por la noche que salir. Esto era un cambio para Zach, que sin mí allí, nunca habría pasado tanto tiempo con ellos. Nuestra relación le hizo darse cuenta de lo afortunado que era de tener una familia que estaba ahí para él. Su madre estaba agradecida de ver a Zach más que nunca antes.

Nos divertíamos juntos. Todos eran solidarios y cariñosos unos con otros, y conmigo. Era el tipo de vida familiar que siempre había esperado.

Zach y yo podíamos hablar de todo. Compartimos nuestras vidas, recuerdos, defectos y momentos de orgullo. No tenía mucho dinero, pero me ayudaba cuando podía. Teníamos un sexo increíble y podíamos reírnos y bromear el uno con el otro.

Recuerdo burlarme de él por amar a una mujer mayor, ya que yo le llevaba un par de años.

"Siempre me han gustado las mujeres mayores," guiñó un ojo. "Pero ninguna era tan ardiente como tú."

"¿Ah, sí? ¡Demuéstralo! ¿Con quién más saliste?"

Comenzó a hablar sobre una amiga de su madre y cómo se metían en líos cuando su madre no estaba. Él tenía once años en ese momento, y ella tenía más de treinta. Mientras contaba la historia en voz alta, detallando, pude ver cómo la comprensión cruzaba su rostro, ahora que miraba el pasado con otros ojos. No creo que se hubiera dado cuenta de que fue abuso sexual hasta nuestra conversación ese día.

"Zach … No 'te gustaban las mujeres mayores' cuando tenías once años. Eras demasiado joven para tomar esa decisión …"

Él frunció el ceño.

"Imagina que te contara que cuando yo tenía once años, un hombre de treinta tuvo relaciones sexuales conmigo. ¿Qué pensarías entonces? ¿Que simplemente me gustaban los hombres mayores? ¿O que estaba siendo abusada sexualmente?"

Recuerdo haber intentado encontrar las palabras adecuadas para suavizar el golpe. Pero no había ninguna.

Pude verlo procesando la información con una mirada de asco en su rostro. Hablamos durante mucho tiempo y observé cómo él revisaba su vida con este nuevo conocimiento y perspectiva.

"Lo siento tanto", dije, deseando poder protegerlo y hacerlo sentir mejor.

En las semanas siguientes, comenzó a caer en una depresión más profunda de lo que jamás había visto. Fumaba mucha más marihuana y dejó de ir al trabajo. Intenté estar ahí para él, escuchar cuando necesitaba hablar, apoyarlo cuando necesitaba consejo y simplemente amarlo.

Y empezamos a beber.

No quería levantarse del sofá.

Sabía por experiencia que no hay una píldora mágica para el trauma del abuso. *Si la hubiera, ya la habría encontrado.* Traté todo lo que se me ocurrió para sacarlo del oscuro agujero en el que estaba siendo devorado.

Él fue muy receptivo, porque sabía por lo que había pasado cuando era joven. Lo hablamos en detalle y luego lo ayudé a hablar con su mamá sobre ello para que pudieran empezar a tratarlo como familia. Más que nada, creo que simplemente fue útil para él tener a alguien ahí que entendiera y pudiera escuchar sin juzgar, mientras él procesaba todo.

Lo llevé a algunas sesiones de terapia para que pudiera hablar con un profesional. Esperaba y rezaba para que todo esto lo condujera a poder enfrentar su pasado y trabajar en ello de una manera saludable.

TIJUANA

Era mediados de 2017 y me sentía inquieta. No estaba feliz en mi propio cuerpo. A Zach le encantaba mi cuerpo, pero yo estaba harta de los comentarios y los juicios. Eso no era nada nuevo, pero sentía como si hubiera chocado contra un muro. Las dietas no estaban ayudando, odiaba hacer ejercicio y estaba lista para amar lo que veía en el espejo de nuevo. Estaba muerta de cansancio de ser comparada con mi hermana modelo y mi madre reina de belleza, solo para quedarme corta miserablemente. Estaba harta de sentirme como la hija fea y mala.

Apoyé mi cabeza en el regazo de Zach una tarde mientras pasábamos el rato en el sofá del que él no se había movido en horas. Levanté la vista hacia él y dije, "Necesito hacer algo respecto a mi cuerpo, Zach. No lo soporto más."

Él miró hacia abajo y gruñó. "No necesitas perder peso. Eres perfecta y te amo."

"Eres dulce. Y yo también te amo, cariño, pero ya estoy harta. Voy a aceptar la oferta de mi mamá."

Si todos me vieran como él lo hacía, ni siquiera lo estaría considerando. Pero en mi familia, las medidas y el peso significaban la diferencia entre ser valorada y ser ridiculizada.

Tomé el teléfono y llamé a mi madre, quien sabía que no tendría escasez de consejos.

"Mami, voy a aceptar tu oferta para pagar la cirugía de pérdida de peso."

Hablamos de las dietas que había estado intentando y luego ella estuvo de acuerdo, era hora de la cirugía. "Te llevaré para que te hagan la manga gástrica, Nicole," dijo ella.

Francamente, había sido derrotada por el esfuerzo, por caer y salir de la sobriedad y, en ese punto, la cirugía para resolver mis problemas sonaba perfecta.

"¿Dónde? ¿En Costa Rica?" pregunté, sabiendo que el precio sería más bajo allá que en Miami.

"No, no. Te llevaré a Tijuana," dijo ella.

"¿Eh? ¿Por qué?"

"Miles de personas van a Tijuana para hacerse la cirugía de manga gástrica," dijo ella. Conocer todos los mejores secretos de belleza era su superpoder, así que le creí. "No tienes que esperar seis meses para ser aprobada, cuesta menos dinero y es su especialidad," dijo ella.

Donde una manga gástrica podría costar veinticinco mil dólares en los Estados Unidos, en Tijuana era el equivalente a quizás nueve mil.

Mi madre y yo nos pusimos ocupadas haciendo planes.

Zach no estaba contento. "¡CoCo! ¿Por qué harías eso?! Eres hermosa en este momento. ¿Y si algo te pasa allá?"

Repetí las palabras de mi madre: "La gente se hace esta cirugía allí todo el tiempo. Es su especialidad. Es perfectamente seguro."

La decisión estaba tomada.

Mi madre y yo estábamos en un avión dentro de unas pocas semanas. No fue hasta que vi la clínica moderna que me di cuenta de lo ansiosa que había estado. Nos dieron un recorrido completo por las instalaciones médicas. Se veía casi como cualquier otro edificio médico en el que había estado.

Los pacientes quirúrgicos eran puestos en grupos de cuatro a la vez. Todos pasaríamos por los procedimientos en el mismo día y luego nos recuperaríamos en el mismo hotel juntos. Eso me gustó. Tener compañía eliminó cualquier duda restante. Además, mi madre estaba conmigo.

Cuando salí de la anestesia, no me sentía tan mal. En las noches, las enfermeras venían al hotel a cuidarnos. La náusea era mi principal queja, pero también, una con la que ya estaba familiarizado.

Me gustaba poder hablar con los otros pacientes.

Nos recuperamos bastante rápido y nos dieron de alta para que pudiéramos tomar vuelos hacia nuestros respectivos países de origen. Había una chica que no se fue al mismo tiempo. Terminé escuchando que estuvo en la UCI durante meses. Parecía que sus complicaciones tenían más que ver con el hecho de que era extremadamente anoréxica antes de la cirugía. Su cuerpo no era tan fuerte como el de los demás, debido a ello.

En EE. UU., eso probablemente no hubiera ocurrido porque ella nunca habría sido aprobada para la cirugía en su condición. Según lo que oí, no pudo comer durante meses debido al dolor y otros síntomas. Me sentí tan mal por ella. Hasta el día de hoy, sigo pensando en ella y me pregunto si estará bien.

SOLUCIÓN PERFECTA

Después de estar de vuelta en Miami por algunas semanas, comencé a ver cómo se desprendían los kilos y me sentía bien. Quería más de esa sensación. Debido a la cirugía, mi estómago solo podía manejar volúmenes muy pequeños de comida. Si comía más de unos pocos bocados, me sentía llena hasta el punto de estar enfermo. Vomitar se volvía demasiado fácil, quisiera o no, después de haber luchado contra la bulimia intermitentemente durante años.

El vómito y el extremadamente pequeño número de calorías que ingería me daban un cuerpo que empezaba a parecerse más al de mi madre y mi hermana.

Mamá me colmaba de elogios sobre mi apariencia a medida que cambiaba. No podía recordar cuánto tiempo había pasado (si es que alguna vez ocurrió) desde que me había sentido tan aceptada por mi madre. Comprábamos juntas más a menudo y me encontraba absorbiendo la atención positiva y la aprobación de mi madre.

De repente, ella me pedía que la acompañara a almuerzos con sus amigas, en los cuales decía: "¿No luce Nicole hermosa?" y "¡Nicole ha perdido tanto peso! ¡Mírenla!"

Algo acerca de mi pérdida de peso encendió una esperanza en mí de que tal vez sí tenía el poder para cambiar mi vida. Ese tipo de esperanza era nuevo para mí. Se sentía asombroso. Lucía como una persona diferente, así que ahora quería ser realmente una persona diferente.

El problema era que si tenía alguna oportunidad de un cambio real, sabía que necesitaba salir de Miami a toda costa. Aquí no había límites. Todas las culturas más ricas, la más amplia variedad de personas y drogas, las fiestas más desenfrenadas y las mayores fortunas se juntaban en Miami. Podía perder días, semanas, incluso meses de mi vida en un borrón de lujo e intoxicación ahí. Mi relación con Zach, por mucho que lo amara, tampoco ayudaba.

Empezamos un patrón autodestructivo que probablemente no tenía nada que ver el uno con el otro y todo que ver con de dónde veníamos. Era horrible ver cómo algo que pudo haber sido mágico se convertía en polvo.

De alguna manera siempre supe que Zach también tenía demonios, pero no me di cuenta de lo profundos que eran hasta que descubrimos el abuso en su niñez. Así como un adicto puede reconocer a otro adicto a kilómetros de distancia, alguien que sufre de trauma puede ver a otro que está en dolor. Mi oscuridad había visto su oscuridad —y no se llevaban bien.

Zach atenuaba su trauma con marihuana. Yo comencé a atenuar el mío con todo lo demás.

CAPÍTULO CINCO
DULCE HOGAR ALABAMA

Una vez que mis problemas de peso quedaron resueltos—pasé de casi 250 a unas 180 libras en unos pocos meses—, sentí el deseo de un nuevo comienzo. Quería poner en orden otras áreas de mi vida también. Ahora que mi cuerpo estaba "arreglado", quería arreglar las demás áreas de mi vida. Exploré ciudades que me permitirían seguir trabajando para la compañía que amaba. Como era un gerente de alto nivel en una tienda de alto volumen, cuando pedí un traslado, rápidamente accedieron. Querían el volumen y estaban felices solo por mantenerme en el equipo.

Buscaba una ubicación de tienda que me permitiera seguir ganando grandes comisiones, pero sin la gran vida de Miami.

En séptimo grado estuve obsesionada con la película "Dulce Hogar, Alabama". La vi una y otra vez, imaginándome como el personaje interpretado por Reese Witherspoon, que venía del pueblo pequeño más dulce de Alabama. Aunque al principio no quería, simplemente encajaba allí. Era parte de su historia. Era conocida en el pueblo por ser la que siempre metía la pata, pero de todos modos todos la querían. La gente en el pueblo se conocía por sus nombres. Habían ido juntos a la escuela, criado a sus hijos juntos, discutido y reconciliado juntos. Era un ritmo más lento y las pequeñas cosas de la vida importaban allí.

Allí estaba yo, a los doce o trece años, viviendo en una casa enorme y hermosa rodeado de lo mejor que el dinero puede comprar, deseando más que nada en el mundo vivir una vida más *pequeña*, una vida *amada*. Porque si alguien se hubiera tomado la molestia de mirarme, más allá de las ventanas enrejadas de mi dormitorio preadolescente y los titulares de mi mal comportamiento, me habrían visto a mí, sentada en mi habitación, sola, vestida con costosa ropa de diseñador, con mi termo de Bacardi y diseñador Gucci, preguntándome por qué me sentía tan vacía.

De todas las ubicaciones que tenía la compañía, muchas estaban en ciudades que eran demasiado grandes, o en pequeños pueblos donde el volumen sería tan bajo que mis comisiones serían casi nada. Lo más cercano que pude encontrar a mi escenario de Dulce Hogar, Alabama, fue Frisco, Texas. Era un pueblo pequeño pero en auge. El centro comercial donde estaba la tienda estaba ocupado y prometía comisiones decentes si me esforzaba, como siempre lo hacía.

Un traslado a Frisco, Texas, sería una solución tardía a una búsqueda de hogar de toda la vida.

Solicité el traslado y comencé a prepararme para irme. Estaba emocionada y asustada, todo al mismo tiempo. También estaba triste porque me preocupaba perder a Zach.

Intenté convencerlo de que viniera conmigo pero él quería quedarse donde estaba. Si estaba en el trabajo y no contestaba el teléfono, entonces él me llamaba doce, quince veces. Me recordaba a cómo había estado con Juan—capturado en el miedo de que iba a perder a la persona que amaba.

"Podríamos tener una vida tranquila y pacífica", le dije, intentando dibujarle el cuadro de un mundo más allá del caos de Miami.

"¿Entonces realmente te vas?" me preguntó, como si le sorprendiera.

"Sí, Zach, me voy. ¡Ven conmigo!" le insté, deseando que pudiera ver la visión que tenía para una vida nueva.

Zach tenía miedo de arriesgarse a hacer un cambio tan grande por si las cosas no salían bien. Yo lo entendía. Tenía los mismos temores, pero estaba decidida a irme de todos modos.

Ambos lloramos mientras empacaba, y el día que me fui, ambos temíamos que fuera la última vez que nos veríamos.

Me envolvió en sus brazos. Levanté la vista hacia sus ojos y susurré: "Ven conmigo".

Me besó largo y fuerte. "Te prometo que vendré por ti", dijo. "Vamos a tener nuestro final feliz".

La próxima vez que vi a Zach fue unos meses después, en la foto de su obituario después de que falleciera por una sobredosis accidental.

NUEVO NORMAL

Cuando llegué a Frisco, era otoño y el aire era fresco y nítido, no lo que esperaba. Cuando mucha gente piensa en Texas, piensa en vaqueros y calor. Pero era mucho más que eso.

El sol brillaba intenso, iluminando el cielo con el tono de azul más puro que jamás había visto. Después del viaje de veinte horas desde Miami, me detuve frente a una casa que gritaba orden y precisión, basado en los bojes meticulosamente recortados junto a su prístino camino.

Revisé la dirección en mi teléfono solo para confirmar que estaba en el lugar correcto. Todo era tan perfecto y ordenado.

Y *silencioso*.

Fue entonces cuando me golpeó una realización: *soy un extraño en este lugar. Literalmente nadie aquí me conoce a mí ni a mi familia.* Esa era la verdadera definición de un nuevo comienzo. En un lugar como este, tenía la oportunidad de integrarme a una vida donde mi pasado no me define.

Esto es lo que necesito.

Claro, el entorno era muy distinto al mundo de alta clase al que estaba acostumbrada, pero eso es exactamente por qué estaba allí.

Arrastré mis maletas por las escaleras, di un golpe de advertencia y abrí la puerta frontal hacia un mar de beige. Encontré mi camino hacia un sofá negro elegante en medio del espacio. Todo estaba ordenado y en su lugar. Parecía una casa modelo.

Pasé unos diez minutos absorbiendo el espacio antes de lanzar mi equipaje a mi habitación y salir a explorar la ciudad. Casi inmediatamente cumplió con mi imaginación. La mayoría de las personas me pasaban con una sonrisa o un saludo, y pude sentir de inmediato que el ritmo de la vida aquí era mucho más lento que en Miami. Mi corazón parecía relajarse a un ritmo más lento junto con él.

¿Es esto lo que se siente la paz?

Mientras caminaba por la calle, el dulce aroma de productos recién horneados capturó mi atención. Giré mi cabeza para ver una panadería pequeña y pintoresca, con un encanto rústico, y no pude resistir el impulso de entrar. Sin dudarlo, empujé la puerta y el tintineo de una campana anunció mi llegada. El cálido olor de azúcar y canela me envolvió, y me sentí instantáneamente reconfortada. El interior era acogedor, con paredes de ladrillo a la vista y decoraciones vintage adornando las estanterías. Detrás del mostrador se encontraba una mujer con una sonrisa cálida y todo el encanto sureño que había oído mencionar. Levantó la vista hacia mí y me saludó con un amigable: "¡Hola a todos!"

"¡Hola! Perdón, ¡hola!" respondí con una sonrisa, recordando que ya no estaba en Miami, donde podía hablar mi idioma nativo con la mayoría de las personas.

"Soy nueva en la ciudad y solo pasaba por aquí cuando el olor de tu panadería me atrajo."

"Bienvenido a nuestro pequeño pueblo," dijo la mujer mientras se secaba las manos en su delantal. "Soy Mary. ¿Cómo te llamas?"

"CoCo," respondí, extendiendo mi mano hacia la suya.

Mary estrechó mi mano con un agarre cálido. "Encantada de conocerte. ¿De dónde eres?" Supuse que mi vestuario de Miami probablemente parecía fuera de lugar. Ya había contado unos doce sombreros de vaquero en mis breves recorridos por la calle principal hasta ahora.

"Soy de Costa Rrrrr-ica," respondí, exagerando el rodar de mis *R*, con una sonrisa y un guiño.

Los ojos de Mary se abrieron de sorpresa. "¡Bienvenido a Texas! Espero que estés disfrutando de nuestro pequeño rincón del mundo."

"Acabo de llegar, pero todos parecen tan amigables," dije.

"Eso es lo que procuramos," dijo Mary con una risita. "Entonces, ¿qué te puedo ofrecer hoy?"

Eché un vistazo a la vitrina llena de una variedad de pasteles y productos horneados. "Todo se ve tan delicioso. ¿Qué me recomiendas?"

"Oh, ¡tienes que probar nuestro pastel de nuez! Es un clásico del sur y uno de mis favoritos personales."

"Genial. Tomaré una porción, por favor." dije con una sonrisa y saqué mi tarjeta de crédito. Luego, lleno de un impulso familiar por más, me corregí: "De hecho, hazlo dos."

Viejos hábitos.

Solo lograría comer un par de bocados, pero ella no tenía por qué saberlo.

Mientras Mary empacaba dos generosas porciones de pastel y me las entregaba, estaba agradecida de que mi primera interacción fuera tan dulce y cálida.

Sabía que había tomado la decisión correcta al venir aquí, y estaba ansiosa por ver qué otras sorpresas me tenía reservadas este lugar.

Salí de la panadería, sosteniendo mi pastel de nuez empacado cuidadosamente y me pregunté si debería conseguir una botella de algo para acompañarlo.

Después de todo, mi nuevo comienzo en este maravilloso pueblo era motivo de celebración. Noté una pequeña y pintoresca licorería a unas puertas de distancia de la panadería y no pude resistir el impulso de echar un vistazo en su interior.

POR ARRIBA

Fui recibida por un hombre con un marcado acento texano, que me llamó cariño y preguntó si podía ayudarme a encontrar algo.

"Soy nueva en la ciudad y busco algo para acompañar mi pastel", expliqué, mostrando mi bolsa de la panadería.

Él sacó un bourbon local del estante, asegurándome que complementaría perfectamente el pastel de nuez.

"Bueno, en realidad prefiero el whisky escocés, ¡pero le daré una oportunidad al TX, claro!"

Salí de la tienda y me pregunté con quién compartiría mi

celebración de nuez y bourbon en la nueva ciudad. Me pregunté si a mi compañero de cuarto le interesaría.

Tomé mi celular y marqué su número. "¡Hey, Andy! Estaba pensando en celebrar mi mudanza a Texas esta noche con un bourbon y pastel de nuez. ¡Únete a mí! Siento que ni siquiera hemos tenido la oportunidad de conocernos bien." Expliqué, siguiendo con las muchas razones por las cuales él y yo deberíamos comer y beber juntos, incluyendo lo divertido que era pasar tiempo conmigo. "¡Lo verás!" prometí.

Lo había agotado con mi emoción y después de sólo un momento de indecisión, aceptó. Me sentí inmediatamente aliviada. No estaba acostumbrada a tener que trabajar tan duro para compartir una bebida con un amigo.

Temprano en la noche, Andy llegó a casa y nos sentamos en la mesa de nuestra cocina. Serví a cada uno un vaso y observé cómo él parecía saborear lentamente el gusto suave y ahumado.

"Vamos, Andy, ¿vamos a brindar o qué?" bromeé, tratando de animarlo.

Parecía como si estuviera intentando descifrarme.

Continué, explicando, "En mi país, decimos, ¡por arriba!" Le mostré mi sonrisa más encantadora o traviesa y vi un destello de diversión parpadear en sus ojos.

Cediendo a mi entusiasmo, imitó el gesto, dijo, "¡Por arriba!" y chocamos los vasos.

"Por arriba, por abajo, pal' centro, pa' dentro," dije, demostrando y guiando mi vaso a través de los movimientos.

Me llevé el vaso a los labios, preparándome para la embestida de sabores, y tomé un sorbo reticente de bourbon. *Uf.* Sabía horrible. El bourbon era completamente diferente a lo que estaba acostumbrada. Y esa es exactamente la razón por la que decidí que lo *amaba*, a pesar de sus sabores extraños.

Varias noches después, estábamos de vuelta en la mesa de la cocina, y yo estaba ocupada tratando de encontrar una manera de festejar en mi nueva pequeña ciudad.

Andy y yo habíamos estado tomando tragos.

Dejé que el líquido ámbar extendiera su calor por todo mi cuerpo. Me recosté en mi silla, tomé un trago de Sprite para seguir, y solté un suspiro de contenta. Todo ahora se sentía un poco más ligero, más fluido. Más fácil. No podía negar la sensación reconfortante que me daba, o el hecho de que, debido a mi cirugía de pérdida de peso, el efecto era más fuerte que nunca.

Los profesionales de la cirugía de bypass gástrico me habían dado instrucciones estrictas de no beber alcohol debido a que mi cuerpo se estaba ajustando a mi nuevo tamaño de estómago y a un sistema digestivo más rápido. En términos simples, te emborrachas más rápido y puede crear dependencia al alcohol, incluso en aquellos que nunca han tenido un problema con el abuso de sustancias antes.

Pude sentir cómo las preocupaciones y el estrés de la mudanza se desvanecían y eran reemplazados por una sensación de tranquilidad y alegría. Esa es la manera más fácil de describirlo. Alegría. Era como si el peso del mundo hubiera sido levantado de mis hombros, y finalmente pudiera respirar de nuevo. Con cada sorbo que tomaba, saboreaba la sensación de la bebida.

Comencé a interrogar a Andy sobre qué hacía la gente en Frisco por diversión.

"Uhhh, no sé", titubeó, obviamente no era alguien que frecuentara cualquier tipo de lugar de manera regular. "La gente aquí simplemente ... anda por ahí y eso."

"¿Cuál es, tipo, *el lugar* para ir?" insistí, preguntándome si Texas estaba lleno de bares estilo honky tonk o si eso era solo un estereotipo de las películas.

Pude ver la preocupación cruzar su rostro, preguntándose en qué se estaba metiendo mientras lo sacaba de su obvia zona de confort. "¡No te preocupes! ¡Solo buscaremos un poco de diversión texana del buen tipo!"

Podía decir que esto iba a ser incómodo al principio, pero si hay algo que sé hacer bien, es convencer a una persona de salir. Charlamos más mientras bebíamos, y trabajé en su timidez, ayudándolo a abrirse.

Terminamos nuestras bebidas y nos dirigimos a un bar honky tonk. Charlé sin parar, tratando de mantener el ambiente ligero y fácil. Le conté a Andy algunas historias sobre mis experiencias más salvajes en Miami, y él compartió algunas historias propias de su país natal, Nigeria.

La música en vivo y el ambiente animado eran contagiosos; pedimos un par de tequilas y nos unimos a la multitud en la pista de baile. Andy comenzó a soltarse y a divertirse, y ambos nos encontramos uniéndonos al baile en línea, intentando (mal) nuestro mejor paso de dos. Nos movimos al ritmo de "7 and 7" de Turnpike Troubadours, una canción que nunca había escuchado antes de esa noche. De hecho, nunca había escuchado tanta música country en mi vida antes de esa noche.

Me encontré escaneando la multitud en busca de chicos guapos. Parte de mi historia al estilo Dulce Hogar, Alabama era encontrar al amor de mi vida. Mi mirada se posó en un chico que parecía medir alrededor de 1,83 m, con cabello rubio y ojos verdes impactantes. Tenía una barba ligera y desordenada que lo hacía ver encantador. Podía intuir los vestigios de un abdomen marcado debajo de su camiseta. Se veía totalmente como un vaquero moderno mientras se recostaba contra la barra, sorbiendo su cerveza.

Le di un codazo a Andy y le señalé al chico, susurrándole emocionadamente al oído sobre lo lindo que era. Vi el rostro de Andy caer de decepción cuando se dio cuenta de que no volvería a casa con él, en el sentido no compañero de cuarto que esperaba.

Rodó los ojos pero sacó una sonrisa ante mi entusiasmo.

Para captar la atención del encantador vaquero, le mandé un tequila al estilo CoCo. Una vez que el mesero se lo entregó, caminé hacia él e inicié una conversación.

Al principio, fue un poco torpe, pero pronto estábamos charlando y riendo, inclinándonos el uno hacia el otro. Su embriagador aroma me atraía aún más: olía a cuero y tabaco. Al inhalarlo, su aroma me envolvía, evocando imágenes de un arduo trabajo bajo el sol de Texas. Había algo indiscutiblemente masculino en ello. De repente, deseaba tener mis manos sobre él.

Conforme avanzaba la noche, me perdí en la conversación con el vaquero, disfrutando de la chispa de atracción entre nosotros. Andy parecía contento de quedarse atrás y observar, feliz de verme pasar un buen rato.

El reloj avanzaba y los clientes comenzaban a marcharse, dejando el bar casi desierto. El vaquero se inclinó más cerca, su voz baja y tentadora, "¿Qué te parece si continuamos esto en un lugar más privado?" La invitación era clara, y en el calor del momento, me atrajo.

Nos fuimos, dirigiéndonos a un hotel cercano y pasamos la noche juntos. Una vez que llegó la mañana, sabía sin lugar a dudas que no había química con este vaquero. Aún peor, ahora tenía resaca y me dolía el estómago de no haber comido.

Así que volví a casa para enterrarme en mantas y dormir el dolor.

ESPECIE DE CALABAZA & MATCH.COM

Hay algo en el cálido sol otoñal y el aroma del especiado de calabaza que me sigue desde la cafetería hasta mi auto que toca mi corazón. Esta temporada es para la familia, para el amor y para agradecer. Cuando conducía por las calles de Fort Worth, pasando por hileras de casas revestidas de estuco, me las imaginaba llenas de familias amorosas, ruidosas y *auténticas*; el tipo de familias que gritaban al televisor los domingos de fútbol, que tallaban el pavo mientras discutían con sus hijas sobre política y luego se abrazaban y hacían las paces sobre el postre.

Familias de verdad. Hogares de verdad. Amor incondicional.

Podía visualizarme con Zach y yo en una de esas casas, formando una familia. Lo extrañaba y deseaba que encontrara la motivación para cambiar, para que pudiéramos construir una vida juntos. Zach se sentía como el hogar para mí. Pero en mi corazón, sabía que no vendría. Tenía sus propios demonios que lo alejaban.

El vacío en mi interior era casi doloroso. Quería un hogar propio. Algún lugar seguro, donde pudiera ser amada.

Decidí tomar mi futuro en mis manos buscando el amor. ¿Y dónde va una joven de veintitantos años hoy en día para encontrar el amor?

Una aplicación de citas.

Configuré mi perfil sin problema. No fue difícil encontrar una foto en mi rollo de cámara donde me veía linda y despreocupada, regalando una sonrisa sexy a la cámara.

Las aplicaciones facilitaron escoger de una lista de cosas que creía querer en un hombre. Nunca tuve problemas para iniciar una conversación. Era buena dando ese primer paso y exponiendo mis intenciones.

Y así conocí a J. Publiqué mi perfil y en minutos, él me envió un mensaje.

Tenía un aspecto paternal que me gustaba. Era real. No un chico de apariencia perfecta como un muñeco Ken, pero aún así sexy. Amaba su cabello y su sonrisa en las fotos.

En nuestra primera cita, era imposible pasar por alto el marcado contraste entre nosotros. Él entró vistiendo jeans, una sudadera y botas de vaquero. Yo llevaba pantalones ajustados negros, un seductor body de lencería, una chaqueta de cuero negra afilada, tacones y mi cabello estaba impecable. Me dijo que parecía una Kardashian—sus palabras, no las mías. Nuestra conversación fluyó con naturalidad. Era como si fuéramos viejos amigos poniéndonos al día después de años separados.

Desde nuestra segunda cita, que fue al día siguiente de la primera, me preguntaba por qué aún no me había besado. Durante el viaje de Frisco a Fort Worth, robaba miradas a sus manos ásperas sujetando el volante. Eran fuertes y me imaginaba cómo se sentirían sobre mi cuerpo. Podía notar por la forma de sus jeans que tenía pantorrillas grandes y fuertes, lo cual me resultaba increíblemente atractivo.

Conducimos con las ventanas abajo, el sol nos bañaba y yo me deleitaba en el resplandor de un día perfecto. La media sonrisa de J., enmarcada por su barba perfectamente recortada y su fuerte mandíbula, era suficiente para hacer que mi corazón se acelerara, y me encontraba robando miradas hacia él cada vez que podía.

Sentí mis mejillas sonrojarse mientras acomodaba mi cabello detrás del cuello y revisaba mi brillo de labios en el espejo lateral. En ese momento, con el zumbido de una seductora canción de amor sureña en la radio, todo se sentía justo como debía ser. J. era la pieza del rompecabezas que había estado buscando, y estar con él me hacía sentir completa.

Nuestro primer beso fue esa noche. Recuerdo que J. se apartó antes de lo que esperaba. Estaba acostumbrada a los chicos de Miami, que eran muy extrovertidos y sexuales. La reserva de J. me tenía intrigada. No sabía realmente cómo actuar. Esto era nuevo.

En nuestra tercera cita (que fue el tercer día desde que nos conocimos), caminamos por las calles de The Stockyards en Fort Worth, y mi corazón comenzó a latir con emoción. La energía de la ciudad era contagiosa, y no pude evitar sentir que caminaba en el set de "Sweet Home Alabama". The Stockyards era el corazón de la ciudad, y al entrar, me sorprendió la belleza única del área. La gente, la comida y el ambiente eran tan diferentes a lo que estaba acostumbrada, y estaba ansiosa por explorarlo todo.

Para nuestra cuarta cita, aún no habíamos dormido juntos y apenas habíamos compartido más que unos cuantos besos tímidos. Me sentía como un pez fuera del agua. Incluso empecé a preguntarme si simplemente no le interesaba o quién sabe, ¿tal vez era gay? Definitivamente no lo parecía. Encontraba su comportamiento muy masculino y atractivo. Pero estaba decidida a averiguar si este chico quería algo conmigo o no.

Fuimos a un restaurante llamado 2909 para cenar y tomar algo. Fort Worth, en esa época del año, tenía patios exteriores y luces parpadeantes por todas partes. Nos sentamos en la barra e intenté pedir 1800 Gold (un tequila favorito mío), pero realmente no se conseguía en Texas. Entonces J. me presentó otro tequila, Espolòn. Tomamos chupitos de eso en las rocas.

Lo que no sabía es que J. había buscado información sobre mí en Google. Tal vez eso lo había desanimado. Había aprendido sobre mi familia y algo del drama de la vida de los Díaz. Cuando admitió que me había buscado, también me facilitó un poco las cosas. Aunque quería ser una persona diferente en Texas, ahora podía compartir más de la verdadera yo y mi historia con el hombre del que me estaba enamorando. Esto era algo bueno. Me relajé y me volví más coqueta. Abrí un poco sobre mi abuso. No mucho, pero algo.

Mientras volvíamos a casa, supe que lo tenía. Caímos en la cama y tuvimos relaciones sexuales. Fue bueno. Realmente bueno. Pero faltaba un nivel de intimidad y conexión al que estaba acostumbrada.

A la mañana siguiente, llamé a mi hermana.

—Estás pasando mucho tiempo con él —dijo ella.

—¡Dude, solo han sido cuatro citas! —me reí—. Pero hay algo diferente en él, no puedo precisarlo realmente. —Agregué en broma—: Marca mis palabras, voy a casarme con este hombre. Hay algo en él.

—Wow. Nunca has dicho eso de nadie. Usualmente huyes de la idea de casarte con alguien.

Había algo diferente en J. Quizás era porque tenía que esforzarme tanto para obtener un poco de intimidad y conexión de él. Nuestras citas siempre comenzaban siendo incómodas, pero después de unos tragos, nos conectábamos más, ya que él se relajaba.

PELEA DE CUMPLEAÑOS

Para mi cumpleaños número 23, decidí que quería explorar la escena de bares en el centro de Fort Worth con mis amigas, Emily y Angie, para que pudieran conocer a J. Ellas vinieron desde Frisco para ello y empezamos a celebrar. Después de un par de horas, J se unió a nosotras. Estábamos en la zona de West 7th Street, un punto de encuentro de jóvenes hipsters en FW.

Llevaba unos jeans negros de cintura alta, zapatillas deportivas, y un body negro revelador. Me dejé el cabello suelto y me sentía realmente bonita.

Emily, Angie y yo estábamos bebiendo y haciendo chupitos.

Cuando J entró, directamente del trabajo, mi corazón dio un salto. Se veía bien.

"¡J!" grité emocionada y corrí hacia él. Intentó evitar mi demostración pública de afecto, pero logré plantarle un beso en los labios. "¡Ven a conocer a mis amigas!" dije y lo llevé a nuestro lugar en la barra. Incluso después de unas cuantas bebidas, me sentía un poco nerviosa. Quería que a él le encantaran mis amigas.

"Emily, Angie, conozcan a J. J, conoce a Emily y Angie," dije, haciendo las presentaciones.

"Hola, un gusto conocerlas," dijo él con un asentimiento y se giró hacia el barman para pedir una bebida.

El ambiente cambió inmediatamente. Nuestro ánimo elevado y despreocupado de fiesta se redujo a la realidad.

Esperaba que J se relajara después de una bebida.

Todos decidimos ir a otro bar. J ofreció conducir y nos amontonamos en su coche. Inmediatamente busqué en la radio una estación que pusiera música latina. Empecé a bailar y cantar con la canción que estaban transmitiendo. Eso duró unos treinta segundos.

J frunció el ceño y dijo, "No quiero escuchar música mexicana," y cambió a una estación de country.

Lo miré, ofendida. "Esto no es música mexicana. Es música latina, reggaetón."

"Todo lo que está al sur de Texas es mexicano," dijo J, con firmeza.

Esta es la primera vez que J me ve con mis amigas. Ni siquiera podía soportar voltear a ver a mis amigas y ver sus pensamientos escritos en sus rostros.

Les envié un mensaje de texto a mis amigas para que J no supiera lo que estaba diciendo.

CHAT GRUPAL DE YO, EM, ANG: *Está bien.*

Sigamos adelante. Llegaremos al próximo bar y nos divertiremos. Todo estará bien.

Esperaba que el cambio de escenario ayudara, pero J todavía no conversaba verdaderamente con nadie. Podía ver que algo andaba mal.

¿Eran mis amigas? ¿Se daría cuenta de nuestra diferencia de edad? ¿Estábamos demasiado ebrios?

Un grupo de chicos en el bar escuchó que celebrábamos mi cumpleaños —no éramos precisamente discretas— así que nos compraron una ronda de tragos —incluyendo a J. Estoy acostumbrada a hacer amigos con medio salón lleno de gente, así que fiel a mi estilo, pedí una ronda de tequilas y se los envié a los chicos (así como una ronda para nosotras, por supuesto).

J estaba visiblemente molesto o incómodo. No podía distinguir cuál de las dos. Llegadas las 8:30 pm, él quería irse a casa. ¡Suponía pasar la noche en su casa al final de la noche, pero era demasiado temprano!

Llevé a J afuera para hablar sobre ello. Nos paramos frente al bar y yo me frotaba los brazos para mantenerme caliente. Texas se enfría después de que el sol se pone. "¿Qué pasa, J? ¿Hice algo mal?"

Su rostro reveló su enojo mientras me miraba fijamente. "¡Literalmente enviaste una ronda de tragos a *otros hombres* mientras estoy justo allí!"

Pensé cómo eso debió haberse sentido o visto para él. "Lo siento mucho, no quise faltarte al respeto. ¡Lo siento!"

J sacudió la cabeza, "¿Sabes qué? Solo pienso que necesitas disfrutar esto con tus amigas y yo te veré otro día."

"¿Espera, te vas?" No se me había ocurrido que podría irse en medio de mi cumpleaños. "La razón entera por la que vine a Fort Worth fue para celebrar contigo y para que conocieras a mis amigas. Solo ha pasado una hora y media y ¿solo te vas a ir? Ni siquiera les has dirigido la palabra. *¡Por favor* vuelve adentro y pasemos tiempo juntos!"

"Me voy a casa. Estoy harto," dijo. En lo que parecieron segundos, ya se estaba alejando en su carro.

Me quedé allí en la calle, sin saber qué hacer, conteniendo la respiración e intentando comprender qué había pasado. Las lágrimas comenzaron a correr por mi cara mientras veía su auto alejarse. Empujé las pesadas puertas dobles de madera y bronce del bar. Encontré el camino de regreso a mis amigas.

Emily y Angie me lanzaron una mirada y pidieron otra ronda de tequila "¡ASAP!" mientras explicaba que J justo había terminado conmigo.

"Se fue. Terminamos. Está harto," dijo. "¿O sea, qué hice?"

La mandíbula de Emily cayó. "¿Estás bromeando, verdad?"

Negué con la cabeza. "No puedo creerlo. Nunca lo había visto actuar de esta manera." Miré hacia el suelo, observando mi cuerpo y el atuendo con el que me había sentido tan bien al principio de la noche. Ahora sentía como si hubiera hecho algo mal, o hubiera sido vulgar o fea.

Emily dijo, "¡Dios mío, es un completo imbécil!"

Revivimos los eventos de esa noche, el hecho de que él parecía sentirse fuera de lugar por el poco tiempo que pasó con nosotras. Al final, dejamos de intentar entender qué significaba todo. Procedí a ahogar mis penas para celebrar el peor cumpleaños de mi vida.

"Tal vez esto es karma", les dije a mis amigas. "Es karma por todos los hombres con los que jugué a lo largo de los años, por todos a los que lastimé. Me he estado diciendo a mí misma que esto iba a suceder; la gente me lo ha estado diciendo."

"¡De ninguna manera!" declaró Emily y me pasó otro trago. "No mereces ser tratada de esta manera."

Sí, claro, pensé, mientras mi mente repasaba todas las cosas terribles que había hecho a hombres que me amaban a lo largo de los años, pero me lo guardé para mí.

Con una pijamada en casa de J fuera de la mesa, terminé en un hotel en Fort Worth. Estaba demasiado borracha para hacer otra cosa.

A la mañana siguiente, tenía que volver al trabajo temprano, así que me levanté, llamé a un Uber y regresé a Frisco, tratando de no llorar.

Parecía que tenía que empezar de nuevo. Otra vez. Solo de pensarlo me sentía mal.

Mi teléfono vibró en mi mano. Miré hacia abajo. Era él.

J: *Lo siento por lo de anoche. No quiero dejarte ir.*

Para mi consternación, un alivio me invadió. Debería estar furiosa con él.

CoCo: *Dijiste que ya no querías nada con nosotros.*
CoCo: *Para mí, eso significa que hemos terminado.*
CoCo: *¿Por qué me tratarías de esa manera?*
CoCo: *¿Por qué te irías así?*

¿Cómo podría mostrar mi cara a mis amigas de nuevo después de la noche anterior si volvía con él?

J: *Se dijeron muchas cosas ayer. Lo siento. Realmente quiero que esto funcione.*

Pensé en cómo me sentí mientras sollozaba en un bar frente a extraños. Y pensé en cómo él fue la causa de eso.

CoCo: *Pero, ¿por qué actuaste de esa forma, J? No quisiste escuchar mi música latina. No hablabas conmigo ni con mis amigas. ¡Me dejaste en mi cumpleaños!*
J: *Lo sé, lo siento. Nunca actuaré así otra vez.*

No sabía qué decir. Quería que él me perdonara. Quería perdonarlo. No podía dejar de sentir la intensa necesidad que tenía de obtener su aprobación de nuevo. Nunca había sido tan intolerante con alguien tan pronto en una relación antes.

¿Qué me pasa? Me preguntaba. *¿Qué es tan diferente esta vez que estoy dispuesta a aceptarlo de vuelta?*

Fuimos y vinimos, y al final de mi viaje de cuarenta minutos en

Uber, J y yo volvimos a estar juntos y me llené de la emoción del nuevo amor una vez más.

EL ENCANTO DE J

Siempre he amado la Navidad. J sabía que estaba un poco triste porque sería la primera Navidad sin mi familia. J me llevó a la exhibición navideña más hermosa que jamás había visto. Estaba en el Gaylord Texan Resort—decenas de miles de pies cuadrados llenos de luces de Navidad que parpadeaban sobre nosotros, lanzando un cálido resplandor sobre todo a nuestro alrededor. La música, una mezcla de country y melodías navideñas, flotaba en el aire, añadiendo la sensación mágica de la noche. J me guiaba de un lugar a otro, señalando los mejores restaurantes, los bares más acogedores y las tiendas más interesantes.

Mientras caminábamos, riendo juntos, mi brazo se balanceaba para rozar el suyo, una ola de contentamiento me envolvía. Él me obsequiaba pequeños regalos cada vez que estábamos juntos.

Nos acercamos a un banco e intenté juguetonamente acercarlo para tomar su mano. Se tensó y miró a su alrededor. "No me gusta mucho eso del cariño público …"

Lo miré, un poco sorprendida por su rechazo. Se sintió cruel. No estaba acostumbrada a ser tratada de esa manera. La mayoría de los chicos con los que salía amaban tener mi afecto de cualquier manera que pudieran obtenerlo. El espacio que J creaba, manteniéndome a distancia, se sentía doloroso, pero también como un desafío.

Tropezamos con una linda pequeña tienda de regalos. La puerta estaba cerrada, pero miramos a través de la ventana para echar un vistazo a lo que había dentro. Mientras estábamos allí, vi nuestro reflejo en el vidrio. Me gustó cómo encajábamos juntos. Apoyé mi cabeza en su hombro.

Esta aventura, esta noche, era todo lo que había esperado y mucho más.

***

Le confesé a J que la Nochebuena era una noche importante en la cultura latina, y en mi vida. Era la noche en que teníamos las mayores celebraciones con baile, comida y familia. Ese día incluía la mayoría de las tradiciones que todos apreciamos. Incluso cuando estaba con Zach, su familia comenzó a hacer todo lo posible en la Nochebuena, sabiendo que extrañaba a mi familia. (*Hasta el día de hoy, organizan una gran cena el 24 de diciembre en recuerdo de esos buenos momentos.*)

Después de la noche en el Gaylord, podía decir que J estaba tratando de hacer especial la Navidad. Pero cuando comencé a mencionar todas las pequeñas tradiciones que me emocionaban—tener la cena de Navidad el día anterior, fuegos artificiales, preparar una gran cena de cerdo, bailar, abrir un regalo antes de la medianoche—las descartó como raras.

"En América, celebramos la Navidad. *El día* de Navidad."

Cuando llegó el 24 de diciembre, no hubo familia, baile ni celebración alguna. J puso una película navideña, nos sentamos en nuestros sofás separados, y bebí una botella de vino. A medida que avanzaba la noche, la soledad se infiltró. Aquí estaba en una relación, se suponía que debía estar feliz. Era algo diferente a todo lo que había sentido antes. Todo lo que sabía era que no estaba feliz. Así que para hacerlo feliz, fui a nuestro bar en casa, tomé una botella de Espelon, haciendo shots justo delante de J, hasta que estuve lo suficientemente borracha y pensé, *A la mierda. Lo único que nos queda por hacer para celebrar es tener sexo.* Así que lo hicimos.

El día de Navidad me desperté decidida a sacarle el mejor partido a las cosas y a enfrentar mi nueva vida en Texas con una perspectiva renovada. Tal vez estaba siendo demasiado dura con J. Tal vez necesitaba dejar ir un poco de lo mío y abrazar más de lo suyo. Además, ya había dedicado mucho tiempo y dinero en comprar regalos especiales y únicos para J, para mostrarle, más allá de las palabras, cuánto me importaba. J me había dicho repetidas veces que las acciones hablan más fuerte que las palabras para él. Si habláramos sobre los lenguajes del amor, el suyo era "actos de servicio". El mío era "palabras de afirmación".

Me desperté super temprano y me aseguré de sacar uno de los regalos que había escondido. J, como yo, era terrible esperando sorpresas, así que ambos habíamos conseguido abrir y volver a envolver perfectamente todos los regalos del otro. Pero había un regalo que había logrado mantener en secreto. Había utilizado algunos contactos de Gary en la industria del deporte para conseguir una camiseta autografiada y enmarcada del jugador de fútbol americano de los Longhorns favorito de todos los tiempos de J.

Nunca olvidaré la cara de J cuando rompió el papel y vio su regalo.

También estaba tan agradecida por todos los regalos que él me dio a cambio. Me colmó de ellos. Fue dulce y me hizo reconsiderar la soledad de la Nochebuena.

***

Después del subidón de la temporada navideña, estaba quedándome todo el tiempo en casa de J y me ofrecieron un ascenso para ser Gerente General en una tienda que estaba más cerca de su casa. Teniendo a Emily como mi única amiga y pasando todo mi tiempo libre con J, simplemente tenía sentido mudarme con él ahora, en lugar de esperar más tiempo. Empaqué mi vida en Frisco y me mudé a Fort Worth, a la casa de J, y comenzamos a planificar nuestro futuro. Mi madre y mi hermana probablemente pensaron que estaba loca, pero les conté sobre mi anhelo de amor y una vida en un pueblo pequeño donde pudiera criar una familia. Ellas no lo entendían, pero no tenían por qué hacerlo. Esta era *mi* vida ahora.

Fort Worth no era Miami. Y J no era como ningún chico con el que había salido antes. Le gustaba planificar con anticipación. Le gustaba el orden. Tenía puntos de vista específicos sobre cómo debería ser una familia. J ponía la estabilidad financiera como una prioridad (algo que siempre había esperado que Zach pudiera haber hecho). Era responsable y me dio una sensación de seguridad que no tenía nada que ver con el aspecto financiero, y quería compartir su vida conmigo.

Sentía que esta era mi oportunidad.

CHIC TEXANO

Todo en nuestra relación se volvió extremo, incluyendo las expectativas que teníamos el uno del otro y las promesas que hacíamos.

Festejábamos mucho, teníamos mucho sexo y vivíamos en un torbellino de romance y expectativas. Fue uno de los momentos más eufóricos que he sentido en mi vida, lo que probablemente explique por qué pronto descubrí que no podía durar así.

Comenzamos a pelear.

Una noche, mientras lavaba los platos, el agua empezó a salir por debajo del fregadero. Algo estaba obviamente mal. J saltó del sofá, entró a la cocina y me apartó. "¿Qué hiciste?!" gruñó.

"J, nada. Solo estoy lavando los platos. Obviamente no hice nada."

Él abrió el armario debajo del fregadero y empezó a sacar cosas y a lanzarlas hacia atrás, diciendo cosas como, "Esto está arruinado, esto está jodido … ¿qué hiciste?"

"No hice nada malo. ¡El agua simplemente empezó a salir de ahí!"

Él resopló. "Bueno, he vivido en esta casa casi un año y nunca he tenido problemas con ella, así que debes haber hecho algo."

Esa fue la primera vez que vi cómo reacciona J ante cualquier problema. Fue una de las primeras veces que me sentí menospreciada por él.

J comenzó a provocar peleas sobre cuánto bebía, cómo me vestía, a quién le enviaba mensajes, dónde salíamos de fiesta y cuánto festejábamos. Cuando peleábamos, aumentaba mi necesidad de ganar su amor. Quería que me eligiera, que me amara, que me dijera cosas dulces. Lo quería tanto, que casi me volvía maniática.

Lo que obtenía a cambio era rechazo, críticas, juicios y frialdad. Eso, hasta que la pelea terminaba con un sexo de reconciliación intoxicante.

A la mañana siguiente, despertaba con la esperanza de hacerlo mejor.

Muchos de nuestros conflictos eran sobre mi transición a nuestra nueva vida.

"Tienes mucha ropa que no cabe en el armario", me dijo una mañana, después de que emergí del dormitorio vestida con mallas de cuero negras y un blazer rosa brillante con un top corto negro ajustado debajo y tacones plateados monstruosos.

"J, claro que tengo mucha ropa. ¿Acaso no nos conocemos? Soy una Diaz."

"Pues, la mitad de esas cosas son de Miami y sabes que la mayoría de eso no lo vas a usar aquí, así que mejor deshazte de ello. ¿Quieres que consiga una bolsa de basura negra?"

Él miró mi conjunto, claramente deseando que hubiera dejado mi estilo llamativo y extravagante en Miami. No sé si estaba celoso de mi pasado o avergonzado por traer la moda y el drama de Miami a Texas, pero su ridículo me hizo cuestionarme a mí misma. Pero luego, si conservaba mi ropa de Miami, tal vez no estaba comprometiéndome completamente a nuestra vida juntos, después de todo. Si iba a vivir el papel, probablemente también debería parecerlo, ¿verdad?

Me di cuenta de que ni Zach ni Juan me habrían pedido que hiciera algo así. Les encantaba la forma en que me vestía.

Rápidamente descarté el pensamiento. Necesitaba concentrarme en lo que tenía delante.

Días después, me encontré parada en el centro de nuestro espacioso vestidor, observando las filas meticulosamente organizadas de camisas de cuadros, jeans, vestidos de guinga y blusas campesinas de lino blanco.

Lo que tenía ante mí era una salida dramática de los coloridos y llamativos atuendos de Miami y del estilo latino a los que estaba acostumbrada. Esos vestidos audaces y brillantes que solían bailar conmigo en las noches de Miami no estaban por ningún lado. Por sugerencia de J, había empacado voluntariamente ese pasado.

Mientras digería el contraste de mi atuendo actual contra los guardarropas de mi pasado, mi teléfono vibró, rompiendo el trance. La pantalla mostraba 'Linda La'.

Con un deslizamiento vacilante, respondí y fingí mi alegría habitual, "¡Hola, hermana!"

"¡Hola! Estaba comprando en línea y vi el vestido de lentejuelas más lindo. Totalmente tu estilo. ¡Deberías conseguirlo para la próxima reunión familiar! Es tan tú".

Dudé, imaginando el vestido en mi mente y luego mirando alrededor en el vestidor. "Oh, suena encantador. Pero sabes, he estado explorando un nuevo … eh, estilo más sutil últimamente", tartamudeé, sintiendo el peso de la pretensión.

Linda se rió: "¿Sutil? ¿Desde cuándo?"

Me reí, "Solo intentando algo nuevo, supongo".

Hubo una pausa silenciosa antes de que Linda finalmente dijera: "Solo no te pierdas a ti misma en todo lo 'nuevo', ¿de acuerdo?"

Sabía a qué se refería. De alguna manera, el cambio de armario se sentía simbólico de un cambio mucho más grande. Una cosa era evolucionar según mis propios términos, pero otra muy diferente era ser moldeada en la idea de alguien más de lo que debería ser. ¿Di el paso a este nuevo capítulo voluntariamente o estaba tratando de ajustarme a una narrativa que no era del todo mía?

Mientras me paraba frente a los múltiples estantes de ropa, me recordé a mí misma que yo había elegido esto. Cada compra de ropa y cambio que hice para encajar en esta nueva vida en Texas tenía un significado más profundo. Se convirtieron en símbolos de renacimiento y una renovación completa de la vida. Estaba dejando atrás el pesado equipaje del pasado que me había retenido durante demasiado tiempo.

A medida que hacía pequeñas y grandes adaptaciones a mi nueva vida con J, cualquier vacilación era seguida por una ola de entusiasmo, como si estuviera despejando los restos de la vieja CoCo.

Tenía que admitir que la textura suave de las camisas de cuadros me ofrecía una sensación de confort, solo que de una manera diferente y nueva. Los suéteres se envolvían alrededor de mí como un cálido abrazo y me gustaba la sensación de seguridad que me daban. Y me veía genial en jeans. No podía evitar deleitarme con el éxito de mi transformación. Era una declaración de mi compromiso con esta nueva vida y esta relación que se sentía diferente a todo lo que había experimentado antes.

A pesar de mi asimilación al estilo de vida de J y a la cultura de Texas, nuestras discusiones continuaron. Pronto, nuestra relación se convirtió en mi válvula de escape para una vida de ira provocada por traumas que se llevó mi esperanza de tener una buena vida con este hombre, mucho menos una al estilo de "Sweet Home Alabama".

J tenía una visión clara de lo que quería y de lo que no. Le gustaba salir, pero quería estar en casa a las 10:30 p.m. Quería una vida estable y exigía una casa limpia. No le gustaba que yo saliera de fiesta sin él. No tenía interés en pasar tiempo con mis amigos o beber en público. Prefería quedarse en casa juntos, emborracharnos con una botella de vino y luego ir a dormir.

Cuando discutíamos, o me iba a la cama y cerraba la puerta de un portazo o salía de la casa en busca de una fuente diferente de felicidad, lo que inevitablemente causaba más problemas.

FUCKING LOCOS

Después de un par de meses juntos, y probablemente una docena de peleas masivas, empecé a notar que J enviaba mensajes de texto en su teléfono mucho. Francamente, yo hacía lo mismo, porque no había cortado la comunicación con Zach. Aunque había descartado la idea de una vida tranquila en un pueblo pequeño conmigo, todavía hablábamos. Él todavía estaba enamorado de mí. Me gustaba cómo me sentía cuando me decía cosas dulces y sexys. Así que mantuve la conexión.

En nuestro primer Año Nuevo juntos, mis sospechas de que J estaba enviando mensajes de texto y engañándome se confirmaron. Conseguí sostener su teléfono y lo revisaba mientras esperaba un taxi fuera del restaurante. Fue entonces cuando descubrí una serie de mensajes secretos, planes astutos con otras mujeres y mensajes sexys.

Perdí el control.

Mi cabeza y corazón latían con una mezcla de ira, confusión e intoxicación. Si J quería pasar el resto de su vida conmigo, ¿cómo podía estar hablando con otras mujeres? ¿No era lo suficientemente buena para él? ¿No le daba todo lo que quería? ¿No tenía el aspecto que él deseaba?

Sentí como si estuviera siendo rechazada una vez más. En un arrebato de rabia y traición, pisoteé su teléfono con el tacón de mi bota y disfruté del sonido de su cristal rompiéndose.

J salió del restaurante y me vio destrozando su teléfono. "¡CoCo! ¿Pero qué …?"

"¿Por qué harías eso?" escupí, señalando lo que quedaba del teléfono. Odiaba que mi voz temblara. Quería parecer fuerte bajo el peso de su mirada, no insegura o loca. "¿Qué es lo que no te he dado?"

"¡Rompiste mi teléfono!" exclamó, continuando enfocado en eso en lugar de ser atrapado haciendo cosas a mis espaldas. "Tal vez debería romper tu teléfono cada vez que hablas con tus exnovios", dijo con desdén.

Me defendí, mi voz se elevaba con cada palabra. "¡Te conté sobre mi pasado, sobre Zack, y afirmaste estar bien con eso! Pero estas … ¡Estas son fotos de otras mujeres desnudas!"

"¡No sé de qué hablas, CoCo! ¡Estás loca!" él se medio rió, medio escupió. "Todo hombre en la Tierra tiene fotos de chicas desnudas en su teléfono", dijo, intentando reinterpretar la realidad.

"¡Estas no son simples chicas desnudas de una búsqueda en Google, J! ¡Son chicas desnudas con las que estás hablando!" Lo empujé en el pecho, furiosa por su negación.

Cuando fui a empujarlo otra vez, él apartó mis manos. "Deja de actuar loca, CoCo", se rió falsamente como si estuviera tratando con algún payaso de la calle, sabiendo que eso me enfurecía aún más.

J se había vuelto bueno pretendiendo como si algo no fuera gran cosa, cuando para mí, era un gran problema. Este fue un desarrollo que ocurrió temprano en nuestra relación. Su desapego y completa falta de remordimiento por cómo me lastimaba era lo que más me aplastaba. Lo peor era que sabía que eso me aplastaría y, por crueldad, lo hacía de todos modos.

Al llegar de vuelta a casa, salí disparada del taxi para escapar de la tensión sofocante y la ira. No hubo disculpa, ni resolución, ni intento de alcanzar la paz.

Adentro, fui directamente a mi armario y comencé a empacar mis maletas. Sabía, en el fondo, que J y yo estábamos en un punto de inflexión en nuestra relación. Esta pelea era mi oportunidad para liberarme, para dejar mi fallido intento de una vida normal.

Escuché a J cerrar la puerta de golpe, caminar con fuerza hacia el sofá, y encender el televisor.

Mientras metía mi ropa de texana apenas gastada en las maletas, me imaginaba la cara de mi madre cuando regresara a Florida, fracasada. Solo pensar en ello me provocaba náuseas. Corrí al baño y vomité. Fue entonces cuando la ira furiosa se convirtió en lágrimas. No podía soportar la idea de recurrir a mi familia por ayuda. *Otra vez*. Me imaginaba las miradas de lástima cuando me viera obligada a admitir que otro de mis planes locos había explotado en mi cara. Mi estómago revolvió y vomité de nuevo. *CoCo, la que siempre mete la pata*. Ojalá pudiera desaparecer.

Me cepillé los dientes, volví a la cama, tomé mi maleta y, antes de que pudiera obligarme a meter siquiera una cosa más en ella, dije: "¡Al carajo con esto!" y la lancé por la habitación.

Me lancé por el pasillo y confronté a J. Lo insulté y presioné sus botones tanto como pude. Quería esta pelea. Quería que peleara por mí. Quería que le importara.

"Ningún hombre en su sano juicio dejaría que su novia le enviara mensajes a su exnovio."

"Dijiste que estaba bien que hablara con Zach. ¡No es como si él me estuviera enviando fotos desnudo!"

"¿Qué hay del tipo del bar con quien te vi coqueteando y de los mensajes a altas horas de la noche? ¿Con quién estás hablando entonces?"

"J, no tienes idea de lo que estás hablando. Solo estás inventando cosas. ¿Por qué incluso querrías estar conmigo si me odias tanto?"

Nuestra discusión continuó y empeoró, un choque de voluntades que se había estado gestando durante mucho tiempo. No solo estaba luchando contra J. Estaba luchando por que alguien me amara. Le estaba gritando, pero lo que realmente quería gritar era: "¿Soy incapaz de ser amada? ¿Qué me pasa?"

J peleaba, insistiendo en que no estaba engañando, desviando la culpa, manipulándome y asegurándose de que me sintiera como si estuviera sobrereaccionando. Sabía entonces que así sería. Ahora y siempre, con J.

Para mí, la ira era una espada de doble filo, una fuerza que me consumía y me empoderaba, agudizando mis sentidos a un grado casi insoportable.

J regresó al dormitorio, recogió mi maleta del suelo y la arrojó de vuelta a la cama. Lo seguí a la habitación.

"¡Apártate de mí!" grité y rompí a llorar. "¡Estoy fucking harta. Me estoy fucking yendo, J—Estoy harta!"

"¿Crees que me importa?" J replicó. "¡No eres más que un chiste!"

Me agarré la cara, enterré mis uñas en mi rostro y cuero cabelludo, llena de la furia del ridículo y el rechazo. Quería encontrar liberación en el dolor que provocaba.

"¿Qué demonios estás haciendo?" preguntó. "Necesitas ayuda", escupió, con desprecio en su voz.

Pero no era suficiente. Fui más allá, rascandome la piel lo mas fuerte que podia.. Sabía que debía haber parecido una locura, pero no me importaba. Tenía que liberar mi rabia o sentía que iba a explotar. Si no me golpeaba a mí misma, sentía que lo golpearía a él.

En medio de nuestra confrontación, el mundo a mi alrededor se desvaneció en el fondo, atenuado por la adrenalina. Había una peculiar euforia en esos momentos de rabia. Una liberación catártica que me recorría como una droga. Me lastimaba más a mí que a nadie, una nueva forma de autolesión. Era todo dolor.

A medida que la pelea se intensificaba, también lo hacía la ira de J. Me lanzó un insulto y golpeó la pared para hacer su punto: que debería tener miedo. Que él estaba en control.

"¿Crees que puedes asustarme?" Nunca permitiría que otro hombre me asustara o me controlara nunca más. Y él necesitaba saberlo. "NADA me asusta, J. NADA." Quería creer en las palabras que salían de mi boca, pero no lo hacía. Estaba asustada.

Lo miré fijamente, reconociendo su fría ira. Me era familiar. Se sentía como en casa. No el tipo de hogar que alguna vez quise, pero un hogar que conocía. Se había convertido en un reflejo de mí misma y de mi pasado, un espejo hacia la oscuridad que había llevado conmigo desde los cinco años.

"¡Aléjate de mí! Se acabó. ¡Me voy!" grité, intentando esconder mis lágrimas mientras revolvía nuestro armario y tiraba un montón de ropa en el suelo.

"¿Crees que puedes dejarme así nomás?" dijo él. Esta vez su tono fue diferente. "Perfecto. Vete. Adelante y pondré tus cosas en el jardín."

Por primera vez, me di cuenta de que había ido demasiado lejos. La ira de J era más grande de lo que jamás había imaginado. De repente, me di cuenta con una certeza escalofriante: su bestia era más grande que la mía.

Las lágrimas corrieron por mi rostro mientras continuaba empacando, mi corazón dividido entre el deseo de escapar y el abrumador peso de mis inseguridades.

Cuando la pelea terminó y el incómodo silencio se instaló, como siempre lo hacía, me pregunté cuánto tiempo más podría seguir viviendo así. Físicamente exhausta, a menudo me encontraba tambaleante por la inmensa cantidad de energía que había consumido de mí. La liberación de palabras, de frustraciones acumuladas, me dejó drenada y vacía, como si hubiera sido vertida sobre el suelo de nuestro dormitorio en el proceso.

Habiendo crecido en un hogar donde las muestras de ira eran comunes, estaba acostumbrada a las explosiones y castigos. Y a cambio, aprendí a combatir fuego con fuego, incluso contra objetos inanimados. Creciendo, los desafíos más pequeños siempre parecían intensificar mi furia interna.

Toma, por ejemplo, atar mis cordones cuando era una niña. Durante mucho tiempo, simplemente no podía hacerlo. Me ponía tan furiosa, que literalmente tiraba de mi cabello hasta que dolía. Es una tarea tan trivial que parecía que todos los demás podían hacer, menos yo. Me hacía preguntarme ¿qué me pasa? ¿Por qué no puedo dominar algo tan simple? Con cada nudo fallido, cada cordón que se me escapaba de las manos y se negaba a formar un lazo, me sentía como un fracaso. Otra marca en mi creciente lista de fracasos personales.

El comportamiento de J solo reforzaba esta sensación de fracaso de toda la vida. Siempre que algo salía mal en casa —un jarrón roto, una herramienta extraviada— la culpa era mía, incluso si no estaba involucrada o si estaba en otra parte de la casa completamente. En lugar de cuestionarlo, me cuestionaba a mí misma, creyendo que tal vez era tan torpe, descuidada e incapaz como él me hacía sentir. Quizás si fuera más cuidadosa, más inteligente, o simplemente mejor, él vería mi valor.

J quizás no era un ángel, pero me había convencido a mí misma que su aparente estabilidad sería suficiente para ahuyentar las oscuras sombras que acechaban mi mente. Por un tiempo, él proporcionó una distracción de mis inseguridades y me aferré a él como a un salvavidas.

Al día siguiente, como siempre, estaba determinada a comenzar de nuevo. Me movía con energía por la cocina, dando los últimos toques a la cena. Oí el sonido de las botas de J en la madera mientras entraba por la puerta principal. Esperaba que hubiera dejado atrás el caos de la noche anterior, como yo estaba tratando de hacer.

Fue claro desde el momento en que lo vi que estaba exhausto, como si el peso del mundo lo estuviera aplastando. Sin saludos, sin reconocer mi presencia, solo un saludo con la cabeza sin ganas antes de desplomarse en su lugar habitual en el sofá. La TV cobró vida, llenando la habitación con el ruido sin sentido de resúmenes deportivos y programas de entrevistas. Allí se sentó, como una estatua, con los ojos vidriosos, desconectado del mundo real. No importaba cuánto lo intentara, él no me dejaba entrar. Nuestra conversación permanecía superficial, desprovista de cualquier intimidad. Esto era tan diferente a lo que estaba acostumbrada. Como mujer latina, esperaba un hombre que quisiera tener sus manos sobre mí, que amara ser besado y abrazado, que siempre tuviera su mano en mi pequeña espalda. Un compañero que no tuviera miedo de mostrar que estaba tan obsesionado conmigo como yo con él.

A pesar de su imagen como el perfecto caballero tejano—cortés, amable y bien hablado—J tenía un talento para ocultar sus verdaderas emociones. Llevaba una máscara de cortesía, manteniendo a todos a distancia. Podía participar en conversaciones sobre eventos actuales o intereses compartidos, pero cuando se trataba de revelar algo personal, siempre se retraía. A menudo me quedaba preguntándome ¿quién es el verdadero J? ¿Cuál lado de él era el real, fiel a sí mismo?

Lo observé desde el final del mostrador de la cocina, esperando percibir al verdadero J. Pero él era un maestro en mantener su verdadero yo bajo llave. Proyectaba una imagen de encanto y cortesía, pero se sentía vacío, carente de la profundidad que anhelaba. Deseaba romper su escudo emocional y descubrir a la persona genuina detrás de la fachada, pero él siempre se mantenía un paso adelante, manteniéndome a distancia.

Inicialmente, creí que había una conexión genuina entre nosotros, pero con el tiempo, me di cuenta de que su inaccesibilidad emocional era un tanto frustrante como desconcertante. Cada intento que hacía para cerrar la brecha emocional se encontraba con charlas superficiales o evasivas. Era como si tuviera una barrera impenetrable protegiendo sus verdaderas emociones, impidiendo que alguien realmente se conectara con él. El encanto superficial del caballero tejano enmascaraba su distancia emocional.

Estábamos atrapados en un bucle interminable de superficialidad, nunca llegando a los verdaderos problemas que importaban.

No sé cuánto tiempo más pueda continuar así, pensé, tratando de aceptar que mi felicidad para siempre estaba fuera de alcance otra vez.

GENIAL EN TEORÍA

Me desplomé en el taburete de la barra, mirando fijamente mi vaso medio vacío mientras mi amiga Emily llegaba, deslizándose en el taburete a mi lado, sus ojos se llenaron de preocupación de inmediato.

"¡Emily!", chillé y la abracé con fuerza. "Estoy tan feliz de que estés aquí". Te he extrañado tanto desde que comencé a salir con J.

"¡Yo también te extraño, chica!" Ella me apretó fuerte. "CoCo, ¿qué pasa? Pareces haber pasado por el infierno y vuelto".

Sabía que tenía razón. Mis ojos estaban rojos de haber estado llorando y bebiendo la mayor parte del día.

"Bueno, diablos, gracias por dejarme saber que parezco una mierda", bromeé, sin mucho ánimo.

"CoCo, sabes que siempre te ves impecable", rodó los ojos. "Ahora cuéntame qué está pasando".

"Es J. Honestamente, no sé qué hacer. Quiero que esto funcione tanto, pero no sé cuánto tiempo más puedo seguir sacrificándome".

"No entiendo. Si él te quiere y no quiere dejarte ir, no comprendo por qué está siendo tan difícil". Emily siempre intentaba animarme para que J y yo funcionáramos, pero se estaba volviendo imposible.

"Yo tampoco", admití. "Un día es el hombre más amable, más atento, más lindo. Y al siguiente día es como si estuviera con un extraño, y no importa lo que haga, todo está mal".

"Mereces a alguien que te adore", dijo Emily.

"Cuando bebemos nos llevamos muy bien pero si él bebe demasiado, peleamos. Y últimamente, porque hemos estado saliendo con sus amigos y bebiendo mucho más, estoy viendo un lado de él que no me gusta".

"¿A qué te refieres? ¿Está siendo como Matt?"

Matt era el novio de Emily que había estado luchando con el alcohol tras haber perdido varios miembros de su familia.

"No, no como Matt. Y no es solo él. Somos ambos. Cuando empezamos a beber, todo es genial, él es coqueto, abierto, divertido. Siento que puedo abrirme a él. Es como si él finalmente se relajara lo suficiente para abrirse a mí también.

Bueno, eso no parece tan malo—"

"Hasta que se activa el interruptor". La interrumpo. "Se vuelve frío, enojado, grosero, descuidado, cruel y agresivo. Ni siquiera lo reconozco cuando está así."

Y me desmorono. Tengo tanto miedo de la idea de perderlo, miedo de que realmente no tengo idea de quién es él, miedo de lo que es capaz, y sobre todo, miedo de que a pesar de que me esfuerzo tanto por hacer funcionar esta relación, él no es el indicado".

Desde que mi relación con J comenzó a desmoronarse, mis adicciones reaparecieron con venganza. Estaba alcanzando el límite de mis tarjetas de crédito y solicitando nuevas. Noches tardías se confundían con madrugadas, coloreadas con licor—patrones familiares de autodestrucción. Llegaba a casa a horas extrañas, a veces recibida por los gritos de J, otras veces por su indiferencia fría. No sé qué era peor.

Los ojos de Emily estaban llenos de preocupación, pero sin juicio. "Rayos, CoCo, desearía saber cómo ayudar. Es tan difícil saber qué hacer con J. Es tan genial en teoría. Si tan solo pudiera dejar de ser tan idiota."

Un nudo se formó en mi garganta, y tomé un respiro tembloroso. "Eso no es todo", admití, evitando su mirada. "Mi período está atrasado."

Por un momento, Emily solo miró, procesando lo que acababa de decir. Luego, dejando su bebida firmemente, dijo, "Necesitamos estar seguras. Vamos a hacerte una prueba. *Ahora*."

Antes de que pudiera protestar, ella me estaba levantando, resolviendo la cuenta rápidamente. Corrimos a la farmacia más cercana, y en poco tiempo estaba en el baño, con la pequeña vara del destino en mi mano. Em y yo esperamos los tres minutos más largos de mi vida.

Cuando el resultado finalmente apareció, la habitación se llenó de silencio.

CAPÍTULO SEIS
FAMILIA

Por un segundo eléctrico, una oleada de felicidad me envolvió. El aire brillaba y tuve un solo pensamiento. Familia. Todo lo que siempre quise, manifestado en la forma de un positivo en la prueba de embarazo que sostenía en mi mano. Hasta que recordé dónde estaba—y *quién* era.

Aquí estaba—embarazada. YO. La reconocida chica fiestera y desastre. Quiero decir, ¿quién diablos era yo para traer un niño a este mundo? ¿Cómo podría ser una buena madre cuando sentía que era un desastre en todos los demás aspectos? Reuní el valor para llamar a J. No sabía qué quería que él dijera, pero esperaba que fuera lo que fuera, sus palabras ayudarían a que tuviera sentido.

Mis manos temblaban mientras marcaba su número, cada tono alargando la anticipación. Cuando contestó, había una pizca de sorpresa en su voz, sin esperar una llamada a esta hora.

"J", comencé, odiando el sonido de mi voz cuando dije su nombre. "Estoy embarazada."

Escuché su respiración detenerse y sentí su shock e incredulidad irradiando a través del teléfono. "Pensé que no podías quedar embarazada", dijo con cuidado. El tono no era acusatorio, solo lleno de sorpresa.

Mi estómago se revolvió con ansiedad. Después de sufrir endometriosis y otros problemas, me dijeron que la probabilidad de tener hijos era mínima, sino imposible. "Aparentemente los médicos estaban equivocados, J…" No sabía qué esperaba de él, pero sabía que para mí, el aborto no era una opción. "Esto está sucediendo, J."

"¿Qué hacemos ahora?" preguntó él.

"¿Nos separamos? ¿Nos casamos?" recuerdo haber preguntado, mi voz desprovista de cualquier entusiasmo, reemplazada por una practicidad sombría.

"Bueno, ya hemos hablado de estar juntos en el futuro. Tal vez casarnos sea lo correcto a hacer, dadas las circunstancias", dijo con seriedad.

"Bueno, no quiero que te cases conmigo solo porque estoy embarazada", protesté.

"No haría algo si no quisiera hacerlo", dijo él.

Así fue cómo me comprometí con J. Sin gran propuesta. Sin un "Te amo". Sin anillos. Sin beso.

Me razoné a mí misma que esto era mejor que volver con mi mamá y admitir que mi escapada a Texas había resultado en un desastre.

Antes de que tuviera demasiado tiempo para pensar en lo que eso significaba, estaba en el aire, rumbo a Costa Rica.

NO ME HAGAS IR

Lo último que quería en el mundo era volver a Costa Rica para el juicio y enfrentarme nuevamente a Carlos, pero sabía que no tenía opción. Tenía que presentarme por Linda y por mi mamá.

"J, por favor ven conmigo. No puedo hacer esto sola", le rogué, pero él dijo que tenía que trabajar. A J no le gustaba la idea de ir a C.R. a un juicio, especialmente con los problemas de seguridad en Costa Rica relacionados con mi papá.

Pronto estaba en otro avión, mirando el respaldo del asiento frente a mí, tratando de no entrar en pánico. Estaba embarazada, lo que significaba que tenía que quedarme en el lío. No habría desensibilización. No recuerdo si alguien me habló o quién se sentó cerca de mí.

Mi mente estaba en caída libre al pensar en Carlos perforándome con su mirada. Y eso asumiendo que llegara a la corte. ¿Quién sabe?

Quizás uno de sus sicarios me atraparía en el baño del aeropuerto, así que no tendría que tomar la palabra nunca más.

Una vez que aterrizamos, agarré mis maletas y me dirigí directamente al hotel, deseando poder tomar una copa, una pastilla, una línea, cualquier cosa. Mi teléfono vibró sobre la mesa, asustándome a medias. Volvió a vibrar, iluminándose con un número que no reconocí. Pero mi estómago se revolvió instintivamente.

"¿Hola?" Mi voz era vacilante.

"¿Es esta CoCo?" preguntó una voz ronca.

"Sí", dije en voz baja para no levantar sospechas de mi madre, que miraba un adorable mameluco. "¿Quién es?"

"Este es el detective Rodríguez. Llamo en relación con las acusaciones contra usted".

Sentí cómo la sangre se me iba de la cara. No sabía qué era peor: la amenaza a mi vida, el juicio por abuso sexual o tener que lidiar con cargos legales. Costa Rica era diferente. La influencia y el dinero podían sacarte de cualquier cosa. Pero esto era Texas.

No ahora. Por favor. No ahora.

Le colgué. No sabía qué más hacer.

La próxima vez que mi teléfono vibró, era mi hermana. "CoCo, cancelaron la fecha del juicio. Carlos no se presentó."

No tuve que testificar. Inmediatamente aflojé los dientes y exhalé un largo suspiro.

Gracias a Dios.

Me alivió no tener que enfrentar a Carlos.

Hablamos unos minutos antes de colgar. Como siempre, me sentí atraída hacia la ventana. Mirando a las bulliciosas calles costarricenses. Adoraba mi hogar, los colores vibrantes y la gente.

Había un lado positivo. Mi madre estaba exultante ante la perspectiva de convertirse en abuela. Ya estaba comprando ropita de bebé. Su optimismo radiante era contagioso, y aún en mis momentos más abrumadores, verla elegir ropa azul (estaba convencida de que sería un niño) me traía una sonrisa efímera al rostro.

Mi madre y yo decidimos ir al centro comercial y buscar algunas de las cosas que necesitaría para traer un bebé al mundo. Con cada tienda que entrábamos, el ojo crítico de mi madre evaluaba y diseccionaba los atuendos de maternidad que me probaba. Realmente no los necesitaba porque no había ganado peso. Seguía vomitando con regularidad. "Este podría hacerte ver un poco más llena", decía, o, "Sabes, si sólo comieras un poco más, ese vestido te quedaría mejor."

Había pasado años antes de mi cirugía de pérdida de peso deseando que mi madre pensara que estaba lo suficientemente delgada. Pero ahora, a menudo la narrativa era que estaba demasiado flaca. Considerando que había pasado menos de un año desde mi cirugía, aún estaba perdiendo libras y seguía vomitando con regularidad. Era realmente difícil mantener el peso, aunque sabía que necesitaba intentar hacerlo por el bien de mi bebé. Podía sentir las miradas de la gente sobre mí, compadeciéndose por estar tan flaca cuando debería estar rellenita por el embarazo, juzgándome por no ser apta para traer un bebé al mundo.

Quería una bebida. Y quería desaparecer. En lugar de ello, traté de concentrarme en comprar dulces pequeños artículos para bebé que derretían mi corazón. Mi teléfono sonó de nuevo.

"Cuando llegues a Miami, hay una posibilidad de que te arresten." Las palabras me enviaron un escalofrío por la columna. Era mi abogado.

"Eso no puede pasar", dije firmemente.

"Estoy trabajando en ello", respondió el abogado. "Te mantendré informada."

Colgué.

"¿Qué demonios sucede?" mi madre preguntó al ver mi rostro. No pude hablar. "Nada, Mami", dije y le mostré una sonrisa falsa.

Me giré y continué buscando sin pensar en conjuntos para bebé mientras el mundo secretamente se derrumbaba sobre mí.

Momentos/horas más tarde, estábamos en el hotel. Mamá y Linda hablaban sobre el juicio y se preparaban para lo que venía. Yo estaba lo más lejos posible de ellas, desplazándome sin pensar por Instagram y deseando estar muerta.

El teléfono de mi mamá sonó. Contestó, asintió un par de veces, dijo "Ya veo", y colgó.

Elevó la nariz, alisó su cabello y dijo, "Carlos no se presentó. El caso ha sido cancelado."

Aparentemente, estaba "tan enfermo" que no pudo presentarse en el tribunal. Sabíamos que esto era solo otra manipulación nuestra y de los tribunales por parte de Carlos. Estaba tratando de hacernos perder el tiempo y hacernos ir y venir, estresándonos y preparándonos para el juicio, solo para tener la fecha cancelada. Esperaba que nos agotáramos tanto que simplemente abandonáramos el caso.

Tan pronto como recibimos esa llamada, me fui de allí. Empaqué tan rápido como pude, volé a Texas y me reuní con mi abogado y la policía. No tenía intención de tener problemas en el aeropuerto, así que acordamos que yo iría hacia ellos. Fui honesta con ellos. Les rogué perdón. Prometí reembolsar—con intereses—y expliqué que había estado luchando contra la adicción y que desde entonces había logrado la sobriedad. Mi abogado ayudó a proponer un acuerdo que dejó a todos contentos, y yo accedí de inmediato. Aunque técnicamente tuve que ir a la cárcel, fue por meros minutos. El no tener antecedentes previos, sumado a mi brutal honestidad y mi capacidad para reparar inmediatamente cualquier daño financiero, significó que pudiéramos alcanzar un acuerdo rápidamente.

Estaba tan agradecida de haber enfrentado este demonio en particular de frente y poder alejarme con mi dignidad y alma intactas.

ESTO ESTÁ SUCEDIENDO

Una vez que los asuntos legales fueron resueltos, volé a casa y me cambié a un vestido largo y suave (para cubrir mis tatuajes), que fluyera para encajar en el perfil de una versión idealizada de mí misma.

Fue un silbido el que lanzó mientras me miraba de arriba abajo. "Te ves bien", comentó J, igualando mi energía nerviosa.

Reuní una sonrisa. "Gracias." Estábamos a punto de ir a cenar con sus padres y contarles sobre el bebé y nuestro compromiso. Esta iba a ser una gran noche para nosotros. Estaba hecha un manojo de nervios.

La familia de J nos dio la bienvenida. Pero a medida que avanzaba la noche, esperaba ansiosamente que J compartiera las noticias. Cada tintineo de los cubiertos y cada amable intercambio desviaba la conversación de la razón por la que estábamos allí.

Le di una palmadita en la rodilla por debajo de la mesa para darle la señal de que era el momento. Teníamos que decirlo de una vez y contarles a sus padres lo que estaba sucediendo. Él pretendía no sentir ni oír mis insinuaciones.

J, normalmente muy hablador con sus padres, parecía quedarse sin palabras. Mientras se servía el postre, esperé. Cada segundo que pasaba estiraba más el silencio. Pero el anuncio nunca llegó.

El viaje de regreso a casa se sintió como una eternidad, la oscuridad exterior coincidía con la tormenta que se gestaba dentro de mí. La ira subió a la superficie y finalmente estallé, "¿Por qué, J? Tuviste tantas oportunidades esta noche. ¿No era ese el punto de la cena? ¿Te avergüenzas de nuestro hijo? ¿De nosotros?"

Él permaneció en silencio, sus ojos fijos en la carretera, pero su evasiva hablaba por sí sola. Esa noche, las paredes entre nosotros se espesaron y el peso de su vergüenza no expresada, era palpable.

Reflexionando sobre esa noche, las lágrimas brotaron en mis ojos. El ardor de esa traición, la corriente subterránea de vergüenza y las capas y capas de vergüenza añadidas a la creciente presión—¿cómo nuestra historia de amor, nuestra bendición, se convirtió en tal fuente de angustia?

Una vez que llegamos a casa y discutimos, J prometió llamar a sus padres y organizar otra cena. Juró que esta vez les contaríamos todo. Para nuestra sorpresa, cuando finalmente llegó el día, fuimos recibidos con alegría y felicitaciones. Sheri incluso lloró ante la idea de tener otro nieto.

ÚLTIMA OPORTUNIDAD

Fijamos la fecha de nuestra boda para abril. El día antes, J y yo tuvimos una gran pelea. Creo que fue acerca de una deuda que le preocupaba, pero pronto dejaría de ser una preocupación. Mis padres me dieron el regalo de empezar de cero en lo financiero, así que J no sentía que estaba asumiendo mi carga financiera.

Me desperté la mañana de mi boda sintiéndome enferma del estómago.

Sería la primera vez que mi familia y la familia de J se encontrarían y pasarían tiempo juntos. Incluso mi madre había conocido a J solo una vez antes.

Antes de salir para prepararme, dejé una tarjeta y una botella de whisky para J. Sabía que apreciaría el gesto de coraje líquido. Ambos estábamos tan nerviosos. Intentábamos hacer lo correcto, pero las circunstancias eran menos que románticas.

Veinticinco personas en total asistieron a nuestra boda en el juzgado. El edificio era hermoso.

Fui al hotel donde se hospedaba mi madre, a solo una cuadra del juzgado. Mi madre me ayudó a prepararme, arreglando mi cabello y mi maquillaje. Mi hermana estaba allí. Los gemelos estaban allí. Los únicos amigos de Costa Rica que invité fueron Christina (quien no pudo venir) y Tebi (un amigo de muchos años de mis días menos locos).

Mi madre me prestó algunas de sus joyas.

Justo cuando estaba a punto de salir de la habitación del hotel de mi madre, ella puso su mano en mi hombro. "¿Estás segura de que quieres hacer esto? Esta es tu última oportunidad para retroceder. Todavía puedes decir no a todo esto, pero una vez que salgamos de esta habitación, no hay vuelta atrás."

Traté de imaginarme diciendo que no en aquel momento y me horrorizó pensar qué dirían todos, qué pensaría J. Recuerdo que pensé: *tengo que hacerlo ahora. Esto es lo correcto.*

Había planeado este día en menos de un mes. La gente pensaba que estaba loca por elegir el juzgado, pero eso era solo porque nunca lo habían visto. El edificio era hermoso, y se vería hermoso en las fotos. Algunos de mis videos favoritos son en los que me veo subiendo esos grandes escalones con mi velo ondeando en la brisa.

Un ascensor me llevó al piso donde se realizaría nuestra ceremonia. Al abrirse las puertas del ascensor, J estaba frente a mí. Su rostro se iluminó. Esa sonrisa. Me encantaba.

Era la primera vez que me veía con mi vestido. Podía decir que él realmente no sabía qué decir o hacer, al igual que yo. Ambos estábamos petrificados.

El único desafío con una boda en el juzgado es que tienes que esperar a que el juez llame tu nombre. Me quedé de pie junto a J, tratando de no pensar demasiado. Aunque estaba embarazada, no se notaba en absoluto.

La espera no fue larga, pero fue suficiente para permitir que el miedo y la auto-duda comenzaran a colarse. Emily me miró y reconoció esa expresión en mi rostro. Estaba a punto de tener un ataque de pánico.

"¿Por qué no nos arreglamos un poco, CoCo?" sugirió, para que pudiera salir con gracia.

Asentí, con los ojos abiertos y el corazón palpitando en mis oídos. Me tomó de la mano y me llevó al baño.

"Dios mío, ¿qué estoy haciendo?" entré en pánico, torciendo mis manos y caminando de un lado a otro en mi hermoso vestido blanco ajustado y acampanado de Halston que se adhería a mi cuerpo de todas las formas correctas. Pero en ese momento, no estaba pensando en cómo me veía.

Emily me tomó de los hombros y dijo: "Trata de respirar, todo estará bien. ¡Te vas a casar! ¡Se supone que debes estar feliz!"

"¡Tengo que salir de aquí! No puedo hacerlo, no puedo—"

Escuché la bofetada antes de sentirla. "¡Ouch! ¿¡Qué diablos fue eso!?" chillé en shock. Emily me había abofeteado para sacarme de mi espiral. La perdoné al instante, sabiendo que era exactamente lo que necesitaba para volver a la realidad.

"*Necesitas* hacer esto. De verdad. Me convenciste de que esta era la decisión correcta y te creí y ahora aquí estamos y estoy aquí para ayudarte a decir que sí."

Continuó ocupándose de mi pelo, maquillaje y vestido por un momento hasta que se detuvo y susurró: "*Pero si realmente quieres huir, podemos irnos. Como ahora.*"

Lo que yo no sabía es que J estaba en el baño de hombres, teniendo una conversación similar con su mejor amigo.

Suspiré pesadamente, sabiendo que era hora de armarme de valor. "No. Amo a J y ya amo a este bebé. Solo estoy entrando en pánico. ¡Vamos a casarnos!"

Me guiñó el ojo. La abracé. Y me preparé para caminar hacia el altar.

Emily verdaderamente era mi compañera de toda la vida y la amaba por eso, pero no tenía tiempo para reflexionar sobre ello.

Volvimos al área de espera y escuché que llamaban nuestros nombres. Mi estómago se llenó de mariposas.

Todos nuestros amigos y familiares ya estaban en la sala del tribunal.

J y yo tomamos nuestras posiciones frente al juez, intentando no parecer demasiado nerviosos. Tenía mi sonrisa más grande en el rostro, esperando que ocultara mi terror completo.

Cuando dije "Sí, quiero", lo hice con toda la esperanza del mundo por nuestro futuro juntos.

Nos colocamos los anillos de matrimonio en los dedos.

"Yo los declaro marido y mujer", dijo el juez. "Puedes besar a la novia".

Nos besamos rápidamente y él dijo, por primera vez, "Te amo".

Recuerdo que sentí una oleada de adrenalina cuando dijo esas palabras. Había estado tan desesperada por escucharlo decir eso.

J sacó un pañuelo de papel de su bolsillo para secar el sudor nervioso que se había acumulado en su frente. Sabía que estaba al borde de un ataque de nervios porque había estado sudando todo el día.

Tuvimos una pequeña recepción con nuestra reducida lista de invitados, pero no hubo primer baile. Mi hermana se comportaba de manera extraña, llorando porque ella no era la que se casaba. Me encontré consolándola y sintiéndome culpable por ser la que se casaba antes que ella. Nunca se había comportado así antes, así que no estaba segura de qué hacer.

Cuando la fiesta terminó, J y yo regresamos a casa juntos. Nos metimos en la cama, y en lugar de celebrar nuestro matrimonio, J se volteó y se durmió. Me quedé despierta, llorando, preguntándome si acababa de tomar la mejor decisión de mi vida, o la peor.

Por la mañana, me convencí de que tal vez, si hacía las cosas bien, si pusiera en orden mi vida, tal vez este hombre que ahora era mi esposo y pronto sería el padre de mi hija, tal vez él me amaría de la manera que siempre había querido ser amada.

NO APTO

Cuando anuncié mi embarazo, todos parecían emocionados. Tal vez esto me haría madurar y calmarme. Mientras la mayoría de las futuras mamás irradia un brillo maternal y muestra con orgullo su vientre bajo vestidos bonitos, mi experiencia era diferente. Seguía perdiendo peso desde que me hicieron la manga gástrica. En las fotos de mi boda se puede ver que estaba probablemente en mi peso más bajo.

Conforme mi embarazo avanzaba y aún no se notaba, la gente comenzó a preocuparse por mí, criticando lo que comía o dejaba de comer, con qué frecuencia vomitaba, como si pudiera controlarlo. Solo podía tolerar un pequeño sándwich al día, que comía poco a poco, no de una vez. J comenzó a hacerme sándwiches de queso asado con tanta mantequilla y queso extra que logré ganar unos kilos. Pero no era suficiente.

No quería estar enferma. A veces me sentía como un experimento de laboratorio, pero estaba acostumbrada a tener todas las miradas sobre mí y las decisiones que tomaba. Soy una Díaz.

"¡Tienes que comer más, CoCo!" era lo que escuchaba de todos. Un cambio drástico de cualquier otro momento de mi vida.

Me sentía como una madre no apta, y ni siquiera había tenido a mi bebé todavía.

"Vamos, bebé", susurraba a mi vientre cada vez que tenía un momento a solas. "Puedes hacerlo. Te amo más que a nada en el mundo entero". Le cantaba a mi bebé y le hablaba, esperando que prosperara y fuera el inicio de mi familia. Ya la amaba y ni siquiera había llegado todavía.

A los seis meses de embarazo, aún apenas se me notaba. Ninguna cantidad de cantos o deseos la ayudaba. La mayoría de las personas ganan unos trece kilos con sus bebés. Yo perdí dieciséis. Con la pérdida de peso, mi SOP (síndrome de ovario poliquístico) y endometriosis, la frase "embarazo de alto riesgo" se había convertido en una narrativa constante y mis médicos me vigilaban como halcones. Me diagnosticaron con preeclampsia, una condición potencialmente mortal, y CIR (Restricción del Crecimiento Intrauterino), lo que esencialmente significaba que Ellie había dejado de crecer porque no recibía los nutrientes que tan desesperadamente necesitaba.

Literalmente no soy apta, entré en pánico secretamente. Traté de no dejar que mi miedo se mostrara, pero estoy segura de que se leía en mi rostro.

Realmente no comencé a notar mi embarazo hasta el final. Atesoré ese periodo, porque alrededor de las 6:30 o 7 de la tarde, ella empezaba a moverse y *amaba* esa sensación. Le cantaba y le ponía videos. Emily también venía a hablarle. Era un tiempo maravilloso.

Debido a que no podía obtener suficiente nutrición, comencé a desmayarme frecuentemente. Al principio, J estaba ahí para atraparme. Cuanto más me desmayaba, menos preocupado parecía estar. Podía ver que se preguntaba si solo estaba siendo dramática. Afortunadamente, no lo dijo directamente. Continuó apoyándome de todas las maneras posibles.

Mi madre voló para el pequeño baby shower que los amigos de J organizaron para mí. Recuerdo que me desperté con un dolor de cabeza ese día, pero no me di cuenta de dónde venía.

Al principio pensamos que tendríamos todo un fin de semana antes de que mi hija hiciera su aparición en el mundo. Pero luego las cosas se pusieron aterradoras. Mi presión arterial subió a niveles que ponían en riesgo la salud de mi bebé y la mía. Eso significaba que necesitábamos iniciar el trabajo de parto ahora.

ESCÚCHAME

Los doctores no anduvieron con rodeos. Yo había estado rogando que me dejaran llevarla un poquito más, con la esperanza de que fuera lo mejor para ella, pero el equipo médico dijo no. "Necesitas tener a la bebé. Ya."

Todavía estaba trabajando el día en que iba a dar a luz. Eso significaba que necesitaba mantener la calma justamente el tiempo suficiente para terminar las tareas del trabajo y traspasar las riendas al nuevo gerente que tomaría mi lugar durante mi ausencia.

Mi madre tomó un avión tan pronto como pudo para poder estar a mi lado a tiempo para el parto.

El nacimiento de Ellie fue difícil y aterrador. Mi zona abdominal siempre había sido un campo de batalla y parecía que esto no sería diferente.

Indujeron el parto con Pitocin, me pusieron la epidural y me dijeron que me acomodara. Probablemente pasarían unas veinte horas antes de conocer a mi bebé. A las pocas horas, sentí presión. Solo hay una ocasión en la que sientes esa presión, y es mientras estás dando a luz. Literalmente sentía como si Ellie estuviera saliendo. Llamé a una enfermera, que apareció en unos minutos.

"¡Puedo sentir a mi bebé saliendo! ¡Creo que estoy teniéndola ahora mismo!" exclamé.

La enfermera frunció el ceño, trató de no rodar los ojos y dijo con despreocupación, "Acabas de recibir Pitocin. No hay manera de que estés en labor de parto tan pronto."

No supe qué decir mientras ella se alejaba. J estaba en la sala de parto conmigo. Lo miré y sentí una fuerte presión de nuevo. Literalmente podía sentir a Ellie, siempre la impaciente, decidiendo que el momento era AHORA.

"J, Dios mío, llama a la enfermera de nuevo."

J dijo, "Nicole, la enfermera dijo que todavía no era hora."

"J, tú no eres el que está sintiendo esta presión saliendo de tu vagina. Es hora. ¡AHORA!"

Fue a la puerta, creyéndome ahora, y dijo, "Necesito a alguien aquí. *Ahora.*" No aceptaba un no por respuesta.

Una enfermera entró de mala gana, hizo un chequeo y de inmediato se puso en acción. "¡Parece que tienes razón!" dijo.

Cuando el doctor entró, tuvo que decirme cuándo empujar y cuándo no, porque mi epidural estaba haciendo efecto completamente. No podía sentir las contracciones, solo una presión constante.

Dijeron veinte horas. Ellie parecció decir, "¿Qué tal cuatro?" Y luego nació. Ellie estaba en el mundo, sus pequeños llantos resonando en la sala. Nació a las treinta y cinco semanas y pesaba apenas cuatro libras.

Cuatro libras … No te das cuenta de lo diminuta que es una bebé de cuatro libras hasta que la ves en persona. Ellie era un ser frágil, diminuto, luchando por cada respiración, y de inmediato se adueñó de todo mi corazón. Al principio, a pesar de su pequeño tamaño, parecía estar bastante bien. Pude sostenerla en mis brazos. Pero luego su latido se volvió errático. Sus pulmones prematuros no estaban completamente desarrollados y luchaba contra la enormidad de la vida fuera del útero. Mi bebé fue llevada rápidamente por un equipo de doctores y enfermeras. En ese momento desgarrador de separación, me distraje al darme cuenta de que algo terriblemente malo sucedía dentro de mí.

Era una sensación indescriptible, una sensación de sangre corriendo, incluso cuando no parecía salir nada. Miré a mi madre y le dije que algo iba mal. Ella llamó a un doctor o enfermera.

Vinieron, echaron un vistazo y dijeron, "Todo parece estar bien".

Pero no lo estaba. Me estaba desangrando. Había sufrido un

desprendimiento de placenta que podría ser una situación de vida o muerte. No había tiempo para preparar un quirófano. El doctor quería intentar salvarme allí mismo en la mesa.

Mi madre estaba a un lado de mí, J al otro. Hasta el día de hoy, creo que ambos siguen traumatizados por los sonidos que hacía y lo que sucedió a continuación.

A pesar de la epidural, sentí todo esto. Lo sentí *todo*. La doctora metió su mano dentro de mí y tiró y arrancó trozos de placenta. Había sangre por todas partes. La doctora tenía que seguir sacando partes y luego regresar a buscar más. Sentía como si la mano de la doctora estuviera dentro de mí hasta los pulmones. Con cada movimiento que hacía, era como si me tiraran o cortaran por dentro. Sabía que la doctora estaba intentando salvar mi vida pero el dolor era cegador. Grité y sollocé y supliqué que me durmieran para no tener que sentirlo. Pero de nuevo, me encontré con un "No hay tiempo para eso".

Pensaron que finalmente habían sacado toda la placenta, y dejaron de torturarme con el tirón y el arranque de mis interiores. Luego, unos veinte minutos después, empecé a sentir que sangraba de nuevo. Estaba sucediendo de nuevo. El equipo se dio cuenta de que tenían que hacer un D&C completo. Así que me llevaron, me durmieron y retiraron todo lo que pudiera romperse o causar más sangrado.

La habitación se sumió en una calma inquietante, pero el impacto de esas angustiosas horas se sentiría mucho después. Fue un bautismo de fuego en la maternidad.

Al salir de esta prueba, mi primer instinto fue una necesidad abrumadora de ver a Ellie. En la UCIN, me esperaba una vista desgarradora. Tubos y cables cubrían su cuerpo frágil y tenía una enorme máscara de respiración en la cara. Se veía tan frágil y vulnerable.

Habíamos comprado ropa para prematuros, pero incluso esa era demasiado grande para ella. Era simplemente muy pequeña. Incluso mi madre y Sheri, que habían tenido bebés antes, estaban nerviosas de manejar a Ellie por miedo a que pudiera romperse.

Sheri vino a visitarnos al hospital. Entró justo cuando estaba atendiendo al bebé en la UCIN y quedó impresionada. "Allí estabas tú, acabando de dar a luz y luego de una cirugía, en una silla de ruedas y seguramente con dolor, y cuando las enfermeras te preguntaron si querías cambiar a tu bebé y aprender a cuidar de su cuerpo diminuto, no dudaste. Entraste en modo mamá total. Fue impresionante verte sin miedo y lista para hacer lo que fuera necesario por tu hija." Esas palabras de aliento se quedaron conmigo mientras enfrentaba otros desafíos.

Las enfermeras me animaron a intentar amamantarla. Me acomodaron en uno de los sillones mecedores, la levantaron con cuidado del incubador y la colocaron en mis brazos de la forma correcta. Fue toda una operación, porque no queríamos tirar de ningún cable conectado a ella.

Quería amamantar. Sentía que era un rito de iniciación, y podía ver que todos lo esperaban. Quería tanto poder hacer esta cosa mágica, pero se sentía imposible—como una barrera insuperable. Ellie tenía problemas para agarrarse y, cuando lo hacía, pronto se hizo evidente que era alérgica a mi leche. Después de cada intento de alimentarla, rompía en episodios de vómito.

Ellie rechazaba mi leche, sin que fuera elección o culpa suya.

Necesitaba crecer y alcanzar ciertos mitos antes de que pudiera venir a casa. Cada anomalía rítmica en su latido era como un eco cruel, resonando en el temor de que no sería pronto. Cada vez que su corazón o niveles de oxígeno caían por debajo del umbral seguro, el reloj se reiniciaba. Otro día, otro contratiempo. Había una regla: necesitaba catorce días consecutivos sin tales caídas antes de que pudieran permitirle estar con nosotros, en casa. Esto era algo bueno. Si no hubiéramos establecido esa regla, habría vivido en constante temor en casa de que ella falleciera mientras dormía. Quería a mi bebé, pero estaba eternamente agradecida de cuán cuidadoso era el equipo médico.

La defensa de la lactancia materna continuó siendo apasionada en el hospital, quizás en exceso. Cada insistencia de los profesionales se sentía como una cadena que mantenía a Ellie en la UCIN. Era agonizante reconocer que el mismo alimento que yo proporcionaba estaba causando la prolongada estancia de Ellie. Vomitar mi leche y estar hambrienta todo el tiempo la estaba enfermando. Sabía que pedir darle fórmula a Ellie era visto como algún tipo de pecado, pero ella necesitaba comida.

Me tomó toda mi fuerza no gritar, "¡Simplemente denle fórmula!" Pero en lugar de eso, seguí intentando y extrayendo leche, intentando y extrayendo. Al final, vi cómo se desechaban treinta y siete bolsas de mi leche extraída porque era inutilizable. Entonces cambiamos a fórmula, como deberíamos haber hecho desde el momento en que vimos que mi leche estaba enfermando a Ellie.

Me dieron de alta del hospital mucho antes que a Ellie, lo que parecía cruel. Volver a casa sin Ellie fue horrible. El silencio era ensordecedor, un contraste marcado con la visión que había soñado.

La distancia entre J y yo se hizo más pronunciada durante este período. Observé cómo él dudaba, visitando a Ellie con parcimonia, unos meros minutos que resaltaban en contraste con las horas que yo pasaba, mirando a nuestra hija a través del vidrio de su incubadora.

Cuando llegó el día de llevar a Ellie a casa, tanto J como yo estábamos eufóricos y, sin embargo, tan asustados de que podríamos hacer algo mal. J tenía tanto temor que no quería ni siquiera tomar a Ellie en brazos. Me rompió el corazón, pero lo entendí. Podía ver el miedo y la precaución en sus ojos cada vez que miraba a nuestra frágil hija. Confesaba, con la voz teñida de una mezcla de culpa y miedo, que no sabía cómo tocarla, temiendo que de alguna manera pudiera lastimarla.

En casa, la mirada vigilante de las enfermeras estaba conspicuamente ausente, al igual que los monitores que me aseguraban que Ellie respiraba bien y estaba viva. Era tan silencioso … Pasé incontables horas esforzándome por oír y contar los respiraciones de Ellie, dudando de si estaba bien. Viví en un miedo constante de que los doctores la habían dado de alta demasiado pronto.

Lloraba de vez en cuando toda la noche, haciendo imposible que yo pudiera dormir. Aún no tenía una rutina, y la rutina de la UCIN del hospital había sido bastante activa a todas horas debido a los chequeos constantes de signos vitales. No había un horario de sueño del que hablar.

Estaba despierta a todas horas del día y de la noche. Estaba agotada cuando lloraba pidiendo atención. J se frustraba. No entendía por qué no podía calmar a Ellie o hacer lo que se supone que una madre debe hacer para hacer feliz a su bebé. Pensaba que, como yo estaba de baja por maternidad y él trabajaba, yo debería poder simplemente manejarlo.

Pasaba las noches en la mecedora con Ellie en mis brazos, llorando para mí misma mientras ella luchaba contra el sueño. J pensaba que yo debería tener algún tipo de poder mágico para hacerla dormir en un horario normal. Me gritaba, preguntando qué había de malo conmigo, lo cual me hacía llorar más.

La tensión crecía día a día hasta que una noche, después de horas de llanto de Ellie porque no podía dormirse, J lo perdió. "¿Por qué no puedes simplemente ser madre y cuidar de ella? ¿Qué te pasa?"

Sabía que solo estaba frustrado y exhausto pero sus palabras tocaron un nervio. Era un fracaso. No sabía lo que estaba haciendo. Ellie no paraba de llorar. No podía tomar mi leche. Ni siquiera pude darle la nutrición que necesitaba en el vientre. Que J alimentara mis inseguridades era solo la cereza amarga en el pastel.

Había días en que no podía funcionar. No estaba durmiendo ni comiendo. Me sentía impotente. Fue entonces cuando me di cuenta, una noche a las 3 a.m., que podría poner a Ellie en el carro y podríamos escapar por unas horas si solo me subía al carro y me alejaba. Si no estaba en la casa, nadie podría llorar por mí, pedirme algo, o gritarme. Podría llorar en paz.

Lo hacía de noche. Aprovechaba el tiempo para salir y comprar algo de comer o beber. Y a veces, simplemente dormía en paz por unas horas en el asiento del conductor con el respaldo reclinado. Regresábamos a casa antes de que él se fuera a trabajar.

Todo esto preparó el camino para la depresión posparto.

Todo lo que siempre había deseado era una familia y un hogar, pero sentía que lo estaba arruinando. Me había imaginado una carita con mi cabello y los ojos de J mirándome con amor incondicional, y yo protegiéndolos con todo lo que tengo. Pero no pude proteger a Ellie. Los desafíos implacables alrededor del nacimiento de Ellie y el creciente desapego de J estaban desgastando mi fuerza.

Debo elogiar a J. Quisiera o no, realmente dio un paso adelante en este momento. Pensé que tendría más apoyo. Imaginaba a mi madre y a mi hermana quedándose más tiempo y estando presentes para disfrutar esos primeros meses de amor y caos, pero estábamos solo nosotros.

La presión era insoportable. Sentía la presión de ser una buena madre, mientras me inundaban hormonas que me hacían sentir loca, además del trauma de mi abuso, el juicio, de pasar de "comes demasiado" a "no puedes comer" (después de la cirugía de pérdida de peso) a "no estás comiendo lo suficiente, tu bebé va a morir" (embarazo) a "come más o no producirás suficiente leche" (maternidad). Y a través de todo esto, intentaba resistirme a esta batalla interna de preocuparme por engordar. *¿Qué tan loco es eso?* Me encontraba mirándome en el espejo y viendo a una mujer con sobrepeso mirándome de vuelta, aunque era lo contrario (o eso me dicen). Era una tortura mental sin fin.

***

Hay un dicho sobre la adicción—que incluso en períodos de sobriedad, está justo afuera, "haciendo flexiones en el estacionamiento", siempre lista para atacar más duro y con más fiereza. Esa descripción nunca se sintió más precisa. Mis batallas previas con la adicción estaban resurgiendo. Pensé que las había dejado atrás en el momento en que vi el resultado de mi prueba de embarazo.

Era como si durante mi período de sobriedad, mi verdadera adicción estuviera ganando poder en silencio, esperando un momento de vulnerabilidad para lanzar su ataque más feroz. Y la depresión posparto era la oportunidad perfecta.

Cada día se convirtió en una lucha constante para ayudar a mi bebé a ser feliz y saludable y demostrarle a J que no era la peor madre del mundo. Hice todo lo posible para hacer sonreír a Ellie y protegerme de los comentarios de J sobre mis habilidades como madre. Todo esto, además de resistir el canto de sirena del alcohol, fue mucho. Hubiera hecho casi cualquier cosa por alivio del tormento emocional en el que estaba atrapada.

La primera vez que cedí, me regodeé en la oleada de calma y la sensación de alivio que venía con beber. Como siempre, en una hora o más, la calma fue reemplazada por culpa y auto desprecio, lo que me hizo querer volver por más.

Mientras mecía a Ellie, la alimentaba, la cambiaba y la abrazaba cerca de mi corazón, susurros de escape comenzaron a burlarse de mí desde los bordes de mi conciencia. Pensé en cómo sería la vida sin J criticando cada uno de mis movimientos y recordándome que nuestro matrimonio estaba roto. Dejarlo no era solo sobre salvar mi cordura sino también preservar el futuro de Ellie. No me gustaba la idea de criarla en una familia rota, pero tampoco me estaba engañando. Nuestra situación actual era insostenible.

Eventualmente, Ellie superó sus episodios de llanto, dormía mejor y por más tiempo en las noches, y comenzó a crecer en una niña hermosa. Era increíble lo rápido que comenzó a pasar el tiempo. J se volvió más cómodo con ella y podía verlo disfrutando de su tiempo juntos.

La primera vez que la escuché reír, sentí que mi corazón explotaría. Cuando sonreía, su alegría resonaba profundamente en mis huesos. No había nada como esa sensación. El asombro de Ellie, con sus ojos bien abiertos ante el mundo, comenzó a alejarme de los demonios que intentaban arrastrarme de vuelta a la oscuridad. Ella tenía seis meses, luego doce … gateando, luego parándose, y después caminando hacia mí, cruzando el piso de su habitación y subiendo a mi regazo mientras jugábamos con su montaña de juguetes.

J y yo seguimos peleando. En lo físico, no teníamos problemas, pero emocionalmente, no había conexión. Y cuando la había, era una conexión de ira. Alguien sugirió terapia de pareja y yo salté ante la idea.

Quería que alguien objetivo nos escuchara, nos ayudara, encontrara esperanza en nuestro desastre.

En una semana, nos encontramos sentados frente a una terapeuta, derramando nuestras historias en su regazo y suplicando por respuestas. J guardaba la mayoría de sus pensamientos y emociones para sí mismo, mientras que yo compartía cada detalle que me venía a la mente, buscando a alguien que le diera sentido. Tuvimos varias sesiones llenas de lágrimas y admisiones vulnerables, al menos de mi parte. Eventualmente, la terapeuta se inclinó hacia adelante y me desafió a tomar una decisión.

Su voz era firme pero compasiva cuando preguntó: "¿Qué es lo que realmente quieres?"

"Solo quiero ser amada. Quiero sentir que la persona con la que estoy casada me aprecia y quiere estar conmigo", dije.

"¿Cómo piensas que no te demuestro que te amo? Eres mi esposa. Mira todo lo que hago por ti."

"J, solo porque tenga el título de esposa, no significa que me ames. Eres grosero, malo, me ignoras. Y no ves cómo me hace sentir."

"Nicole, ¿crees que quiero ser todo dulce y amable cuando vuelves toda borracha del bar? Tú y el bar. El bar, el bar, el bar."

En ese momento, la terapeuta interviene en la conversación. "Ok, chicos, volvamos a lo que dijiste, Nicole."

"¿Qué te haría sentir amada? ¿Qué necesita hacer J para hacerte sentir amada?"

"Creo que sería lindo tener a alguien que no me haga sentir insignificante."

"Ay Dios, Nicole, eres tan dramática. Jajaja. ¿Insignificante? Ay Dios, vamos."

"J, tienes que ser comprensivo con los sentimientos de Nicole."

Podía ver a J poniéndose su máscara de buen chico. "Haré un esfuerzo por mostrarte más aprecio. Pero tienes que dejar de beber.

"J, ¿no ves que bebo porque me siento sola y herida? Me da vergüenza sentirme así, bebo tanto y no puedo parar. Lo único que quiero es algo de apoyo, un poco de ánimo. Pero parece que tú no quieres tener nada que ver con eso. Es muy bonito pensar que puedes chasquear los dedos y arreglar a alguien, pero no funciona así."

En innumerables sesiones, ambos rompíamos nuestras promesas el uno al otro. Si algo, las cosas iban a peor. La realización de que J nunca sería capaz de darme lo que quería. No era quién él era. Por mucho que esperara que cambiara, finalmente entendí que no tenía el poder de cambiar a nadie. Solo ellos mismos podían hacerlo. La realización me golpeó con la fuerza de un tren de carga. Repasé nuestro pasado en mi mente, las sesiones, las discusiones, la soledad. Tenía que encontrar una salida, no solo por mí, sino también por Ellie.

Elegí una fecha en el calendario y la marqué con un círculo: el día en que tuviera el valor para decirle a J que quería el divorcio. Mi madre y Gary me enviaron dinero para que pudiera pagar los gastos legales necesarios. Los siguientes días fueron un borrón. La gravedad de la situación consumía cada momento en que estaba despierta.

Iba y venía, desde saber que esto era lo que tenía que hacer, hasta preguntarme si todo era un gran error.

¿CÓMO TE ATREVES?

Intentaba no perderme por completo, pero entre la inminente separación de J, mi insaciable necesidad de anestesiarme y mi depresión posparto, mantenerme enfocada en la vida, el futuro, mi hija, era mi principal preocupación. Sabía que estaba en problemas, así que continué viendo al terapeuta al que J y yo habíamos estado yendo, pero esta vez era por mí. Debido a la profundidad de mi depresión posparto, también empecé a ver a un psiquiatra. Ella me dijo que esto era solo una tormenta temporal y me recetó medicación para ayudar con mi ansiedad y depresión.

Estaba debajo de mis mantas intentando calmarme de un ataque de ansiedad cuando vi aparecer el nombre de mi mamá en mi teléfono. Algo me dijo que no contestara, pero era mi madre, así que obviamente tenía que hacerlo.

"Nos han dado una fecha para el juicio", dijo. Cualquier efecto relajante del Xanax que acababa de tomar se desintegró en segundos.

Mi estómago dio un salto y de inmediato me sentí enferma. "Mamá—"

"Necesitamos que vuelvas para apoyar a Linda y a mí en la corte", dijo, interrumpiéndome.

"No, mamá. Acabo de tener a Ellie—"

"Ellie estará bien sin ti por unos días, estoy segura." No podía llevarme a mi bebé debido a la amenaza contra nosotras, lo que hacía peligroso el viaje.

"Pero estoy tratando de acostumbrarme a la maternidad. No quiero dejarla."

"Esto le dará a J y a Ellie una mejor oportunidad de vincularse," dijo ella, despreocupadamente.

"Mamá, esto me va a quebrar. No puedo hacer esto. Te dije la última vez que necesitaba apoyo antes y después del juicio y terminé sola y en problemas."

"¿Por qué necesitas la ayuda de alguien más solo para controlarte?" preguntó ella, menospreciando mi lucha contra la adicción e insinuando que solo estaba siendo dramática.

Intenté encontrar cualquier razón posible para evitar enfrentarme al juicio, mis recuerdos, Carlos … "Esto no es bueno para mi salud. Sabes qué es—"

"Necesitas apoyar a tu hermana, Nicole." Dijo las palabras con finalidad. No estaba abierto a debate.

Recordé (aunque nadie más parecía hacerlo) lo que el juicio anterior me había hecho, así que sabía que me dirigía a la destrucción si iba a este juicio. Mi equipo de atención de salud mental también lo sabía. Aumentaron mi medicación para la ansiedad antes del viaje a Costa Rica en un intento de ayudarme a manejarlo.

Pero desde el momento en que subí al avión, todo estaba perdido. Inmediatamente pedí un whiskey con hielo. Y luego otro. Para cuando aterrizamos, estaba borracha. Tenía un guardaespaldas esperándome fuera del aeropuerto que agarró mis maletas y me llevó al coche donde mi mamá y mi hermana me esperaban.

Me subí y me dejé caer en mi asiento. No me di cuenta de que olía a alcohol, pero ellas definitivamente sí. Mamá intentó hablar conmigo, pero estaba tan borracha que no podía ni formar palabras. Mi madre estaba disgustada.

"¿¡Por qué estás borracha!? ¡No tomas nada en serio! Eres una vergüenza. Ahora eres madre, ¿qué diablos estás haciendo con tu vida?"

Ella estaba atacando donde más duele. Dolía y quería contraatacar, pero estaba demasiado borracha para conseguir que las palabras salieran bien. No iba a ganar esta batalla. En su lugar, solo apoyé mi frente contra la ventana de vidrio para que no pudieran ver las lágrimas caer, y miré hacia afuera en silencio por el resto del viaje.

Aún no me había enfrentado a Carlos y ya me estaba desmoronando.

Llegamos al apartamento que habíamos alquilado. Solo quería ir a mi habitación y dormir para olvidarme de todo. Me dejé caer sobre la cama y saqué mis medicamentos de mi bolso. Fue entonces cuando mi madre me siguió a la habitación para hablar sobre mi consumo de alcohol y lo que estaba sucediendo. En ese momento me vio con las pastillas en la mano. Su rostro se congeló de ira.

"¿Ahora también tomas pastillas?" gritó. Me arrancó el frasco de las manos. "*¿Por qué* eres así? ¿Por qué te comportas de esta manera?"

"Mamá, las necesito. Estas son las pastillas que me están ayudando—"

"¿Ayudándote?" Se rió con fuerza. "No parece que estén haciendo un buen trabajo."

"Las necesito para calmar mi ansiedad y poder dormir algo antes del juicio. ¡Están recetadas por mi psiquiatra!"

"Quiero hablar con esa psiquiatra," gritó, sin creer ni una palabra de lo que decía.

"Puedes hablar con ella mañana porque tengo una sesión por

teléfono con ella. Sabía que la necesitaría. También sabía que no debería venir a este juicio. No es seguro para mi salud mental."

"¿Y ella quería que las tomaras con alcohol, Nicole?" preguntó.

"Solo devuélveme mi pastilla para poder calmarme de una puta vez y dormir¨, le dije.

"Sobre mi cadáver te devuelvo estas pastillas, Nicole," dijo ella. Estaba tan cerca de mi cara que sentía su respiración.

Eso fue todo. Estaba harta. Salté de la cama, llena de rabia. Quería golpearla, sacudirla, hacer que me viera, que me observara y viera lo que estaba pasando.

Linda entró volando a mi habitación y se interpuso entre nosotras. "¡Nicole, no! ¡Cálmate!" gritó.

"¿Qué te pasa, Nicole? ! Estás fuera de control. Yo soy la que siempre tiene que pagar las consecuencias de tus acciones. Nadie más ha asumido el peso de todos tus errores. Tu alcoholismo, tus robos, tus fiestas—¡He llegado a mi límite! Necesitas ayuda."

Antes de que me diera cuenta, mis manos la empujaban lejos de mí, demasiado rápido y con demasiada fuerza. Había cruzado una línea.

"¡Dios mío, Nicole! Acabas de golpearme. ¿A tu madre? ¿Cómo te atreves?" los ojos de mi madre se estrecharon con incredulidad.

"¡Lynda! Eres tan exagerada. No te golpeé. Solo te empujé. Estabas en mi cara. No te detenías."

Esto es lo que ella siempre hace. Me provoca, sabiendo muy bien cuán poco control tengo sobre mis sentimientos y acciones cuando estoy tan enojada, borracha y con el corazón roto.

"Ustedes son los que me hicieron venir aquí," les señalé a ambas. "Nunca pedí nada de esto. Ni hace cinco años, ni hace dos años, ¡nunca!" Estaba tan enfurecida, me sentía poseída—por recuerdos atormentadores y por traumas que había estado tratando de dejar atrás.

"Dios mío, Nicole. ¿Ibas a golpearme? ¿A tu madre? ¿Cómo te *atreves*?" los ojos de mi madre se estrecharon con incredulidad.

"Estaba tomando mi pastilla, estabas en mi habitación, te pedí que te fueras, me insultaste, me provocaste …" Caminaba de un lado a otro, gritando sobre la cabeza de Linda. "Dices que no quieres que sea así, pero tú eres quien me está presionando. ¿Cuántas veces te he pedido que simplemente me dejes—"

Linda interrumpió, "¡CoCo! No te das cuenta de cómo estás actuando. No entiendes cómo eres."

No entiendes tampoco. No ves cómo mi abuso, mi experiencia, mi verdad me afecta. Cómo me rompen. Mis sentimientos son de alguna manera completamente invisibles, no son motivo de preocupación.

Linda negó con la cabeza, "Eso no es lo que nosotros—"

"Este juicio no es por mí. Es por ti y por mamá. Este colapso psicótico que estás viendo ahora ha sucedido tantas veces, solo que nunca lo habías visto en persona. Nunca me creíste cuando te dije que esto me rompe. Y ahora que ves la destrucción frente a ti actúas espantada, asqueada y sorprendida."

Mamá salió de la habitación llorando.

Me tiré en la cama e intenté dormir. No funcionó. Después de un rato, entré a la habitación de mamá para pedir perdón. Como siempre lo hacía.

"Estabas endemoniada, Nicole. Incluso escondí todos los cuchillos. Voy a dormir con mi puerta cerrada. No me siento cómoda estando cerca de ti." Me miró con temor.

Linda me llamó fuera de la habitación. "Nicole, necesitas darle un minuto. La rompiste. No creo que ella vaya a ser la misma nunca."

Fui a mi habitación, comencé a buscar vuelos e intentar encontrar la manera de largarme de allí. Pero sabía que no podía irme, sin importar lo que me costara quedarme. Si me iba, mi familia nunca me hablaría de nuevo. Me dormí llorando.

Después de esa noche, procedimos, una vez más, a ir a un juicio que absolutamente no hizo nada por mi sanación. Me arrojé al fuego por gente que quería verme arder.

Como era de esperarse, perdimos el juicio y volví en un avión a Texas. Me sentía como si me hubieran despedazado. Estaba claro que nadie iba a ayudarme y tenía que sacarme del abismo por mi cuenta.

Me inscribí en un programa de rehabilitación ambulatorio en línea llamado Lion Rock. Era un gran programa. Estaba realmente feliz. Estaba sobria. Las cosas iban bien. Mi depresión postparto eventualmente se disipó, reemplazada por una alegría sin igual de criar a mi hermosa hija. Tomé mis citas de terapia y mi salud mental en serio e hice todo lo que pude para dejar a Carlos y los juicios atrás.

Cuando llegó marzo de 2020 y la COVID barrió el mundo. J todavía iba a trabajar. Había comenzado un trabajo que se consideraba un servicio esencial, así que Ellie todavía iba a la guardería. Me encontré bebiendo en la casa o yendo a la casa de Emily para tomar algo. Los bares estaban cerrados, así que esa era nuestra única opción. Luego empecé a desear el alcohol. Esperaba con ansias el momento en que pudiera servirme una copa de vino cada día. Pero antes de que las cosas se pusieran demasiado locas, llegó la Pascua. Y el dolor vino con ella.

ESTO ES NUEVO

Empecé a sentir dolores aleatorios en el abdomen que no podía explicar. Después de años de abuso sexual, bulimia, alcoholismo, una manga gástrica, endometriosis, períodos constantemente anormales, quistes en mis ovarios (que en un momento explotaron y me llevaron a una cirugía de emergencia), todos seguidos eventualmente por un embarazo complicado, estaba acostumbrada a sentir dolor en mi estómago. Pero el tipo de dolor era nuevo.

Cuando llegó la Pascua ese año, el dolor era tan malo, que al volver a casa de las actividades de Pascua, me preguntaba qué me pasaba. *¿Tal vez tengo COVID?* Pensé. El dolor era por todo mi cuerpo pero terminó concentrándose alrededor de mi área pélvica. Pronto, el dolor escaló hasta el punto de que no podía levantarme del sofá. Mientras yacía ahí, empecé a pensar en todas las cosas inexplicables que había estado ignorando durante los últimos tres meses. Cuando me di cuenta de que el dolor no iba a desaparecer, llamé a mi ginecobstetra, quien rápidamente programó una cita para mí.

Recuerdo que estaba acostada en la mesa con tan solo una bata de papel para cubrir mi parte superior, los pies en los estribos, tratando de mantenerme tranquila mientras comenzaba el examen. Estas citas nunca son agradables, sin embargo, esta fue singularmente horrible. Cada parte del examen dolía hasta el punto de las lágrimas. Y no debería haber sido así.

¿Has estado con mucho dolor? ¿Por cuánto tiempo?

Ha habido muchas cosas sucediendo que he estado ignorando. Descarga líquida abundante que era tan mala que he estado usando tampones. He estado sintiendo mucho dolor y sangrado. Pero con SOP y endometriosis, estoy acostumbrada al sangrado. He notado el dolor durante y después del sexo.

¿Te importa si traigo a alguien más para una segunda opinión?

Mi corazón se detuvo. Sabía que eso era malo. Esperé tres minutos, pero se sintieron como una eternidad.

El otro médico entró, me miró de un vistazo, miró a mi gineco-obstetra y me dijo: "No podemos imaginar el tipo de dolor por el que debes haber estado pasando".

"Vamos a tomar de tres a cinco biopsias".

¿Qué está pasando exactamente?

Tienes cáncer.

¿Cómo sabes eso, si ni siquiera has hecho una prueba?

En este punto, está tan extendido, podemos ver visualmente el cáncer y el hecho de que está cubriendo tu cuello uterino. Se ve realmente muy mal.

Los médicos no dicen cosas así. Sabía que era grave.

El doctor tomó algunas muestras para los análisis, cada una haciéndome gritar de dolor. Después de la tercera muestra de biopsia, terminé desmayándome por un momento. Me desperté con el olor del alcohol y las caras de las enfermeras a mi alrededor.

El doctor se disculpó repetidamente, esperando que me sintiera mejor, y luego continuó tomando muestras.

Mi corazón latía aceleradamente, pero el dolor era demasiado intenso como para hablar. Estoy seguro de que él podía ver la alarma en mi rostro.

Después de las biopsias, intenté levantarme de la cama de examen y grité de dolor. Apenas podía moverme. Fue más allá de cualquier cosa que hubiera sentido en mucho tiempo.

El doctor me recetó una alta dosis de hidrocodona para ayudarme a sobrellevar el dolor. Al principio, ni siquiera aliviaba el dolor. Pero finalmente, después de que el dolor disminuyó lo suficiente como para manejar a casa. Mientras conducía por las calles de Fort Worth, pensaba en lo joven que era y en cómo seguramente podría vencer algo así. No pensé que pudiera ser tan grave. En mi cabeza, no tenía problema en someterme a una histerectomía y hacer algo de quimioterapia. Por alguna razón, la noticia no me asustó.

Llamé a J y le dije lo que había dicho el ginecobstetra. Su respuesta fue similar a la mía. Relajada, confiado en que estaría bien.

ESTO ES MALO

Tres días después, estaba esperando los resultados de mi biopsia. Sonó el teléfono. Era el doctor. "Tenemos tus resultados. ¿Puedes venir lo antes posible?"

Los doctores no dicen eso. Te dicen que estás bien o te hacen esperar semanas por tus resultados. Por primera vez, sentí miedo.

Quince minutos después, estaba en el consultorio del doctor. Debo haber conducido a 80 millas por hora, pero se sintió como una eternidad. Me admitieron directamente en la oficina sin esperar. El doctor me sentó y tenía una nota adhesiva naranja en su mano.

"Tienes adenocarcinoma endocervical tipo gástrico. Nunca he visto esto antes. Ya he contactado a la mejor oncóloga gineco-obstetra en Fort Worth. Ha hecho espacio en su agenda para que pueda verte mañana."

Decidí no contarle a nadie lo que estaba pasando antes de tener un entendimiento más claro. No quería alarmar a nadie ni empezar a recibir un sinfín de consejos médicos de amigos y familia.

Al día siguiente, crucé las puertas automáticas de vidrio del Centro para el Cáncer y Trastornos Sanguíneos. Allí me hicieron un examen físico, una Tomografía por Emisión de Positrones (PET Scan) y dos resonancias magnéticas (MRI). Mientras esperaba para una de mis resonancias, le mostré a otro paciente mi lista de exámenes del día y le pregunté, "¿Siempre es así de rápido? ¿Es esto normal?"

Sus ojos se agrandaron y me miró. "Nunca tuve tantos exámenes de una vez. Me tomó un mes solo para ser diagnosticada."

Sus palabras me asustaron aún más.

Pasé cuarenta minutos en la máquina de resonancia magnética, pensando en todas las cosas que podrían salir mal. Por primera vez en mi vida, tenía miedo de morir.

¿Era este mi castigo? ¿Mi pasado finalmente me había alcanzado?

Después de mis exámenes, conduje a casa. Dentro de un par de horas, llegó la llamada. "Tu cáncer es agresivo y ya se ha esparcido por parte de tu sistema linfático, tu riñón y todos tus órganos reproductivos. Mi secretaria ya ha hecho los trámites para que te coloquen un puerto el martes. Llámame si tienes alguna pregunta." Luego escuché que la línea se cortaba. Eso fue todo.

Miré hacia abajo la nota en mi iPhone que había estado tomando durante la llamada.

¿Etapa III-C2?

¿Esparcido en riñones/sistema linfático?

¿Puerto? ¿Qué demonios?

¿Procedimiento el martes?

Mientras intentaba procesar la enormidad de todo esto, J entró. Su rostro, usualmente una máscara de expresión vacía, reflejaba el choque que yo sentía. La noticia le había llegado antes que a mí.

Nos quedamos ahí parados, sin palabras. Caí en los brazos de J y me aferré a él como si de eso dependiera mi vida. "No podemos dejarnos ahora". Estaba sollozando histéricamente. "Nuestros problemas, nuestras diferencias, deben ponerse en pausa".

Él me miró con una expresión que no pude descifrar.

"J, voy a morir … ¡No quiero morir!"

CAPÍTULO SIETE
PUEDO SOPORTARLO

Mi cáncer era agresivo, pero yo era joven, así que pedí el tratamiento más fuerte y potente que pudiese recibir. Quería sobrevivir. Sentía que podía soportarlo.

Como muchas personas a las que se les diagnostica cáncer, no tenía idea de lo que me esperaba.

En una semana, me colocaron un puerto en el pecho. Era un tubo que iba directamente a mi torrente sanguíneo para facilitar la administración de quimioterapia y otros medicamentos sin tener que hacerme nuevos agujeros con innumerables agujas en los meses venideros. He oído que a menudo se usan puertos en pacientes que están muy enfermos o que están a punto de estarlo. De cualquier manera, haría que administrarme los medicamentos necesarios fuese más fácil y menos doloroso. Me anestesiaron para colocarlo, y se sentía un poco extraño, pero por lo demás no me causó dolor. Estaba cubierto con cinta adhesiva transparente para mantenerlo seguro y seco mientras continuaba con mi vida diaria.

Cuando miré el puerto en el espejo, decidí que realmente no se veía tan mal. Decía: "Esta chica está pasando por algo", y estaba bien con eso.

Decidí aceptarlo llevando una camiseta de tirantes finos de color rosa. La parte superior era linda y me gustaba. Cuando mi madre vino a visitarme al día siguiente, sus ojos se dirigieron inmediatamente a mi pecho superior. Dio un respingo y cubrió el catéter con su mano como para ocultarlo del mundo (o para protegerse a sí misma).

"¡Mamá!" Aparté su mano confundida. "¿Qué haces?!"

"¡CoCo, ve y ponte algo más!" Intentó cubrirlo de nuevo y me regañó en susurros, para que nadie más pudiera oír, "¿Por qué querrías que la gente viera eso?"

"Es solo un catéter, mamá. Es lo que me va a salvar la vida. No voy a ocultarlo", dije firmemente, sorprendida por su reacción. *¿Mi tratamiento contra el cáncer ahora sería algo de lo que debería avergonzarme?*

"¡La gente no necesita saber que tienes cáncer! No todos saben o quieren ver ese tipo de cosas. Es como si quisieras mostrarle al mundo que estás pasando por algo difícil. Es como si te estuvieras victimizando".

"¿Y por qué no deberían saberlo, Mami?" Luché por controlar mi enojo. "Tengo cáncer. Esta soy yo. Si a la gente no le gusta, realmente no me quieren, ¿verdad?" Sabía que el comentario era una indirecta pasivo-agresiva dirigida a ella. Sabía que no debería haberlo dicho, pero no pude contenerme.

Mi madre parecía como si la hubieran abofeteado.

No hablamos durante el resto de la tarde.

LA ÚLTIMA COPA

Unos días más tarde, el 25 de abril de 2020, estaba sentada en medio de mi sofá, acunando una botella de merlot de Francis Ford Coppola en mis manos. Los rayos del sol se colaban a través de las persianas, trazando líneas de oro por toda la habitación y sobre la botella. Era un regalo de mi jefe, entregado en mi último día, sabiendo que estaría fuera por tratamiento durante algún tiempo.

Emily vino a beber esta última botella de vino conmigo.

Ella se dejó caer en el sofá a mi lado con chocolates Ferrero Rocher en su regazo. Chocolate y merlot era una gran combinación.

Nos sumergimos en la botella, hablando de todo y de nada, especialmente de mis mayores miedos sobre el camino que tenía delante. Tenía miedo, pero trataba de no mostrarlo. Eso no duró mucho.

A la izquierda del sofá, el cuadro con los árboles que tanto amaba me enfrentaba. La hermosa pintura representaba al J que amaba y con quien esperaba pasar mi vida. A la derecha del sofá estaba el cuadro con todos los colores que siempre me había dado la peor sensación cuando lo miraba.

"Quiero que esa maldita pintura desaparezca de una buena vez", le dije a Emily. "Siempre la he odiado". No podía explicar por qué, pero siempre me hacía pensar en el lado de J que estaba enojado conmigo, asqueado de mí, listo para divorciarse de mí. Y ahora, la fea pintura también me gritaba algo más: cáncer. Me sentía sofocada al mirarla.

"Me sorprende que todavía la tengas", dijo Emily, mirando la pieza de arte de mierda. "¡Has odiado esa cosa por tanto tiempo!"

"J no me dejaba deshacerme de ella", dije, molesta por las palabras que salían de mi boca. El merlot avivaba mi molestia.

Emily preguntó, "¿Esto es realmente el final?"

Asentí con la cabeza, apartando las lágrimas. "Tiene que serlo. Necesito estar saludable para este tratamiento. No es negociable." Por dentro, mi mente gritaba:

No quiero nada de esto.

¿Estoy preparada?

¿Cómo se verá la vida ahora?

Seguramente parecía congelada en el lugar.

"Háblame", instó Emily, sus dedos rozando mi brazo, tratando de anclarme de nuevo al momento.

Dado lo fuertemente medicada que estaba por el dolor provocado por mi cáncer en expansión, el alcohol parecía poco en comparación.

Emily apretó mi mano. "No estás sola", dijo. Y sin embargo, lo estaba. Estaba aquí en Texas mientras todos vivían sus vidas en otros lugares. Sin mí.

Por un momento, la habitación se llenó de un silencio palpable, interrumpido solo por el tic-tac del reloj y el ocasional paso de un coche en el exterior.

"Ya sabes", dijo Emily, su voz suave, "siempre has estado ahí para mí cuando te he necesitado".

Sonreí y ladeé la cabeza. "¡Por supuesto! Eres mi amiga."

Ella negó con la cabeza, "No. Es más que eso. Tienes un fuego, una fortaleza en ti. Y nunca has tenido miedo de usarlo para proteger a las personas que amas. Pero en algún momento del camino, dejaste de protegerte a ti misma." Sabía que se refería a las incontables noches borrosas llenas de pastillas y pociones.

Bajé la mirada, pensando también en toda una vida de beber a escondidas, ocultar las pruebas, las palabras hirientes durante las confrontaciones y tantos intentos fallidos de sobriedad. También pensé en lo injusto que era estar apenas en mis veintes y enfrentarme al cáncer.

"Este es tu momento para encontrar esa llama nuevamente", continuó ella, "y patear el trasero al cáncer".

Cerrando mis ojos, intenté visualizar los procedimientos, tratamientos, máquinas y visitas médicas que me esperaban.

Era surrealista.

Miré la botella por última vez, caminé hacia el fregadero en la isla de la cocina y la vacié por el desagüe.

Sabía cuán afortunado era de tener a Emily en mi vida.

"Es un nuevo comienzo", dijo ella, abrazándome fuerte. Yo la abracé de vuelta con lágrimas silenciosas corriendo por mi rostro.

Esa noche fue la última vez que me emborraché. Lo considero como "mi último vertido".

Esta vez, volverse sobrio no era una decisión que estaba tomando, era una decisión tomada por mí. Pero en ese momento, rodeado de amor y esperanza, me sentí fuerte. Sabía que estaba a punto de enfrentar algo realmente difícil, probablemente incluso más difícil que volverme sobrio nuevamente, pero esta vez no estaba solo. Y eso marcó toda la diferencia.

Ese fue el día en que comencé a hacer cosas para sentirme más cómoda, para hacer que mi entorno fuera más cómodo. Sabía que estaba a punto de enfrentar la batalla de mi vida y eso significaba tomar control de mi salud y mi vida.

Deshacerme del cuadro fue mi primera decisión ejecutiva. Lo tiramos.

Desde ese día, podría tomar un sorbo de vino en la cena con amigos, pero realmente no tiene sentido. Cualquier posible euforia de una copa de vino o una línea de cocaína parece casi ridícula ahora frente a los niveles extremos de medicamentos recetados que se necesitan para mantenerme funcionando hoy.

Un día o dos después, me tomaron medidas para mi cápsula de radiación. Necesitaba ser moldeada y adaptada a mi cuerpo para obtener los mejores resultados posibles.

"Eso parece más un ataúd", dije. Era blanco, duro, frío y aterrador. Pero la radiación era parte del juego si iba a vencer al cáncer. La cápsula es donde me acostaría para lo que se sentía como citas interminables de radiación mientras los doctores me bombardeaban con rayos X radiactivos en los sitios donde mi cáncer se consideraba que estaba.

"No es un ataúd, cariño, te lo prometo", dijo la enfermera, sonriéndome. Estoy segura de que alcancé a vislumbrar un atisbo de tristeza mientras medía y marcaba aquí y allá en mi cuerpo.

¿Pensaba que iba a morir?

¿Sentía lástima por mí? ¿O se preguntaba qué había hecho para merecer esto?

* * *

La radioterapia estaba programada para el mediodía del siguiente día. Al ingresar al ala de radiación, primero me llevaron a una sala donde me encontré con el doctor virtual (debido a los tiempos de COVID). Me hizo preguntas genéricas, como si yo fuera solo una más entre los innumerables pacientes de cáncer que veía cada mes, como si simplemente estuviera marcando casillas en una lista. Luego me cambié a una bata de hospital porque me dijeron que mis pantalones y sujetador estorbarían en el tratamiento.

Me subí a mi cápsula hecha a medida y me ordenaron que

permaneciera completamente quieta durante una hora mientras una máquina flotaba a mi alrededor, administrando un tratamiento que no podía ver.

Al principio, permanecer quieto y en completo silencio fue la mayor tortura. No sólo fue difícil hacerlo por el dolor, sino que me encontré atrapada allí con mis pensamientos. Luché contra más demonios mientras estuve en esa cápsula de radiación que en casi cualquier otro momento de mi vida. Sólo que esta vez, en lugar de ser arrastrado al agua para ahogarme, me imaginé quemándome.

La radiación estaba programada para todos los días a partir de entonces, durante veintiocho días.

Dado que estaría allí tan a menudo, necesitaba intentar hacer que fuera lo mejor posible, dadas las circunstancias. Decidí abordar el tratamiento del cáncer como una tarea a completar, una nueva rutina a la cual adaptarme y dominar. Quería saber todo lo que hubiera que saber sobre mi enfermedad y tratamiento. Hice innumerables preguntas y me propuse hacer amistad con la mayor cantidad de enfermeras posible. Ellas eran con quienes más tiempo pasaba.

Aprendí a ir sin sujetador, solo con una camiseta y pantalones de sudadera en la parte inferior. De esta manera, podía evitar usar la bata de hospital. Solo tenía que bajarme los pantalones de sudadera hasta las rodillas. De alguna manera, eso me hacía sentir más humana.

Llevé auriculares y me los puse antes de que comenzara el tratamiento. La música me ayudaba a distraerme y a que el tiempo pasara más rápido. También ayudaba a ahogar algo de la oscuridad.

Cada tres semanas, tenía mi sesión de quimioterapia en la clínica. Era la primera en llegar a las 8 a.m. Otros pacientes iban y venían, pero yo permanecía allí, recibiendo las dosis más fuertes de medicación que podía soportar para tener la mejor oportunidad de sobrevivir. Luego, después de ocho horas, cuando prácticamente todos los demás pacientes se habían ido y mi primera quimio terminaba, comenzaban otra llamada Fluorouracilo, conectándola a mi línea PICC. Me enviaban a casa con ese tratamiento corriendo durante cinco días. Al

Fluorouracilo también se le conocía como 5FU, y muchos decían que las siglas FU significaban "jódete, cáncer" porque era sumamente fuerte.

"¿Cómo te va?" me preguntó Linda cuando volví a casa después de mi quinta cita de tratamiento de radiación. Ella acababa de recoger a Ellie de la escuela y estaba a punto de preparar la cena. Yo podría haber hecho la cena, pero sabía que ella quería ayudar.

"Me va bastante bien", dije y me acomodé en una silla junto a la isla de la cocina. El dolor del cáncer seguía ahí, pero no podía identificar muchos dolores o efectos secundarios nuevos. Eso tenía que ser algo bueno, ¿verdad?

"Eso debe significar que está funcionando", dijo ella, sonando esperanzada.

"Creo que tienes razón", dije y le mostré una mirada alentadora. Cualquiera que haya tenido cáncer pronto aprende que pasas mucho tiempo asegurándole a todos los demás que estás bien. Duele ver a la gente preocupada. Así que simplemente lo haces. "Y hoy me atendió mi enfermera favorita. Creo que voy a llevarle algunos bocadillos de la panadería mañana. Debería estar trabajando de nuevo".

Había decidido ser la mejor maldita paciente que jamás hubiesen tenido. Quería ganar esta lucha y el personal médico era mi nueva comunidad, así que bien podía aceptarlo.

Después de unas cuantas visitas, todos sabían mi nombre. Podía ver que les daba tristeza verme pasar por esto a tan temprana edad. Y creo que apreciaban ser reconocidos a cambio. Me tomaba el tiempo para aprender sobre ellos y sus vidas.

Tenía aproximadamente una semana y media de tratamiento cuando me desperté sintiendo los efectos secundarios por primera vez. Me golpeó una ola de agotamiento profundo y súbito. Era como si nunca hubiera dormido una noche en mi vida. Como estaba haciendo una combinación de radiación y quimio, me habían dicho que podía intensificar todo. No se equivocaban.

Me golpeó la diarrea. Diarrea constante. Simplemente no se detenía. Era un derrame continuo. Pasaba la mayor parte del tiempo limpiándome e intentando mantenerme limpio. Cuanto más tiempo duraba, más mi piel estaba cruda y sentía como si estuviera en llamas. Pronto se hizo más fácil simplemente entrar en la ducha, con cuidado de no dejar que mi puerto se mojara bajo el chorro de agua, y limpiarme con agua. No había forma de que pudiera soportar la agonía de limpiarme con papel higiénico o pañuelos de cualquier tipo.

Mi agotamiento aumentaba junto con mi dolor. Me recordaba a la abstinencia de una droga, algo por lo que ya había pasado antes y que puede ser terrible. Todo dolía. Terminaba revolcándome intentando escapar del malestar. El tiempo pasaba tan lentamente que me encontraba casi deseando morir. No podía hacer otra cosa que sentir dolor y moverme de la cama a la ducha, del hospital a la ducha y de vuelta a la cama. Quería hacer las cosas al estilo CoCo, quería levantarme y hacer cosas, abrazar a Ellie, preparar la cena, organizar la despensa… pero simplemente no podía.

A medida que el tratamiento avanzaba, me enfermaba más. Ni siquiera me daba cuenta de que eso fuera posible. Luchaba contra la diarrea y el dolor de las quemaduras de radiación que había comenzado a aparecer. Mi piel estaba quemada en lugares, especialmente alrededor de mi vagina y detrás. Diría que probablemente fue uno de los momentos más bajos de mi tratamiento. Cuando entraba al baño para orinar o para la diarrea, gritaba de dolor. La mejor manera en que puedo pensar para describirlo es esta: imaginen que tienen una infección de tracto urinario y están a punto de orinar, y sienten ese dolor agudo que surge cuando comienzan y no se calma hasta que terminan. Imaginen eso, pero unas cien veces más doloroso y que nunca se resuelve. Simplemente sigue y sigue, dentro o fuera del baño.

Mi hermana tomó mi mano y lloró conmigo.

Mi madre, que a menudo era una fuerza de la naturaleza, el pilar de fortaleza en la habitación, cerraba la puerta y salía de la casa. Se sentaba afuera en el porche porque no podía soportar los gritos. Sabía que era doloroso para ella.

Esta vez se permitió vivir el miedo de realmente perderme. No era lo mismo que en el pasado, cuando se preocupaba por mí conduciendo ebria y poniéndome en peligro.

En aquellos días, mi madre tendría poca compasión. Decía: "Ella es una adicta. Se está haciendo daño a sí misma." Por lo tanto, lo merecía.

El cáncer era diferente: algo incontrolable, inimaginable, imprevisto.

Pero en realidad, estaba en tanto peligro con el cáncer como lo estaba con el auto-sabotaje impulsado por el trauma. Ambos eran igualmente mortales.

PERDONADO

Cuando se corrió la voz entre mis amigos y familiares de que enfrentaba el cáncer, y que era grave, los mensajes comenzaron a inundar mi teléfono, correo electrónico, mensajes directos y textos. Algunos de personas de las que no había sabido en años, otros de personas que no me hablaban porque yo les había hecho daño o ellos a mí. Comencé a recibir noticias de personas con las que no había hablado en mucho tiempo.

Cada mensaje de amor y amistad que recibí se sumó hasta sentir que mi corazón rebosaba. No me había dado cuenta de cuánto anhelaba ese perdón, y me llenó de un consuelo que ninguna otra droga había podido dar.

Antes del cáncer, cuando estaba enferma, la mayoría de la gente asumía que era porque tenía resaca. No me daban mucha importancia (al menos no en el buen sentido). Cuando mostraba síntomas de trauma como comportamiento terrible, ciclos de adicción caóticos y daño a mí misma y a otros, asumían que era porque "CoCo simplemente es un desastre."

Después de mi diagnóstico de cáncer, cuando estaba enferma, la gente entendía por qué y se acercaba a mi lado. Querían ayudar cocinando cenas, cuidando niños y visitándome con flores.

El cáncer es una enfermedad mucho más aceptable que cualquier enfermedad de salud mental.

También esperaba secretamente que mi diagnóstico ayudara a cerrar la distancia entre Gary y yo. A pesar de todo por lo que han pasado, Gary todavía está cerca de mi madre. Gary está enfrentando desafíos de salud que cambian la vida en este momento. Mi madre y su esposo, Anthony, lo visitan a menudo. Pasan el tiempo juntos, ven deportes, comen helado (Gary siempre tiene el mejor helado), y en general disfrutan de la compañía del otro. Gary todavía ama a mi madre. Puedo verlo. Y eso me hace amarlo más. Tiene un gran corazón, y quiero que sea feliz. Me siento mejor sabiendo que Gary no está siempre solo, aunque ya no hablemos. Él, mi madre y yo discutimos sobre dinero hace varios años y dejó de buscarme después de eso. Tal vez lo decepcioné por última vez.

Lo extraño.

ADIÓS PELO

Una mañana, durante el tratamiento, me desperté sintiendo como si cientos de agujas me pinchaban el cuero cabelludo al mismo tiempo. Mi cabello y mi cabeza dolían. *¿Eso es siquiera posible? ¿Cómo puede doler el cabello de alguien?* Busqué con la mano mi larga cola de caballo y de inmediato me di cuenta de que algo andaba muy mal. Me senté y me giré para mirar mi almohada. Estaba cubierta de mechones negros de mi hermoso cabello largo. Por supuesto, me habían advertido que esto podía suceder durante el tratamiento, pero de alguna manera no lo creí realmente hasta ese momento.

No pude evitar sollozar. Mi cabello era parte de mi identidad. Cuando la gente pensaba en CoCo, pensaban en mi largo y hermoso cabello.

Llamé a J en pánico. Le confesé lo triste que estaba al ver caer mi cabello. La conversación rápidamente se desvió hacia Ellie. "¿Qué pensará si me ve sin cabello, J? ¡Se asustará!"

"Ellie es una bebé, Nicole", dijo él con desenfado. "Ni siquiera lo va a recordar. Además, siempre supimos que esto iba a pasar."

Después de colgar, pensé en lo despreocupadas que parecían sus palabras. Una vez más, lo había llamado buscando consuelo, solo para arrepentirme de inmediato.

En la tarde de ese mismo día, oí la puerta principal cerrarse de golpe. J había vuelto del trabajo. Lo miré y mi corazón se detuvo. Por un momento, olvidé el dolor. La espesa melena de J que siempre había amado, por la que había pasado mis dedos incontables veces al principio de nuestra relación, había desaparecido. Afeitada al ras. En solidaridad conmigo.

"¿¡Qué hiciste?!" pregunté, sorprendida.

Él me miró con sus profundos ojos marrones. Su expresión habitualmente estoica se había reemplazado por una que revelaba una mezcla de emociones: amor, frustración y esperanza. Después de todo lo que habíamos pasado, y todas las veces que me había hecho sentir como si fuéramos un error, ahí estaba él, mirándome directamente, viendo mi dolor, y uniéndose a mí para que no estuviera sola. Me acerqué a él, mis ojos borrosos por las lágrimas, y toqué la parte superior de su cabeza calva. Tomó mi mano y me llevó afuera hacia una silla que me esperaba en el patio.

Me senté, sin palabras, al darme cuenta de lo que estaba a punto de suceder. *Él va a afeitarme la cabeza.* J colocó gentilmente su mano en mi hombro y luego envolvió una toalla alrededor de mi espalda y brazos.

Giré mi teléfono para enfocarnos, y con un dedo tembloroso, presioné "grabar" en un video que aún vive en mis cuentas de Instagram y TikTok hasta el día de hoy.

La maquinilla zumbó a la vida, un sonido que quedaría impreso para siempre en mi memoria. Mientras el metal frío tocaba mi cuero cabelludo, agarré la toalla cerca de mi rostro, lista para atrapar mi cabello o lágrimas o ambos.

J comenzó por los lados. Las primeras pasadas fueron manejables. Miré mi reflejo en el teléfono e intenté visualizar cómo me vería cuando J terminara. Observé cómo mechones de mi cabello caían sobre mis hombros y al suelo. A medida que la máquina cortaba mi hermoso cabello, sentí cómo se derrumbaba mi autoestima. La magnitud de todo me golpeó de una vez: la injusticia de mi diagnóstico, J dando un paso al frente para ayudar a llevar mi dolor, y ver el suelo cubierto con mi cabello. Sollocé en la toalla.

Nunca me había sentido tan cercano a J, ni antes ni después, como aquella tarde.

Una vez que las máquinas de afeitar finalmente se silenciaron, mi cabeza se sintió infinitamente más ligera pero áspera al tacto. Ellie quería verlo de cerca y sentirlo, así que la levanté en mi regazo y dejé que pasara sus pequeñas manos por mi cuero cabelludo. No pude evitar sonreír.

Después del afeitado, J y yo fuimos a un espejo de cuerpo entero, nos inclinamos el uno hacia el otro y posamos para nuestro propio beneficio. Cada uno observó su apariencia y las cabezas calvas a juego. Ya no me sentía sola en esto. Alguien había dado un salto de fé conmigo. Y había sido J. A pesar de las locas peleas que tuvimos, estaba ahí para mí en este momento. Sentí una chispa de esperanza tratando de encenderse dentro de mí. Por una vez, no apagué de inmediato el sentimiento. Me permití abrazarlo.

Vi el tatuaje de "vive como un guerrero" que me hice años antes de que el cáncer estuviera siquiera en mi radar.

Si esto no era vida de guerrero, no sabía qué era.

A la mañana siguiente, me desperté en una neblina de dolor y el recordatorio inmediato de que algo faltaba. Busqué mi cabello con la mano y ya no estaba. *Otro día que comenzaba con lágrimas.* Sabía que era una tontería en el gran esquema de mis desafíos de vida o muerte en ese momento, pero de inmediato extrañé jugar con él, arreglármelo, pasar mis dedos a través de él; me hacía sentir bonita.

Bvvv.

El teléfono vibró en la mesita de noche, bailando ligeramente en su lugar junto con el sonido.

Bvvv ... Bvvv ...

"Algo debe estar pasando", pensé. Más probablemente era mi madre o hermana saturando mi teléfono sobre algo.

Me senté en mi cama, demasiado rápido, y me estremecí de dolor. Todo dolía hoy. Incluso la pequeña cantidad de luz solar que entraba en la habitación parecía doler. Busqué mis lentes, deseando momentáneamente que fueran gafas de sol con prescripción, me las puse y abrí mi teléfono. Todavía estaba abierto en Instagram desde el día anterior. Pero ahora estaba inundado con un mar de notificaciones. El video del afeitado de cabeza se había vuelto viral, junto con mi cuenta, con cientos de miles de me gusta, comentarios, mensajes y compartidos. Ser el centro de atención siempre había estado en la familia, generalmente debido a mi madre. Pero esto no era por mamá.

Esto era todo sobre J, yo, Ellie, y el puto cáncer.

Era real.

Sin filtros.

CAPÍTULO OCHO
VIRAL

Pasé horas revisando comentarios en Instagram y TikTok. Estaban llenos de esperanza y sanación de todo el mundo, en particular, de Costa Rica. Aunque yo no los conocía, ellos me conocían y estaban preocupados por mí. Fue una experiencia como nunca antes la había vivido.

Mi primo Mario había creado el hashtag, #CoCoStrong, y de inmediato todos comenzaron a agregar #cocostrong a sus mensajes y publicaciones. Por primera vez, la gente pudo ver lo fuerte que podía ser.

El apoyo de la comunidad me distrajo de mi creciente lista de síntomas. A veces era lo único que me daba esperanza.

Había diferentes energías a mi alrededor, dependiendo de quién me estuviera cuidando en ese momento. J trataba de darme un respiro de las obligaciones de la vida cuidando a Ellie. Pero no siempre era una pausa pacífica. Hacía comentarios o refunfuñaba que tenía que hacer todo, lo que me hacía desear poder levantarme y hacerlo todo yo misma.

Cuando Linda me cuidaba, era un alivio. Ella traía una sensación de paz, amor y comprensión. Preparaba comida para mí, me escribía notitas dulces con palabras de amor y ánimo, jugaba con Ellie para que yo pudiera descansar al sonido de sus risitas. El tiempo de recuperación era más corto cuando Linda estaba ahí. Literalmente, era buena para mi salud.

Cuando mi mamá me cuidaba, era una energía diferente, más fuerte. Ella me hacía querer luchar por mi vida. Y fieles a la historia de nuestra relación, siempre había espacio para que el resentimiento por problemas no resueltos entre madre e hija surgiera de distintas maneras.

Cuando tomaba los medicamentos prescritos, mamá me miraba de cierta forma, o hacía comentarios, o preguntaba, "¿Realmente necesitas tomar eso ahora?" Era frustrante.

Ambas tratábamos mucho de enfocarnos en mi recuperación y dejar el trauma emocional del pasado *en* el pasado.

INTENTANDO

Comer era sumamente difícil. Todo quería volver a salir. Sólidos, líquidos, todo. No tenía energía y cuando la tenía, deseaba que el sueño me escapara del malestar. J y Linda estaban cuidando a Ellie, pero aun con esa ayuda, no podía encontrar la energía para cuidarme a mí misma.

Durante una de las visitas de mi mamá, se sentó junto a mí en la cama, donde yo estaba acurrucada por el dolor y envuelta en mi edredón. El zumbido del secador de pelo era la banda sonora de la mañana.

Mi mamá me miró y pasó su mano sobre mi manta. Traté de no estremecerme, aunque el toque más leve se sentía como si me clavaran un hierro candente. Sabía que podía ver que mi piel estaba pálida, mi frente sudorosa.

Por primera vez en mi vida, no me sentí cohibida en presencia de mi madre. El latido pulsante en mis sienes ahogaba la capacidad de preocuparme por lo que cualquiera pensara de mí.

Linda entró de puntillas a la habitación detrás de mamá. Llevaba una bolsa Ziploc, dentro de la cual había un sándwich, algo de fruta y un Gatorade. Junto a ellos había una nota escrita a mano: *Lo tienes. Un bocado a la vez.*

"Vamos," me alentó suavemente, sentándose a mi lado, "necesitas comer algo."

Giré mi rostro, la mera vista de la comida traía una ola de náuseas. "No puedo, Linda. Cada vez que lo intento, simplemente … vuelve a subir."

Mi mamá apretó mi mano. "Encontraremos una solución. Un paso a la vez."

Mamá era la encarnación viva del espíritu puertorriqueño—fogosa, amorosa, y nunca de las que se rinden. Miró mi sándwich intocado y dijo, "¿Qué tal un huevo y una tortilla?"

Quería hacerla feliz. Y sabía que tenía que comer. *Tal vez esta vez sea diferente. Tal vez esta vez se quede abajo.* "Ok," susurré, dudosamente. "Vamos a intentar."

En minutos, el aroma de un huevo ligeramente frito llenó la habitación. Un pequeño plato fue colocado frente a mí. Levanté el tenedor, pero una repentina ola de repulsión me invadió.

"¡Oh nooooo!" Empujé el plato, buscando el balde a mi lado. "No puedo. Voy a vomitar."

La cara de mamá se ensombreció, pero no se dejó desanimar. "Está bien," dijo con determinación. "Intentemos algo más."

"¡Lo siento tanto, mami!" lloré.

"No es tu culpa, Nicole, ¡no llores!" dijo y se encaminó hacia la cocina.

Ella se fue y dejé que la náusea pasara, afortunadamente sin vomitar esta vez. Sabía que tenía que comer para vivir. Pero también sabía que no había manera.

Casi me había vuelto a dormir cuando el aroma de la avena Quaker se filtró por la habitación. Pude oler que mi madre había añadido canela y azúcar, lo cual amaba. Miré la oferta en la mano de mi mamá mientras mi estómago rugía en protesta, pero el aroma era demasiado tentador. Asentí y me presentaron una cucharada, que llevé a mis labios. Por un segundo pensé que iba a poder comer. Pero tan rápido como había venido la esperanza, se desvaneció. Corrí al baño y vacié lo poco de esperanza que había tenido en el inodoro.

Cada intento de comer se sentía como una pequeña batalla, una guerra entre la necesidad de mi cuerpo por sustento y el rechazo violento de cualquier cosa que consumía.

Pero mamá era incansable. "¿Un batido?" preguntó, su voz delatando un dejo de desesperación.

Linda asintió en acuerdo. "Probemos con un batido. Algo ligero y frío."

Mientras escuchaba la licuadora en la cocina cobrar vida, mezclando frutas y yogurt en algo que, con suerte, podría comer, intenté reunir el valor para intentarlo de nuevo. Quería hacerlo por ella. Por mí. Por Linda. Quería estar mejor.

Cuando presentó el batido, que bajo cualquier otra circunstancia me hubiera hecho salivar, sentí mi estómago revolverse y tuve que apartar la vista para prevenir el vómito. Me sentía tan culpable. Amaba que estuviera aquí. Que estuviera intentando ayudar. Había extrañado a mi mamá.

Intentamos con arroz blanco, tostadas, sopa clara … y cada vez, los defraudé. A todos defraudé.

De alguna manera, la determinación de mi madre nunca disminuyó. Incansablemente buscó algo, cualquier cosa, que mi cuerpo aceptara.

Con el tiempo, mi dolor continuó aumentando. A veces gritaba. Intentaba no hacerlo pero no podía evitarlo. Mi dolor había sobrepasado lo que cualquiera podría entender.

NO TE DETENGAS

Era viernes y me encontraba en medio de una agotadora sesión de quimioterapia de diez horas. Estaba teniendo una reacción alérgica a la terapia. Mi cuerpo estaba rechazando el tratamiento y mis médicos querían detenerlo. Vieron mi aspecto y vieron los resultados de mis análisis. Mis exámenes de sangre eran desalentadores, indicaban que mi cuerpo se estaba apagando debido a la agresividad del tratamiento.

"¡No! No podemos parar. Tenemos que seguir adelante", supliqué, entrando en pánico ante la idea de que cualquier retraso en el tratamiento significara que podría no sobrevivir a mi cáncer. Era joven. Solo tenía que resistir y luego todo terminaría y podría vivir.

"Estás muy enferma, CoCo. No tienes que detenerte. Solo necesitas tomar un des—"

"¡No!" Interrumpí. Algunas personas tomaban "descansos" de su tratamiento y nunca lo volvieron a empezar. Si me mantenía en el camino, tendría mi último día de tratamiento el día de mi cumpleaños. "Solo dáme más Benadryl o lo que tengas que darme."

Ya estaba en una larga lista de medicamentos que ayudaban a mi cuerpo a sobrevivir a mi tratamiento.

La enfermera, con reticencia, administró 75 mg de Benadryl (que es mucho) por vía intravenosa y me dio un montón más de medicación para la náusea y algo más que no recuerdo. Básicamente quedé inconsciente por el resto del tratamiento de ese día.

Era plenamente consciente de los riesgos mortales, pero estaba determinada a arriesgar mi vida ese día para salvarla a largo plazo. Tristemente, esta es una decisión que innumerables pacientes de cáncer tienen que tomar en todo el mundo en un día determinado.

La mañana siguiente, desperté ante la cruda realidad de que mi dolor no había mejorado. Era peor. Me encontraba prisionera de él. Ni el oxycodona ni el metadona ofrecían siquiera el más mínimo alivio. Intenté mantenerme tranquila pero la ansiedad comenzó a apoderarse de mí.

Mi corazón latía fuera de mi pecho. Mi piel se sentía demasiado ajustada y demasiado caliente, y cada terminación nerviosa gritaba. Los sonidos amortiguados de la TV de J se reproducian a la distancia, las voces charlatanas un contraste marcado con mi sufrimiento.

¿Cuánto más de esto podría soportar? ¿Estaba a punto de morir?

Me pregunté si la enfermedad me estaba tragando entera.

Vamos, CoCo. Levántate. Puedes hacer esto.

Contuve la respiración e intenté levantarme de la cama y fui detenida en seco por un dolor punzante que atravesó mi abdomen, cadera y espalda y forzó un grito de mi garganta antes de que pudiera detenerlo.

Ellie ya había ido a casa de su abuela por el día. *Gracias a Dios por Sheri*. Si Ellie me hubiera visto en mi estado actual, habría estado tan asustada.

J apareció en mi puerta un momento o así después de escuchar mi grito.

"Tengo que ir al hospital", dije entre dientes apretados.

A TU MERCED

En el hospital, estaba a merced de los médicos del departamento de emergencias que no conocía. Realizaron revisiones y pruebas, todos los cuales fueron dolorosamente angustiantes (porque solo el estar acostada en una camilla era una tortura), pero no pudieron determinar qué sucedía. Después de doce horas, los doctores me dieron de alta con la orden de llamar a mi oncólogo a primera hora del lunes. Me fui con el mismo agudo dolor con el que había llegado.

No era la primera vez que iba a un médico con preguntas sobre mis síntomas.

Varios días antes, había reportado quemaduras extremas en mi piel y un dolor creciente en mi interior a mi radiólogo. Sabía que el cáncer y el tratamiento iban a sentirse como algo que nunca había experimentado antes, pero mi instinto me decía que algo andaba mal cada vez que recibía radiología. Así que concerté una cita con mi radiólogo.

Cuando fui, estaba muy, muy enferma, pero aún era CoCo. Fiel a mí misma, llevaba un atuendo bonito, maquillaje puesto, cabello arreglado, labial aplicado. El doctor entró y comencé a describir mi dolor desgarrador, insoportable. Mientras hablaba, levantó una ceja.

Intenté mostrarle fotos de mis quemaduras, tomadas con mi teléfono y él no pareció inmutarse. "Bueno, pareces estar llevando bien el tratamiento", dijo y me sonrió serenamente. No me di cuenta de que se refería a mi apariencia y no a mis escaneos hasta que estuve en casa, pensando en la cita. Me di cuenta de que ni siquiera miramos o hablamos sobre mis escaneos.

Pronto llegué a darme cuenta de que cuando asistía a citas bien arreglada, mi dolor no se tomaba en serio—aparentemente no podía estar tan enferma si llevaba brillo de labios. Entiendo que la mayoría de las personas eligen ropa cómoda cuando están enfermas porque les hace sentir mejor. Pero lo que me hace sentir mejor es saber que mi ropa se ve bien y mi maquillaje está perfecto. Es mi armadura emocional, y necesitaba toda la armadura que pudiera tener.

Mi radiólogo ignoró mis síntomas reportados y continuó con el nivel más alto de radiación posible. Y yo continué permitiéndolo. Me dije a mí misma que si este era el costo de salvar mi vida, lo quería.

Al día siguiente, estaba en mi dormitorio, intentando encontrar posiciones que me brindaran algo de consuelo. Mis entrañas gritaban. Era indescriptible. No me importaba lo que los médicos dijeran, algo estaba jodidamente mal.

Terriblemente, horriblemente mal.

Intenté contactar a mi propio oncólogo por teléfono, pero conseguir a alguien al teléfono durante un fin de semana era casi imposible. Incluso los doctores tienen derecho a tener vida fuera del trabajo.

Antes de irse a dormir, J miró hacia mí. "Si necesitas ir al hospital, tiene que ser ahora porque me voy a dormir."

"No tiene caso ir, de todas formas no me tomarán en serio." Las pocas respuestas que recibí de mis doctores eran simplemente tomar más medicina, a pesar de que ya había intentado eso y era miserablemente ineficaz.

Me resigné a intentar dormir a pesar del dolor. Quizás en mis sueños encontraría alivio.

Alrededor de las 2 a.m., me invadió la necesidad de vomitar. Intenté llegar al baño pero mis piernas parecían no funcionar más. Me deslicé fuera de la cama y arrastré hasta el basurero donde inmediatamente vomité, la mayor parte en el cesto y un poco sobre mí misma.

Me sentía tan enferma. Mi estómago estaba furioso.

Aunque estaba mareada, necesitaba conseguir una bolsa de basura de reemplazo de la cocina. De alguna manera, logré que mis piernas me llevaran hasta la isla de la cocina antes de terminar mareada y caer al suelo. Todavía puedo recordar cuánto dolían mis rodillas, que estaban tan huesudas entonces, al estar en el piso de madera.

Podía sentir cada nervio vibrante en mi cuerpo diciéndome que estaba en serios problemas. Grito cuando una ráfaga de dolor se apodera de mi cuerpo.

"¡J!" grité. "¡Necesito ayuda! ¡Me caí!"

No hubo respuesta. Me di cuenta de que nadie venía. J estaba profundamente dormido.

Debí haber parecido loca, arrastrándome por el suelo, gimiendo y llorando de dolor.

En ese momento sabía que si no lograba llegar a mi teléfono y llamar al 9-1-1, iba a morir.

Sacando fuerzas de flaqueza que no sabía que tenía, logré arrastrarme por el suelo hacia mi teléfono. Cada pulgada hacia adelante requería todo lo que tenía. Mis dedos, tensos y temblorosos, se agarraban al suelo, buscando apoyo. Cada raspadura y roce incrementaba mi conciencia de la cruda realidad: la vasta distancia que debía cubrir y la profunda vulnerabilidad de mi posición. El frío del suelo se filtraba a través de mi piel, adormeciendo mis sentidos pero agudizando mi determinación para alcanzar mi cama.

De alguna manera, logré alcanzar mi teléfono y marqué el 9-1-1.

En unos pocos de los minutos más largos y tortuosos de toda mi vida, los paramédicos golpearon la puerta. No pude llegar, pero afortunadamente, J escuchó los golpes en la puerta, se levantó y los dejó entrar. No estaba segura de si él los escucharía.

Comenzaron a revisar mis signos vitales, tratando de encontrar un pulso. Mi presión sanguínea estaba tan baja que tenían problemas para estabilizarme lo suficiente como para siquiera hacer el viaje al hospital. Intentaron varias veces acceder a mis venas para comenzar una vía intravenosa pero estaban completamente inutilizables. Pasaron cuarenta y tres minutos intentándolo. Sus voces frenéticas parecían distantes. Era como si las escuchara desde debajo del agua.

Una vez que lograron los niveles con los que pensaron que podría sobrevivir el trayecto de cinco millas, me colocaron en una camilla.

No podía decir o hacer mucho, pero recuerdo haber agarrado la mano de J en pánico. Sentía que estos podrían ser mis últimos momentos en la tierra. Le rogué que viniera al hospital conmigo. Estaba aterrorizada. "Por favor ven, Y. No quiero morir sola."

J prometió. "Solo voy a vestirme y estaré justo e iré detrás de tí."

Cuando los paramédicos me cargaron en la ambulancia, me desmayé.

* * *

Desperté en la sala de emergencias (de nuevo) pero esta vez, me estaban tomando en serio. Había un torbellino de médicos y enfermeras preocupados moviéndose a mi alrededor. No sabían qué me pasaba. Me quedé allí acostada mientras me hacían pruebas y llamaban a doctores de diversas especialidades para que me examinaran.

Después de unas cuatro horas en emergencias, J entró. Eran las 7:40 a.m. Se había bañado recientemente, vestido y sostenía un café de Starbucks que había recogido en algún lugar camino al hospital. Su atuendo impecable, sus sorbos casuales de café mientras observaba mi cama, tubos y monitores … Era como si el mundo estuviera al revés.

"¿Oh, entonces es grave?" preguntó, su voz teñida más de incredulidad que de preocupación.

"Mira dónde estoy, J."

Quizás era demasiado para él.

Estaba demasiado enferma para reflexionar sobre el hecho de que podría haber muerto mientras mi esposo se duchaba y ordenaba su café matutino.

Mi cuerpo se apagaba en cámara lenta, así que me trasladaron a mi propia habitación en la UCI. Para ese momento, estaba vomitando incontrolablemente y seguía teniendo diarrea constante. Lo peor de todo, todo lo que salía de mí era completamente negro. Era como algo sacado de una película de terror.

Los doctores realizaron innumerables pruebas antes de determinar que lo que salía de mí eran los restos quemados, irradiados—esencialmente cremados—de mis órganos. La radiación había causado tanto daño en mi interior que las radiografías y resonancias magnéticas contaban una historia aterradora; la anatomía de mis órganos desde mi pecho hacia abajo era casi irreconocible.

Para este tiempo, mi oncólogo, el Dr. Vasques, había llamado a los mejores doctores de Fort Worth para consultar sobre mi caso. Antes de darme cuenta, tenía el mejor y más impresionante equipo médico que alguien podría desear.

El Dr. Gray era mi cirujano. El Dr. Mathe estaba a cargo de mi cuidado paliativo en el hospital, y ahora lideraba mi equipo. El Dr. Kanu era mi nefrólogo. El Dr. Chang era mi urólogo. El Dr. McDonald era mi médico de enfermedades infecciosas.

Después de colaborar juntos en mi caso, incluso con las mentes más brillantes trabajando juntas para ayudarme, me dieron la noticia sombría de que no estaba lo suficientemente estable como para sobrevivir a una cirugía para tratar lo que estaba sucediendo.

El Dr. Gray dijo: "Desearía que pudiéramos hacer algo."

Lo miré por un momento antes de darme cuenta de lo que realmente estaba diciendo.

"Este es uno de los peores casos que hemos visto y, desafortunadamente, no tienes mucho tiempo."

Seis horas era su mejor estimación, su conjetura sobre cuánto tiempo más mi cuerpo podría funcionar. Normalmente, a los doctores no les gusta dar cronogramas, pero cuando eres una madre joven con un hijo pequeño, intentan darte la oportunidad de despedirte.

Una enfermera que pensó que estaba dormida mientras revisaba mis signos vitales dijo en un susurro frágil, "Es como si su cuerpo hubiera estado ardiendo silenciosamente por dentro y nadie hizo nada para detenerlo." Se refería a las devastadoras quemaduras de radiación que tenía desde mi ombligo hacia abajo.

Luché con la profundidad de esa realidad, tratando de comprender cómo esto se había pasado por alto apenas veinticuatro horas antes en este mismo hospital.

El olor a desinfectante era un recordatorio crudo de mi proximidad con la muerte.

Estábamos en tiempos de COVID-19, así que no se permitían visitas a los pacientes, pero lo único en lo que podía pensar era en Ellie. Ya no me importaba mi propia muerte. Cualquier pensamiento o lástima por mí misma fue reemplazado por una necesidad desesperada de un toque gentil, un momento fugaz con mi hermosa pequeñita. Quería sentir su calidez, dejar una memoria final en su corazón.

Aunque mi hermana, quien es muy cristiana, muy espiritual, había estado orando por mí sin parar desde que comenzó mi lucha contra el cáncer, siempre había resistido a la espiritualidad. Linda escribiría en el pizarrón blanco de mi cocina, "Gracias Dios por la sanación de CoCo". Me animaba a rezar a Dios por sanación, a orar como si ya estuviese sanada, como, "Gracias por sanarme, Dios", y oraciones así.

Amaba a Linda por sus mensajes y oraciones, pero a lo demás no le daba mayor pensamiento. Tenía mis razones. Después de todo, ¿qué clase de Dios permite que sus hijos sean violados a los cinco años?

Pero en ese momento, con lágrimas corriendo por mi cara, encontré mi voz, temblando de emoción, formando una oración:

Por favor, permíteme estar viva hasta que Ellie llegue.
Dame más tiempo para decir todo lo que necesita escuchar.
Déjame despedirme.
Sé que no merezco tus milagros, Dios,
pero haría cualquier cosa por otro momento con mi hija.
Y si consideras darme un poco más de tiempo,
dedicaré cada segundo de mi vida a enmendar mis errores.

Mi madre hizo lo imposible con los administradores del hospital para encontrar una manera segura de despedirme de Ellie. Eran unos hilos bastante poderosos dado que era una pandemia mundial.

Se arregló una visita de quince minutos. Todo lo que tenía que hacer era vivir lo suficiente para que ella llegara. Mientras esperaba en una neblina de medicación, intentaba formular lo que podría decir, lo que debería decir …

¿Cómo resumir una vida entera de amor, recuerdos y consejos para el futuro en quince minutos?

Cuando vi su carita y sus rizos saltarines, la tomé en mis brazos lo mejor que pude. La sostuve cerca, el peso de que estos fueran nuestros últimos momentos juntas me aplastaba. Pero la alegría del milagro de vivir para verla también me llenó de calidez.

"Siempre estaré en tu corazón, Ellie, ¿sabes eso?" Le besé la frente y miré a sus grandes ojos asustados.

Ella solo se acurrucó contra mí, a pesar del mar de tubos.

"Nunca dejes que nadie disminuya tu valor. Recuerda, eres poderosa, radiante e ilimitada."

Sus ojos inocentes, mirando hacia adelante a su segundo cumpleaños, no podían comprender la gravedad de nuestra despedida.

Lloré mientras decía, "Lo siento por no poder asistir a tu fiesta de cumpleaños. Pero tú vas a pasarla de maravilla!"

Ella también empezó a llorar, sin entender realmente qué estaba sucediendo pero sabiendo que era algo grave.

"Solo recuerda que siempre tienes que ser más fuerte de lo que crees, ¿okay? Prométeme que siempre defenderás tu voz".

Comencé a contarle todas las cosas que desearía que alguien me hubiera dicho cuando yo tenía su edad.

La cubrí de besos, y ella hizo lo mismo a cambio.

J me hizo señas de que nuestro tiempo de visitas había terminado.

"¿Dónde está Mamá, Ellie?" le pregunté.

"En mi corazón," dijo ella señalando su pecho.

J la levantó de la cama y la guió de vuelta por el pasillo hacia su fiesta de cumpleaños.

Sentí una comunión silenciosa con un poder superior, agradecida por concederme ese último abrazo. Lista para rendirme, estaba extrañamente en paz, sabiendo que había tenido la oportunidad de decir un último adiós.

Toda mi vida he escuchado sobre milagros y Dios haciendo lo imposible posible, pero como dije antes, realmente tuve dificultades para creer en Su poder y no estar enojada con Él por todo lo que había sucedido en mi vida. Pero en este momento, no me importaba. No tenía nada que perder. Así que recé:

Dios, soy yo de nuevo. Sé que acabas de darme el milagro más grande, y aquí estoy siendo codiciosa y pidiendo otro milagro. Lo siento por ser así, siempre pidiendo más, pero no estoy lista para irme. Quiero vivir. Sé que he sido temeraria toda mi vida y no he valorado estar viva, no he sido agradecida por todo lo que me has dado, todo lo bueno a pesar de lo malo y el hecho de que hasta el día de hoy, has salvado mi vida una y otra vez.

Dios, no quiero morir. Quiero vivir. Quiero sanar. Quiero cambiar. Y si por favor me das la oportunidad de sobrevivir y tener otra oportunidad para encontrar mi propósito, y convertirme en la mujer que siempre has querido que sea … Te ruego que me des la oportunidad de entrar en cirugía y seguir luchando por mi vida. Pasaré el resto de mis días, haciéndote orgulloso y siendo la mejor versión de mí posible.

Pero incluso si no lo haces, quiero que me llenes de paz. No quiero morir con un corazón lleno de dolor agobiante.

Ellie necesita una madre y quiero poder estar ahí para ella. Quiero ser capaz de criarla con el amor incondicional, la paz y comprensión que siempre deseé haber tenido.

Te pido perdón.

En el nombre de Jesús oro. Amén.

Realmente no esperaba que mis oraciones tuvieran resultado, pero tenía que intentarlo.

En las horas siguientes, la profunda quietud de la UCI se rompió esa noche por la voz de una enfermera, un salvavidas en mi mundo entumecido. "¿Sientes eso?" preguntó, mientras presionaba puntos en mi cuerpo. Me di cuenta de que podía sentir una sensación que se introducía en áreas que habían estado quemadas y adormecidas durante días. Como una cascada, mis signos vitales comenzaron a mejorar, dejando perplejos a todos a mi alrededor. Lo que había sido una cuenta regresiva para mis últimas horas se extendió de manera impredecible.

Había pedido—rogado—por un milagro. Y me fue concedido. Seis horas después, seguía viva, lo suficientemente estable para someterme a una cirugía de ocho horas. Mi equipo médico estaba desconcertado, incapaz de racionalizar mi recuperación inexplicable.

* * *

Habiendo crecido en un entorno donde la belleza lo era todo, aprendí que sin belleza, no valdría nada. Y durante la mayor parte de mi vida, estuve de acuerdo con eso. Mi cuerpo no me había traído más que dolor y trauma. Había sido usado y tratado como basura. Casi tenía sentido para mí que, aunque siempre me vestía bellamente, resultó ser que estaba podrida por debajo.

Fue necesario que todo mi equipo médico me operara en un intento de salvar, o al menos prolongar, mi vida. Como cualquier otra persona, necesitaba tener la capacidad de comer, beber y expulsar todo eso después. Pero, como estaba tan gravemente quemada, mis intestinos, uréteres y colon ya no hacían lo que se suponía que debían hacer.

Fue una cirugía bañada en sangre, o eso dijeron mis doctores.

Desperté ante un mar de dolor abrumador. A medida que mi entorno entraba en vista, me di cuenta de que mi vida había cambiado.

Miré hacia abajo desde mi cama de hospital elevada para ver esa cosa que estaba unida a mí. Pronto aprendí que era mi bolsa de ostomía. Podía sentir el dolor de una gran incisión y la gasa que la cubría. Sentí el tirón y el dolor de múltiples objetos jalando mi espalda. Estos terminarían siendo mis tubos de nefrostomía.

Tenía un puerto saliendo de mi pecho y monitores a mi alrededor. Uno de los doctores explicó que debido al daño en mis intestinos, riñones y otros órganos, tuvieron que darme una ileostomía en asa y reemplazar mis uréteres dañados con tubos de nefrostomía que drenaban en dos bolsas separadas, una a cada lado de mí. Los "tubos nef" estaban destinados a ser temporales.

Mi cirujano, el Dr. Paul Gray, vino a mi cama una vez que desperté. Su rostro era sombrío. "Nunca hemos visto daños por radiación tan graves como los que vimos cuando te abrimos." Su voz era sombría, seria mientras describía que mis interiores habían sido quemados por la terapia que estaba destinada a salvarme. Se había hecho demasiado intensamente para que mis órganos y tejidos pudieran soportarlo. "Ha habido *mucho* daño. Pero ahora, a través de los tubos nef y la ileostomía en asa, hemos encontrado una manera de ayudar a que tu cuerpo comience a funcionar de nuevo. Este será un largo camino, y necesitarás más cirugías para superarlo, pero por ahora, concentrémonos en hacerte lo suficientemente estable y fuerte para sobrevivir antes de pensar en eso."

Intenté comprender todo lo que decía y lo que significaba. También podía sentir dolor en otros lugares. Aprendí que también tenía varios drenajes en varias otras ubicaciones, colocados para ayudar a drenar el líquido de toda la radiación y cualquier infección potencial de mi cuerpo.

Me estremecí de dolor al intentar ver todo el equipo médico que estaba conectado a mí.

¿Sería *esta* mi nueva normalidad? Empecé a entrar en pánico con la idea, pero no podía hablar.

Una enfermera a quien conocía como "Enfermera Jodie" circulaba a mi alrededor, tomándome los signos vitales y esperando a que hiciera preguntas. Yo mordí el anzuelo.

"Tengo cuatro bolsas", dije, mirando mi cuerpo con desesperación. La enfermera tomó mi mano y la acarició. Continué, "¿Cómo voy a irme a casa con estas? ¿Cómo voy a hacer esto? ¿Cómo voy a vivir la vida con estas bolsas?"

Jodie me miró y con una voz tranquilizadora, dijo, "CoCo, vas a poder superar esto. No tienes idea de lo fuerte que eres. Tus bolsas no determinan quién eres".

En ese momento no le creí, pero su voz y su sonrisa me hicieron sentir mejor.

Ella llegó a ser una de mis enfermeras favoritas porque siempre era tan solidaria y positiva. Sobre todo, la quería porque tenía fe en mí. Ella veía mis fuerzas a pesar de todo.

Desafortunadamente, no todos ignoraban mis bolsas y tubos.

Cuando alguien venía de visita, podía sentir sus ojos posándose en esas áreas de mi cuerpo, tratando de ocultar su horror. Deseaba poder desaparecer, pero honestamente, el dolor era tanto que tenía muy poca energía para preocuparme por mi apariencia. Mi cuerpo había sido una fuente de dolor toda mi vida. Esto era sólo un dolor diferente. Mi apariencia no estaba en mi radar.

Mi estancia en el hospital fue mucho más larga de lo que esperaba. Estuve internada alrededor de tres meses y, durante ese tiempo, solo pude ver a Ellie dos veces. Aunque mi madre seguía viniendo y yendo, mi hermana fue quien más dejó de lado su vida para estar a mi lado. Ella era la persona perfecta para cuidarme. Su fuerte espiritualidad me ayudó a comenzar mi propio camino para cumplir mis promesas a Dios, y poder comenzar mi viaje de sanación. Linda fue paciente, positiva, y la única persona que nunca dudó que iba a salir de allí.

Con el tiempo, establecimos un programa de cuidados, reconociendo que mi mamá no podía estar todo el tiempo. Con Ellie bien cuidada por Sheri y J, se convirtió en una rotación entre Kelly (la mamá de Zach) y Linda. Ellas serían las principales encargadas de cuidarme en el hospital (y, más tarde, en la casa).

Mi equipo de atención médica me mantuvo enfocado en aprender cómo funcionar. La recuperación fue difícil y llena de dolor. Siempre dolor. En un momento, nuestro perro murió y ni siquiera recuerdo que alguien me lo haya dicho. Estaba tomando mucha medicación.

Tuve que aprender cómo comer, dormir e incluso caminar de nuevo. Tuve que aprender a manejar mis nuevos dispositivos de ayuda a la movilidad, ¡que es exactamente lo que son las bolsas de ostomía y nefrostomía! No son diferentes a necesitar una silla de ruedas para moverse o un tanque de oxígeno para respirar. No hay nada de qué avergonzarse.

Sin embargo, en ese momento, me veía a mí misma a través de los ojos de los extraños. Y a través de los ojos de los seres queridos también.

Nunca olvidaré la expresión en el rostro de J cuando entró por primera vez a mi habitación del hospital. Sus ojos se dirigieron directamente a mis bolsas y luego se desviaron. Su rostro estaba lleno de tristeza y disgusto. ¿O tal vez era miedo? No estoy segura. Era la persona que se suponía me amaría en la enfermedad y en la salud, y ni siquiera podía mirarme, con bolsas, tubos y todo.

A pesar de nuestras constantes peleas y la cercanía del divorcio, entiendo lo aterrador que todo debió parecer. Yo también estaba aterrorizada. J admitió que preferiría morir antes que pasar por una batalla contra el cáncer como la que yo estaba enfrentando. Fue una cosa horrible de decir, pero si alguien me hubiera dicho un par de años antes que este sería mi camino, de ninguna manera podría haber imaginado superarlo tampoco.

Le confié a mi mamá. "No puedo ni mirarme, Mami", dije. "¿Cómo puedo vivir con un hombre que ni siquiera puede mirarme?" Le expliqué que su rostro me había hecho sentir tristeza, ira y rechazo.

"Nicole, J es un buen papá. Dale una oportunidad. Es muy duro e impactante para un hombre ver un cuerpo tan diferente a lo que está acostumbrado. Los hombres son muy visuales, y J ve mucho porque expones mucho con él. Puedo ver en su rostro lo incómodo que se siente. Todo lo que ha ocurrido es sumamente difícil y lleva tiempo procesar todos los cambios por los que han pasado. También necesitas entender que no eres la única que está pasando por este cambio."

"Mamá, entiendo que J es un buen papá, pero ser esposo y padre son dos cosas completamente diferentes. Y básicamente me estás diciendo que está bien que él no acepte mi cuerpo debido a mis discapacidades. Eso no está bien. Se me ha dado la oportunidad de estar viva. Y parte de eso, para mí, significa no solo tener paz en mi vida, sino también ser amada por las personas que me rodean. No quiero tener que esconder ciertas partes de mí, especialmente de mi esposo."

Sentía que ella pensaba que cualquier valor que tuviera como esposa había desaparecido, junto con la mayoría de mis riñones e intestinos. Después de todo, mi madre, al igual que mi hermana y yo, habíamos sido juzgadas por nuestra apariencia durante la mayor parte de nuestras vidas. No intentaba ser hiriente. Pero sus palabras, de todos modos, me hicieron odiarme un poco más.

Había llegado a darme cuenta de que quizás J nunca llegaría a aceptar mi nuevo cuerpo. Si ya le costaba amarme antes, ¿cómo demonios debe sentirse ahora?

Pasé meses en una cama de hospital, conectada a sueros y monitores, tubos y bolsas. Estuve sola la mayor parte del tiempo. J intentaba visitar tanto como podía, pero las visitas eran a menudo incómodas, a veces coléricas. Me sentía mal porque podía ver que mi cáncer me estaba lentamente salvándome y al mismo tiempo lo estaba matando lentamente a él.

Hice de mi enfoque principal trabajar en mí misma y en mi sanación—tanto física como emocional—todos los días en el hospital. Quería asegurarme de que cuando volviera a casa sería una persona diferente. Comencé a crear hábitos saludables dentro y fuera del hospital. Trabajé duro en procesar los drásticos cambios de vida a los que me enfrentaba. Cada aspecto de la vida había cambiado. Recurrí a la escritura para procesar lo que estaba viviendo. Escribí páginas y páginas de lecciones, pensamientos, oraciones y estudios bíblicos. Estudié y me certifiqué como coach de vida. Empecé a encontrar maneras de descubrir quién era realmente CoCo en esta nueva vida. ¿Qué me gustaba? ¿Qué no? ¿Qué programas de televisión me gustaban? ¿Qué libros encontraba interesantes? ¿Cuáles eran mis películas favoritas? Estaba sobria, luchando por mi vida, y aún así era un mundo completamente nuevo.

Eventualmente, con el paso del tiempo y las reglas de COVID menos estrictas, J y Sheri comenzaron a traer a Ellie para verme. De hecho, Sheri se convirtió en una parte aún más grande de nuestras vidas en ese momento. Vino a darme compañía y apoyo muchas veces cuando mi salud empeoraba. Estaba allí cuando necesitaba ayuda y me daba su mano para recordarme que no estaba sola, especialmente cuando J tenía que quedarse en casa con Ellie. Las visitas con mi pequeña hija eran todo para mí. Las usaba como combustible para la motivación de seguir adelante y luchar. Ella era mi inspiración para no rendirme. Ella era mi razón para enfocarme en mantenerme viva. En el momento en que ella me dejaba, me derrumbaba y empezaba a llorar histéricamente y ella también. No puedo explicar la angustia que se siente al ver a tu pequeña gritar, "¡No quiero dejarte, mamá!" y siempre preguntarte si sería la última vez que la vería. Me tambaleaba entre recuperarme y enfermarme más. Cada día era diferente, un nuevo hito o reto médico.

Tampoco podía volver a ducharme o bañarme. Ni siquiera podía mojar toda mi espalda. El riesgo de infección era demasiado grande. Así que tuve que aprender nuevas maneras de limpiarme.

Aquí está la cosa: no tienes idea de lo que eres capaz de hacer hasta que te ves obligada a hacerlo. Al principio, no podía mirarme al espejo. Tuve que luchar para no horrorizarme al ver mis bolsas.

Pero luego, empecé a agradecerle a Dios por ellas. Salvaron mi vida. Me propuse como misión asegurarme de que todos los cercanos a mí lo supieran también. Comencé a incluirlos en las entradas de mi diario y en mis devocionales. Hice una práctica diaria para ser agradecida por los auxilios médicos que me permitían estar viva para abrazar a mi hija.

***

Para cuando me dieron de alta del hospital (la primera de muchas veces), habían pasado unos tres meses desde que me llevaron de urgencia en ambulancia y tuve mi primera cirugía que me salvó la vida. Era un lunes, así que J llevó a Ellie a la escuela, se fue al trabajo y me dejó sola en casa en la cama. Recuerdo estar allí acostada, entrando en pánico. Era la primera vez en mucho tiempo que no tenía a alguien para ayudarme a moverme, comer, beber y medicarme.

No tenía comida. No tenía suficiente fuerza para levantarme, y cuando me atrasaba con los medicamentos, el dolor me paralizaba. Bebí toda el agua que pude alcanzar temprano en el día. Mi ileostomía estaba goteando tanto que era repugnante, pero no podía levantarme para vaciarla. Me sentía avergonzada, impotente y enfadada. Enfadada con mi situación, con el resultado de la cirugía, por estar sola, conmigo misma por ser incapaz de hacer las cosas por mi cuenta …

¿Cómo iba salir de la cama sin medicamentos para el dolor?

¿Quién recogería mi medicación?

¿Cómo subiría las escaleras con mi andador?

¿Cómo se suponía que me levantaría y cocinaría?

¿Quién sostendrá mis bolsas cuando intente limpiarme?

Era un desastre. *Supongo que eso no es nada nuevo*, pensé. *Igual que siempre. Justo un tipo de desastre diferente.*

Cuando Sheri se dio cuenta de cuánta ayuda necesitaba, vino y cuidó de mí, ayudándome en todo lo que podía. No sé qué habría hecho si ella no hubiera estado. Estaba tan agradecida. No teníamos una relación perfecta, pero su oferta de cuidado significó mucho para mí. Y ella es, hasta el día de hoy, una abuela maravillosa para Ellie.

Eventualmente, tuve una señora que venía a ayudarme algunos días a la semana. También aproveché cualquier oportunidad que tuve para que Kelly y Linda me cuidaran. Me habría encantado tener cuidado a tiempo completo, pero Emily se mudó a Nueva York con su prometido, mi mamá tuvo que regresar a Miami para cuidar a gemelos que eran adolescentes y a su nuevo matrimonio. Linda, tenía un trabajo y una vida a la que necesitaba volver, aunque estoy segura de que, si hubiera podido, se habría quedado a mi lado. Kelly venía cada par de meses y se quedaba por semanas al igual que mi mamá. Estaba agradecida por cada minuto de ayuda que recibí.

Estaré eternamente agradecida por todos los viajes y el tiempo que mis seres queridos invirtieron en venir a mi lado. No puedo comprender lo difícil que debe haber sido para todos detener sus vidas para venir a visitarme. La peor parte era que, como estaba tan enferma, ni siquiera podía pasar tiempo real con ellos. Los medicamentos que estaban salvando mi vida y quitando mi dolor también me impedían permanecer despierta para crear más recuerdos con ellos. Esta habría sido una oportunidad perfecta para empezar a reconstruir y nutrir mis relaciones con mi familia, pero por más que intentaba mantenerme despierta y comunicarme claramente, simplemente no podía. Me sentía tan avergonzada cuando me daba cuenta de que me había quedado dormida en medio de una frase o de que perdía el hilo de mis pensamientos mientras hablaba. Terminaba llorando de frustración y simplemente dejaba de hablar, echando mi cabeza hacia atrás.

HAGÁMOSLO

Ahora era mi trabajo descubrir cómo funcionar en mi nueva normalidad. Siempre me había refugiado en el maquillaje y la moda para sentirme mejor. Pero después de la cirugía, la belleza pasó a un segundo plano. En un momento hasta doné toda mi ropa de antes del cáncer, pensando que nunca podría volver a usar algo que me quedara bien. Vivía prácticamente en la ropa XL de J. Por primera vez en mi vida, no me maquillaba ni me arreglaba el cabello. Solo me concentraba en recuperarme y me entregaba a mi equipo de atención médica.

Entraba y salía del hospital con infecciones y procedimientos. Mis riñones se infectaban por los tubos de nefrostomía y, literalmente, la mitad de mi vida estaba en el hospital al borde de la sepsis. Los tubos de nefrostomía solo están destinados a usarse por semanas o meses. En casos más raros, un máximo de ocho a diez años. No podía vivir sin los míos y ya necesitaban ser cambiados aproximadamente cada cuatro a ocho semanas debido a infecciones.

Era un baile delicado entre abrazar y experimentar la vida, pero también mantenerme al tanto de mis síntomas para saber cuándo debía ser admitida en el hospital antes de que algo fuera demasiado lejos. Hubo varias ocasiones en las que pospuse llamar a mi médico porque quería ser parte de un evento o un hito importante, y cada vez, tomar ese riesgo pasaba factura a mi salud.

Las consecuencias llegaron en forma de aumento del dolor, estadías hospitalarias más largas, tiempos reducidos entre cambios de tubos u otros procedimientos y un riesgo significativo para mi vida.

Pero, ¿de qué sirve estar vivo si no puedes disfrutarlo al menos la mitad del tiempo?

Los hospitales se convirtieron en mi segundo hogar, pero también en una de las mayores fuentes de ansiedad.

Me preocupaba morir, o no recibir mi medicación a tiempo, o que una enfermera me hiciera sentir que era una molestia o que estaba abusando de las altas dosis de medicación que necesitaba para pasar el día, o que pasara días sin comer porque tenía un plan de comidas único (gracias a mi ileostomía). Todos estos miedos estaban arraigados en cosas que habían sucedido una y otra vez. Si sentía que mi corazón se aceleraba por un ataque de pánico inminente, me movía lo más cerca posible de la ventana de mi pequeña habitación de hospital. Si eso no funcionaba, intentaba caminar por los pasillos o salir, dependiendo de mi movilidad que tuviera en ese momento.

Estaba decidida a vivir y aprovechar al máximo mi tiempo dentro y fuera del hospital. En ese punto, J tenía una nueva oficina y mi familia había vuelto a sus vidas normal. El tiempo a solas en el hospital se convirtió en mi nueva normalidad.

Recordaba que cuando trabajaba para otras personas, los problemas me eran entregados para solucionarlos: "Si tienes un problema, dáselo a CoCo. Ella lo resolverá", decían. Y yo lo hacía. Así que me di cuenta de que necesitaba poner esa energía y esas habilidades a trabajar para mí. Tenía que dirigirlas hacia mi interior y trabajar en adaptarme mejor a mi cuerpo y a mi vida, ahora que había cambiado de manera tan drástica.

Uno de los hábitos saludables que implementé fue escribir una lista de todas las cosas que no podía hacer y, una por una, encontrar soluciones para ellas. Eso significaba que dentro del hospital tenía que averiguar cómo hacerlo un hogar, cómo hacerlo cómodo. Empecé a empacar todas mis cosas favoritas, libros de colorear para adultos, libros para leerle a Ellie a través de video chat. Pedí todas mis golosinas favoritas. Mi estilista de uñas comenzó a visitarme en el hospital para arreglarme las uñas. Empaqué mis pijamas favoritos, negándome a seguir usando las batas del hospital. Pero, más que nada, comencé a abogar por mí misma. Me mantuve al tanto de mis horarios de medicación, aprendí a cuidarme sin ayuda. No quería tener que depender de alguien para funcionar en mi vida cotidiana. Fuera del hospital, descubrí que, incluso si no tenía gente alrededor para ayudar, afortunadamente vivía en 2021, cuando podías pedir cualquier cosa y todo a donde estuvieras. Conseguí una aplicación para servicios de limpieza, una para entrega de comestibles, otra para entrega de medicamentos. Encontraba una aplicación para cualquier tarea que necesitara hacer, pero que no podía realizar. Esto mantuvo la vida, a mi familia y a mí avanzando, a pesar de mi situación con los medicamentos.

La parte más difícil de todo, fue aprender a manejar mis tubos y cambiar las bolsas por mí misma. Estas eran cosas que los pacientes usualmente nunca se atreverían a intentar hacer por sí mismos, pero yo no quería sentarme a esperar todo el día a Home and Health. Quería vivir mi vida. Quería poder viajar a Miami con mi hija.

Quería vivir más mientras estuviera viva.

Superé mis miedos y verdaderamente encarné la definición de #cocostrong.

CAPÍTULO NUEVE
SIN FILTRO

Me tomó mucho tiempo volver a conocer mi cuerpo en su nueva forma. Hablo mucho sobre eso ahora en mis redes sociales, pero cuando todo esto comenzó, me sentía perdida. Después de toda una vida sintiéndome usada, abusada, demasiado gorda, demasiado flaca, juzgada, ridiculizada, avergonzada, rota y ahora enferma, mi cuerpo y yo hemos estado en guerra durante mucho tiempo.

El amor propio nunca había estado sobre la mesa para mí. No hasta esto.

Comencé a maquillarme de nuevo. No me importa si algunas personas piensan que es una locura hacerse un maquillaje completo cuando quizás ni siquiera saldrás de tu habitación ese día; eso a mí, me hacía sentir mejor. Pasé muchos días maquillándome, usando mi diadema al estilo CoCo y hablando con mi comunidad virtual mientras trabajaba en hacerme sentir mejor. Si me quedaba dormida, estaba bien. Encarné la definición de "Bella Durmiente".

Nueva CoCo. Nueva normalidad. Hagámoslo.

Encontré shorts elásticos negros, alfileres de seguridad y broches que eran la tela y el ajuste perfectos para permitirme guardar la mayoría de mis tubos y cubrir mis bolsas nef. Funcionó tan bien que incluso podía usar mis shorts de jean rotos súper lindos sin tener todo colgando debajo del ruedo.

Comencé a entender que la ropa se hacía para ajustarse a mí y no al revés. Aprendí qué funcionaría con mi cuerpo y qué me haría sentir cómoda con mis bolsas llenas o vacías. Esto era una necesidad debido a la alta producción de mi ileostomía. Aprendí a estar bien con la parte superior de mi bolsa de ostomía, el cinturón de ostomía y la gasa a la vista. Todas esas cosas con las que estaba tan obsesionada por cubrir al principio, ya no importaban. Ya no me preocupaba que las personas vieran los dispositivos médicos que necesitaba para mantenerme viva.

RAMONA ES UNA MALDITA

La vida cotidiana con mis bolsas y tubos no era fácil, pero estaba lográndolo. En una tarde soleada, se me antojó Starbucks y tenía que recoger a Ellie de la escuela. Me vestí con leggings negros y un body de cuadros azules y negros, y me puse unos tenis de rinestones blancos de Steve Madden. Con mi cabello recogido por mi diadema, mi rostro recién maquillado, y todas mis bolsas vacías, levanté a Bruno (siendo de raza Boston Terrier, pesaba quizás quince o veinte libras) y me dirigí por un delicioso café grande y mi dulce niña.

En el auto-servicio de Starbucks, pedí un mocha blanco grande con hielo, con dos bombas de caramelo y una rebanada de pan de banano. Conseguí un pup cup para Bruno y pedí para Ellie un croissant de chocolate, un cake pop y leche.

Traté de resistirme a tomar mi bebida antes de llegar a la escuela de Ellie, pero no lo logré. Cuando Ellie saltó al asiento del pasajero del auto, ya había acabado con la mayor parte de mi bebida, *lo que significaba que estábamos contra el tiempo.*

"¡Starbucks!" exclamó Ellie e inmediatamente mordió su cake pop.

"¡Solo para ti, cariño!" Sonreí, feliz de que mi sorpresa obtuviera la reacción que esperaba.

Encendimos la radio y cantamos, inventando palabras cuando no las sabíamos, bailando en nuestros asientos y riéndonos a carcajadas cada vez que desafinamos. Desearía poder haber tomado la autopista y simplemente continuar conduciendo, permaneciendo en ese momento para siempre.

Estábamos a mitad de camino a casa cuando me di cuenta de que la situación se iba a poner seria.

Mientras estábamos parados en un semáforo en rojo, bajé la mano y toqué mi bolsa de ostomía. Estaba llena. *Muy* llena. Eso no era bueno. Como cualquier alimento o bebida, nunca tardaba mucho en pasar por mi cuerpo. Debido a que tenía una ileostomía única en su tipo, significaba que mi sistema digestivo era extremadamente pequeño. En el momento en que ingería algo azucarado o líquido, terminaba en mi bolsa en forma líquida. Tenía que tener mucho cuidado con dónde comía, qué comía y cómo comía. Sin mencionar cómo estaba vestida. Pasar por esto varias veces al día y la falta de nutrientes absorbidos por mi cuerpo es la razón por la cual a menudo estaba deshidratada y débil. Era común tener que ponerme sueros intravenosos cada dos días.

"Maldición, eso fue rápido", murmuré intentando calcular cuánto tiempo podría tener para llegar a casa y vaciar Ramona (mi bolsa) antes de que reventara.

"Ay, cariño," sentí cómo las lágrimas amenazaban con llenar mis ojos. "Mami podría tener un problema."

Ellie hizo una pausa a la mitad de un mordisco de su croissant. "¿Tu bolsa está goteando?"

"Todavía no …" Podía sentir la presión contra la apertura de la ostomía, una señal segura de que estaba a punto de reventar. Mi corazón se hundió y miré alrededor de mi auto impecable. Temía la idea de que estuviera cubierto con el contenido de mi bolsa de ileostomía.

"Tengo que vaciar esto *ahora*", dije, más que nada para mí misma, tratando de no entrar en pánico.

Me salí al lado de la carretera, frené bruscamente, abrí la puerta del conductor y subí mi suéter hasta la barbilla mientras los autos pasaban a toda velocidad. En el segundo en que solté la parte inferior de la bolsa de ostomía, el contenido estalló y cayó al desagüe. Mantuve mis pies y piernas lo más alejados posible de la zona de salpicaduras.

"¿Necesitas ayuda, mami?" preguntó Ellie detrás de mí. Ella no tenía miedo de nada. Solo quería apoyarme.

"No, mi amor. Eres tan dulce, pero gracias."

Justo cuando empecé a relajarme, observé cómo algo del líquido oscuro salpicaba hacia atrás, directamente sobre mis zapatos. "Mierda", dije. Pero por suerte, tenía mi kit de emergencia para la limpieza de la ostomía. Esta no era la primera vez. Lo limpié lo mejor que pude, volví a cerrar la ostomía y bajé mi suéter.

"¡Mami, esos eran tus zapatos favoritos!" Ellie miró mis pies desde dentro del carro.

"No importa, siempre puedo conseguir nuevos zapatos."

"Claro que puedes conseguir más zapatos, mamá", dijo ella. "¡Porque ya tienes tantos!" Ellie se golpeó la pequeña mano en la frente para efectos dramáticos.

Aunque mis zapatos estaban ahora arruinados, me sentí aliviada de haber evitado la destrucción total de mi carro y de mi ropa. "Por poco, cariño, ¡pero sin fugas!" Suspiré y le lancé una sonrisa débil por encima del hombro, esperando que esto no arruinara su día.

"¡Wu-hu! ¡Sin fugas!" gritó en celebración antes de arrugar la nariz. Estaba haciendo un pequeño baile de celebración que involucraba bombear los puños y mover los brazos. Sabía que estaba molesta y trataba de hacerme sentir mejor. Era muy inteligente, más allá de su edad.

"Ellie, ¿te imaginas si no nos hubiéramos detenido a tiempo? *¡Eso sí que habría sido horrible!*" le dije mientras volvía a subirme a su lado y respiraba por lo que pareció ser la primera vez en diez minutos. "Pero sabes qué, Ellie?" le dije, en mi tono de voz más serio.

Ellie se congeló y sus ojos se agrandaron.

"Eres la niña más dulce, inteligente y genial que he conocido." La besé en la nariz. Era la verdad. Me dejé caer de nuevo en el asiento y la miré, dándole la sonrisa más grande que pude.

Ellie sonrió de vuelta traviesamente y preguntó, "¿Entonces esto significa que puedo ser la DJ?"

Le había enseñado a Ellie cómo usar mi teléfono y dominar la aplicación de Spotify para que pudiera poner todas las canciones que quisiera. Esto era algo que recuerdo haber hecho cuando era una niña.

"¡Sí! ¡Ellie, puedes ser la DJ!" Ella me miró expectante. Y luego dice "Mamá ... haz la cosa ..."

Le guiñé un ojo "¡Lo tengo, E!" Procedí a hacer su introducción oficial de DJ: "¡Y ahoraaaaa tenemos a D-D-D-D-D–J-J-J-J-J BELLIE EN LA PISTA!"

Ella sonreía de oreja a oreja. Nos dirigimos a casa cantando todas nuestras canciones favoritas de Taylor Swift a todo pulmón.

#COCOSTRONG

Esa noche, compartí mi historia de emergencia en la carretera con mi bolsa con mi creciente comunidad virtual. Hasta #cocostrong, antes pensaba que las redes sociales trataban exclusivamente de perfección irreal y obsesión por nuestra apariencia. Pero entonces, aquí estaba yo, levantándome la camisa, mostrando mis bolsas, mostrando mis tubos (y, por supuesto, mis cicatrices), y la gente todavía me animaba.

Había pasado la mayor parte de mi vida sintiendo que mi valor se medía por mi belleza, y ahora tenía esta vibrante comunidad mostrándome más amor en videos cuando me derrumbaba y era genuina, que en aquellos en los que publicaba vestida bellamente o haciendo tutoriales de maquillaje.

Mi comunidad no es una comunidad virtual cualquiera. Son personas que han escuchado mi historia, visto mi lucha y finalmente desarrollaron un vínculo inquebrantable conmigo. Nos unimos a través de traumas compartidos y momentos auténticos de verdad y autoaceptación. Pasé cada vez más tiempo en live con ellos, atraída por el hermoso poder de su amor y nuestra conexión inexplicable que trascendía miles de millas. Por primera vez en mi vida, la gente encontró valor no solo en mi historia y mis palabras, sino en mi cuerpo—tal como era, cicatrices y todo. Estos hermosos seres veían belleza en mí también, belleza en las cenizas. Quería facilitar el camino para que todos pudieran mostrar y aceptar las ayudas para discapacitados sin vergüenza.

Pasé de sentir que era Ellie y yo contra el mundo a ser Ellie, yo y más de 170.000 mejores amigos contra el mundo.

No todos estaban felices con mi decisión de publicar sobre mi vida virtualmente. Cuando mi mamá se enteró de #cocostrong, me llamó: "Nicole, mucha gente me ha contactado sobre las cosas que compartes en Instagram. Vi tu video. ¿Por qué estás mostrando tu ostomía y limpieza de los tubos y todo eso?"

"¿Cómo qué por qué?" Sabía hacia dónde se dirigía esta conversación, pero quería oírlo de ella.

"A nadie le gusta ver eso. Solo porque tú estás acostumbrada a tu cuerpo tal como está ahora, no significa que a los demás les resulte agradable. A la gente le puede parecer asqueroso o tener dificultades para mirarlo. Además, hace parecer como si te estuvieras victimizando".

Lo sabía.

Sabía que iba a tener un problema con que yo fuera tan abierta acerca de todo. Ella no sería la única en ver mi contenido de esta manera, pero me mantenía firme en mi propósito. No quería que otras personas que estuvieran pasando por lo mismo que yo, se sintieran juzgadas, solas o perdidas. Así que, aunque sabía que habrían críticas, opté por mi propia y valiente decisión.

"¿Estás bromeando? Mamá, no tienes idea de cómo mi historia y mi contenido han ayudado a la gente, me han ayudado a mí. No me estoy victimizando, estoy contando mi verdad."

"Nicole, no ves cómo esto me está afectando a mí. La gente me envía mensajes directos y me critica como madre sin parar. Piensan que debería estar siempre contigo cuando te cambian los tubos y tienes infecciones. Sabes que no puedo estar ahí todo el tiempo. Hago lo mejor que puedo para estar allí tan seguido como me sea posible, pero los gemelos me necesitan, Gary me necesita, Linda me necesita y mi esposo me necesita. No puedo estar en seis lugares al mismo tiempo."

"Mami, no creo que sea justo que digas que me estoy victimizando o que tenga que tener cuidado al compartir mi verdad. Lamento que te haya afectado negativamente. No quería eso. Les pediré que dejen de decirte cosas negativas."

Después, cumplí esa promesa. Expliqué, en un "en vivo" en Instagram, que no era aceptable ser negativos con mi madre y que eso hacía nuestras vidas y nuestra relación más difíciles. No podían ver todo lo que mi mamá había hecho por mí desde que me enfermé. Con un corazón en paz, no quería nada más que sanar mi relación con mi mamá. Pero el odio que ella estaba recibiendo en las redes sociales lo hacía verdaderamente difícil para nosotras.

Me abracé a mi comunidad #cocostrong. Comenzamos a hacer estudios bíblicos y a orar juntos, y personas que pasaban por problemas similares comenzaron a pedirme ayuda. A mí. CoCo, la que siempre mete la pata. CoCo, que hasta ahora había lastimado a todos los que amaba, estaba inspirando a otros a brillar en medio de su propia oscuridad.

Pronto aprendí que algunas plataformas de redes sociales no les gustaban ciertos videos. Una vez publiqué un video después de haberme operado—revelaba cicatrices, costras, incisiones quirúrgicas y, por supuesto, había algunas manchas de sangre. ¡Mi cuenta fue suspendida por treinta días! Estaba furiosa.

Era una completa tontería.

Las mujeres pueden estar en línea llevando apenas una tanga con sus pezones a la vista, pero no está bien que yo muestre mi ileostomía sangrando. ¿Cómo puede ser eso justo? Lo que estoy pasando es raro, pero no es solo mío. Hay cientos de miles de personas en el mundo lidiando con lo mismo. Sin embargo, no puedo mostrar la realidad de la segunda causa de muerte más común en todo el mundo.

¿Acaso las redes sociales no entienden que *esta* es la vida real? No solo para mí, sino para muchas personas enfrentando desafíos médicos.

Así que ahora soy mejor jugando según las reglas. Cuando las rompo, me aseguro de que valga la pena.

Empecé "Café con CoCo", una serie en Instagram donde hablamos de temas difíciles con extrema honestidad. Se convirtió en algo que a todos pareció encantarles, uniéndonos y abriendo la puerta para hablar de cosas más allá de mi enfermedad—abuso sexual, amor propio, perdón, espiritualidad.

Y comencé a escribir este libro.

Viendo cómo aumentaban los números, y leyendo los comentarios de apoyo y amor, me di cuenta de que tenía el poder de alcanzar y ayudar a personas que necesitaban ver a alguien más pasando por lo que ellos estaban atravesando.

Mi hermana, la brillante fashionista que es, diseñó fundas para bolsas de ileostomía al estilo CoCo. Pueden verlas en mi Insta.

Por un momento lloré por el hecho de haberme deshecho de tanta ropa anterior, ahora que sabía que podría haberla usado, pero luego me di cuenta de que eso me permitió renovar mi vestuario.

Tengo unos suéteres favoritos que esconden prácticamente todo, y luego tengo camisetas sin mangas y crop tops que solo muestran indicios de tubos aquí y allá. Y me encanta cómo me veo con todos ellos.

TRABAJANDO POR MI SUEÑO

Inicié sesión en Zoom tratando de realizar otra sesión mientras todavía podía mantenerme erguida. El miedo a no terminar mi libro era palpable. Sentía como si mi reloj se hubiera acelerado, aunque ninguno de los doctores lo había dicho oficialmente.

"Hola, Jenn". Intenté sonreír, pero apretaba los dientes por el dolor. "Um, vamos a ir al hospital". Había estado lidiando con síntomas de una infección o algo más. Mucho dolor, y no necesariamente en las áreas usuales. Pero sabía cómo se sentía una infección, y eso definitivamente estaba sucediendo también. Tenía que controlarlo para evitar una septicemia.

Ella asintió. "Está bien, bueno. Será bueno que te pongan algunos antibióticos y tengas cuidado a tiempo completo a tu alrededor. ¿Qué han dicho los doctores hoy?"

"Mi urólogo está en el otro hospital. No tengo ningún urólogo aquí … Me estremezco y contengo la respiración por un momento hasta que pasa la ola de dolor. Cuando pasa, continúo: "Así que hicimos una llamada. Me gusta mucho mi urólogo, pero no me gusta el cirujano colorrectal que utiliza". Aunque a menudo son mis riñones los que fallan, en mi caso todo es tan complicado que también necesito un cirujano colorrectal. Además de eso, este dolor estaba en más áreas y se sentía diferente que la última vez.

He tenido que cambiar mis tubos de nefrología casi cada cuatro semanas. En el mejor de los casos, pueden durar de ocho a diez años. Así que no va bien.

Por eso J sigue diciendo: "Sólo necesitas hacerte el trasplante o morirás". Cuando le digo que los médicos dicen que moriré *si* me someto a la cirugía, es como si él no me oyera. Creo que eso se convirtió en su nuevo mecanismo de defensa.

"Esperaba poder estar esta Navidad con Ellie esta noche. Eso es lo que he estado esperando", dije, preguntándome si podría controlar el dolor solo una noche más.

"Lo sé. Pero tal vez de esta manera, estarás en casa para Navidad con Ellie, lo que es incluso mejor", me recordó Jenn.

Ni siquiera podía imaginar perderme la Navidad con mi pequeña. No quería hacerle eso a Ellie.

"Bueno, estoy aquí para lo que quieras hacer. Podemos trabajar tanto o tan poco como quieras hoy", ofreció Jenn.

Seguí sintiendo ataques de pánico de forma intermitente durante la mayor parte de los últimos días. Y era por el libro. Quería recuperar el tiempo perdido antes de que no existiera. Quería hacer un gran esfuerzo durante el mayor tiempo posible para grabar tanto como fuera posible antes de terminar en el hospital o no poder hacerlo más. Llevé la computadora a mi habitación e intenté encontrar una posición para sentarme que fuera soportable. No sé cómo, pero en realidad pude trabajar durante horas, siempre y cuando me parara y me inclinara sobre la silla a veces, o sobre la cama. Trabajar fue una distracción para mí.

Hablé de mi familia, mi vida diaria, el hecho de que ahora tengo que usar pañales, cómo arruiné tanto a lo largo de los años, y cómo recibí una llamada para entregarme por robo mientras compraba ropa de bebé; Hablé sobre mi abuso sexual infantil, el abandono, mi constante búsqueda de un hogar, de amor y aceptación; hablé de cómo siempre sentí que la gente pensaba que yo era repugnante y que había perdido mucho tiempo tratando de convencerlos de que valía la pena mirarme, verme. Hablamos de todo.

Todo. Cada cosa.

La sesión comenzó a ser interrumpida por más y más mensajes de texto y llamadas de mi equipo de cuidados paliativos, y supe que era el momento.

Antes de despedirme, prometí: "Haré una publicación sobre el libro una vez que esté en una habitación. Siempre tengo números significativamente más altos de mi comunidad CoCo Strong que se conectan a mis Instagram Lives cuando estoy en el hospital". Sé que mi comunidad se preocupa por lo que está sucediendo y que agradecen que se muestre lo real, incluso cuando no me veo perfecta ni estoy sonriendo. Les gusta ver la realidad de todo esto. Tengo la sensación de que también les ayuda a enfrentar sus propias realidades.

"Okay, cariño, tengo que irme. Te llamaré cuando esté instalada en el hospital."

Y luego me desconecté.

LA CIRUGÍA DE PRIMAVERA

A medida que las infecciones empeoraban y se hacían más frecuentes, mi oncólogo me envió al mejor urólogo reconstructivo de Dallas. Entraba y salía del hospital cada cuatro semanas, una clara señal de que algo tenía que cambiar. El equipo en Dallas tenía el conocimiento para llevar a cabo la compleja cirugía de conducto ileal que necesitaba.

La mayoría de mis intestinos y anatomía en el área pélvica, que habían sido tan quemados por la radiación, se habían solidificado hasta formar grumos casi como cemento dentro de mí. Esto hacía que funciones corporales simples como pasar la orina a través de mi uréter fueran casi imposibles para mí.

Tomar la decisión de la cirugía fue algo que hice por mí misma. No quería que las opiniones de otras personas influenciaran mi decisión final en una situación de vida o muerte. Yo tendría que vivir con las consecuencias, así que quería decidir por mi cuenta con mi equipo médico. Mis doctores parecían optimistas y yo confiaba en su opinión y experiencia. Tomó ocho meses completos solo para prepararme para la cirugía—poner mi cuerpo lo suficientemente fuerte y ganar el peso necesario para poder aguantar la operación. Además, tenían que programar a tres cirujanos distintos para que trabajaran conmigo en el mismo quirófano.

Había un riesgo de que no despertara de la cirugía, pero también había una posibilidad de que cambiara las reglas del juego. Sin bolsas. Sin tubos. Nueva vida. Podría volver a ducharme y nadar con Ellie. No te das cuenta de cuánto extrañas esas libertades y tareas básicas de la vida diaria hasta que no puedes hacerlas más. Oiría a J o a otras mamás quejarse de la interminable lista de tareas de crianza con las que se enfrentaban a diario, y todo en lo que yo podía pensar era en lo agradecida que estaría de poder hacer esas mismas tareas.

Además, ¿qué otra opción tenía? Si no hacía algo, seguramente iba a morir a causa de una de mis infecciones.

Reescribí mi testamento para que mi hermana estuviera a cargo de asegurarse de que se respetaran mis decisiones si algo salía mal. Había orado por esto durante tanto tiempo y realmente sentí que en mi corazón esto iba a ser todo. Pensaba en las cosas que recuperaría—menos dolor, más independencia, más salud. Más que nada, esperaba que esto abriera la posibilidad de tener intimidad con alguien en el futuro, ya fuera mi esposo o, si nos separamos, alguien más.

Como era un hospital diferente al que estaba acostumbrada, tuve que entender todo un nuevo sistema y equipo médico.

El día de la cirugía, empaqué mis cosas y me registré. J estaba conmigo. Me llevaron a una habitación hermosa y algunos de mis amigos que había hecho a través de mi comunidad, vinieron y me ayudaron a decorar el espacio para que me sintiera amada y tranquila. Creé un canal privado para las personas que querían seguir el progreso de la cirugía. Esto permitió que las personas que querían mantenerse al día con mi avance, pudieran hacerlo fácilmente. Tenía más de 70.000 personas esperando que la cirugía fuera un éxito. No solo tenía mis propias oraciones dándome valor, sino también sus oraciones, deseos y amor.

No puedo describir completamente cómo me sentí.

Más tarde ese día, una vez que estaba instalada en mi habitación, mi mamá llegó a visitarme, reservando un hotel cerca del hospital para poder estar a mi lado.

La mañana de mi cirugía, J y mi mamá llegaron a las 5 a.m. mientras me preparaban. Nunca he estado tan nerviosa en toda mi vida.

Me llevaron a la sala de operaciones y, antes de que me diera cuenta, me había dormido.

DESAMOR

Cuando desperté de la cirugía, inmediatamente pude decir que no había salido bien. Cada vez que pensaba que no podría haber más dolor, me sorprendía.

J y un doctor estaban ambos en la habitación y me dieron la noticia de que la cirugía había fracasado. Pensé que conocía el desamor antes de ese día, pero no tenía idea.

No podía creerlo. Había tenido tanta esperanza, tanta certeza. Estaba tan segura de que aquí era donde Dios me estaba llevando. Las palabras que me decían eran incomprensibles. No podía asimilar la magnitud de todo.

Todavía tenía mi ostomía, tubos, todo. Y me sentía peor de lo que me sentía antes de entrar.

Un cirujano del equipo explicó solemnemente que todo estaba tan quemado por dentro, que no pudieron completar la cirugía. No tenía suficientes intestinos sanos. Cada vez que intentaban romper el tejido cementado por la sobreirradiación, simplemente comenzaba a sangrar. Después de siete horas de intentarlo, los doctores habían salido y explicado la situación a mi mamá y a J. Les dijeron que si seguían intentando, había una alta posibilidad de que yo muriera.

"Por favor, deténganse", dijo mi mamá y J estuvo de acuerdo.

Los doctores me cerraron y me mandaron de vuelta a mi habitación.

La comunidad que tenía estaba desilusionada junto conmigo, pero la persona que tenía que cargar con este dolor y salir adelante era yo.

¿Por qué quería más?

¿Debería haber estado feliz con lo que tenía?

Dios me había dado mi despedida con Ellie dos años antes. Cada momento que tuve después de decir adiós fue un extra—un regalo que debía ser apreciado.

¿Debía haber estado simplemente feliz con eso? ¿Estaba siendo ambiciosa?

Tuve una epidural para el dolor durante una semana completa. Me encontraba deseando desmayarme para poder obtener algún alivio del tormento. Dentro de cuatro días, empecé a darme cuenta de que la herida de mis dieciséis grapas se estaba infectando. Una masa se estaba formando justo en el medio. Se sentía y se veía como si tuviera una bola de algo—una infección—debajo de mi piel en el sitio.

Seguí insistiendo por respuestas sobre esa bola de infección evidente. No entendía cómo el mejor hospital de la zona, este del que todos hablan maravillas, podía mirar eso y pensar que no era nada. ¿Cómo podían cometer un error tan grande?

Nadie me escuchaba, nadie me estaba cuidando.

Después de semanas de estar en ese hospital, sufriendo y sin sentir que estaba recibiendo la atención médica que necesitaba desesperadamente. Los médicos de allí quisieron darme el alta y los dejé. Tan pronto como salí de allí, le envié un mensaje de texto al Dr. Mathe de mi equipo médico de Fort Worth para contarle lo que había sucedido.

"Tengo miedo de que tus cirujanos no quieran trabajar conmigo después de que me operaron en otro hospital", entré en pánico. A los médicos no les gustaba contradecirse ni molestarse unos a otros si podían evitarlo.

Le envié fotos de mi herida para mostrarle lo que me preocupaba.

"Ven al hospital de inmediato. Tenemos que analizar eso", respondió el Dr. Mathe después de ver las imágenes del gran bulto redondo en mi estómago.

En tres días, el equipo de Dr. Mathe hizo lo que el equipo de Dallas no pudo (o no quiso) hacer en tres semanas. Tenía una infección gigantesca y necesitaba ser drenada de inmediato. Cuando terminaron, me quedé con un hueco de cuatro pulgadas de ancho y cinco de profundidad en medio de mi estómago donde había estado el enorme absceso. El "hueco" que quedó estaba a solo pulgadas de mi estómago. Esto aumentaba el riesgo de que las fugas del estómago viajaran hacia el área que acababan de drenar, una manera segura de morir por septicemia.

Pasé meses recuperándome de la cirugía, el absceso y el desamor.

Era la primera vez desde mi diagnóstico que me encontraba sin rumbo y sin esperanza. Mi comunidad comenzó a ver un lado completamente diferente de mí. Debieron pensar, *¿Dónde está la CoCoStrong que conocemos?*

Miré hacia mi interior y continué mi conversación con Dios. Mientras sanaba, buscando respuestas, recibí más malas noticias.

Después de que me quitaran el absceso, todo mi equipo de atención médica entró a mi habitación del hospital al mismo tiempo. Que todos entraran juntos indicaba que esta no iba a ser una buena conversación.

"Has estado preguntando cuáles son tus opciones a partir de aquí", comenzó el Dr. Gray. "Hablamos con los doctores de la UT y revisamos los informes postoperatorios. Odio decirte esto, pero en este punto, CoCo, no hay nada que hacer".

Incliné mi cabeza y lo miré fijamente, tratando de entender lo que decía. Nunca olvidaré la expresión en su rostro o el sonido de su voz cuando dijo esas palabras.

El Dr. Gray continuó, "Personalmente, no volveré a intervenir a menos que sea absolutamente una emergencia súbita de vida o muerte. En este punto, solo estamos causando más daño y más tejido cicatricial".

Cuanto más tejido cicatricial tenía, menos podían hacer mis órganos lo que se suponía que debían hacer.

El Dr. McDonald, cuyo trabajo era evitar que muriera a causa de una infección, pintó una imagen del futuro. "Las infecciones van a seguir saliéndose de control. Y con el fracaso de la cirugía, no hay forma de prevenirlas".

Sabía que mientras tuviera tubos nefróticos, mi cuerpo continuaría rechazándolos, exponiendo continuamente mis riñones a bacterias y resultando en un ciclo constante de infecciones.

Peor aún, cuantas más veces cambiamos mis tubos nef, más tejido cicatricial se desarrolla. Eventualmente, nos quedaríamos sin lugares en mi riñón para insertarlos.

Siempre que tenía conversaciones difíciles con el equipo, miraba al Dr. Mathe, intentando adivinar qué estaba pensando. Él era en quien confiaba para recibir comentarios honestos y considerados, y ese día no fue la excepción.

Captó mi mirada y dijo suavemente, "CoCo, nos hemos quedado sin ideas. No sabemos qué más podemos hacer." Todos mis doctores eran los mejores en su campo, pero el Dr. Mathe era conocido por ser uno de los mejores expertos en mi hospital y yo confiaba en él. Entonces, cuando dijo esas palabras, pude ver que la angustia iba más allá de mi comunidad, mi familia y de mí misma. Al mirar a mi equipo médico pude ver que ellos también estaban desconsolados.

El Dr. McDonald dijo: "Continuamos brindándote todo nuestro apoyo y ayudándote en lo que necesites".

El Dr. Mathe asintió. "Tú tomas las decisiones, CoCo, y nosotros lo haremos realidad. Esta es tu lucha. Y tú eres quien decide cuándo terminas de luchar."

TE NECESITO

Unos días después, me enviaron a casa con antibióticos intravenosos, que ya estaba acostumbrada a administrar yo misma en casa. Un poste intravenoso vivía al lado de la cabecera de mi cama todo el tiempo, e incluso Ellie sabía cómo conseguir los paquetes de líquido para mí para que yo pudiera colgarlos.

Me metí en la cama, me cubrí con mi cobija más gruesa, invité a Ellie a acurrucarse, encendí mi cámara y me dirigí a mi comunidad. Conocían bien a Ellie. Todos bailamos, hablamos y cantamos juntos durante innumerables sesiones en vivo en Instagram y TikTok.

Miré a mi cámara y confesé: "Chicos, los necesito."

Ellie se acercó y también miró la cámara mientras se conectaban las personas.

En cuestión de segundos, varios cientos estaban en línea con nosotros. "Últimamente ha sido muy duro. He estado pensando en todo lo que ha pasado. Sentí que mis ojos se llenaban de lágrimas y las sacudí. "Solo deseo tanto poder escaparme y tomar un respiro de todo."

Más personas se unieron a la sesión y mi teléfono sonó a medida que los comentarios comenzaron a aparecer en la pantalla.

> *maurensegurabonilla*: ¡CoCo! ¿Cómo estás?
> *wen_2903*: ¡Hace tiempo que no te vemos!
> *nikky1309*: ¡Te extrañamos!

"Ay, chicos, también los extraño un montón. Siento que tengo tanto que contarles. Desafortunadamente, las noticias de mis doctores no han sido tan buenas. Básicamente me han dicho que he llegado a un punto donde no tengo opciones".

Mientras hablaba, noté que mi conteo de espectadores ya estaba alcanzando los 700.

> *ilanith_mg*: ¡CoCo, te queremos!
> *lazu1921*: ¡Dios mío, qué dijeron????
> *nikky1309*: ¡Eres una luchadora, no te rindas!

ankehaberland: CoCo, siempre estamos aquí para escucharte. Te queremos. ¡No te rindas!

"Chicos, nunca me voy a rendir. Ustedes me conocen. Pero se vuelve tan frustrante. Ya saben que a veces me siento muy sola aquí y desearía estar más cerca de todos ustedes. Como les estaba diciendo, los doctores me han dicho que ya no tenemos más opciones viables. No están dispuestos a volver a operar y hacer más cirugías que podrían terminar haciéndome más daño. He sufrido mucho, no solo estos últimos tres años, sino estos últimos meses. Y realmente estoy tratando de entender cuál fue el propósito de esta gran cirugía fallida en mi camino."

anamargaritavillalobos: CoCo, si tu salud te lo permite, ¡ven a Costa Rica!
moricejimenez: ¡Por Dios, sí! Por favor, ven a CR!
anamargaritavillalobos: Mejor aún, hacé un Café con CoCo presencial.
alealvarado9: ¡SÍ, SÍ, SÍ, SÍ! Yo voto por eso!
j3nnif3r3103: Yo voto por Café con CoCo. ¡Yo me apunto!

"¡Chicos, ustedes están locos!" Me detuve a pensar por un momento. Al principio parecía algo lejano, pero, ¿realmente era tan loco? Después de todo, había estado haciendo Café con CoCo en vivo por internet durante meses. Estaba mejorando en el manejo de mi salud y enfermedad. Esto podría ser una gran oportunidad para tomar un respiro y hacer lo que mejor sé hacer: conectar con personas que necesitan esperanza, amor y aceptación.

"Bueno. Si vamos a hacer esto, necesito voluntarios. No voy a volverme loca planificando este evento porque me voy a enfermar. Entonces, si realmente quieren que vaya a Costa Rica, mándenme un DM y empezamos a planearlo."

lazu1921: Espera, apenas me conecto. ¿CoCo viene a CR? ¡Ay, por Dios!

johavillab: ¡Denme contexto, por favor!
gabytasolano: ¡No me lo puedo creer!
natti_nana: ¿Dónde consigo entradas?
j3nnif3r3103: Ay, por Dios, es mi sueño de toda la vida conocerte. Te veré en el aeropuerto.
navasadrianacalvo: ¡Me apunto como voluntaria! Lo que necesites. Estoy a tus órdenes.

"Bueno, chicos. Supongo que esto significa que tenemos un evento que planificar. Así que me voy, pero estén atentos porque supongo que vamos a estar anunciando más detalles prontito. Ustedes están bien locos pero es por eso que los amo. Solo ustedes podrían hacer que esto suceda."

Antes de siquiera terminar la transmisión en vivo, miré el contador de espectadores, y teníamos 1300 personas en él. Luego abrí mis DMs y vi más de cincuenta mensajes preguntando sobre el evento y ofreciendo su tiempo, servicios y productos para hacer esto posible.

Antes de que me diera cuenta, tenía dos eventos agotados (en total, 300 asistentes) y estaba reservando un vuelo para finalmente ir y abrazar a estas personas maravillosas en persona.

Cuando los eventos se acercaban, sentía que mis nervios aumentaban. No había estado en Costa Rica desde el juicio con Carlos. La última vez que la gente supo que estaba en mi país, era una persona completamente diferente.

¿Me recibirán bien las personas de mi pasado?

Me recordé a mí misma que ahora era una nueva CoCo. Las personas que asistían a estos eventos no se preocupaban por mi pasado. Me veían por lo que soy ahora.

Desde que me enfermé, la gente ha estado buscando mi historia. Pero esta sería la primera vez que querían llevarme a entrevistas en vivo y en directo.

AL FIN JUNTOS

La comunidad #cocostrong lo hizo posible. Gracias a Dios tuve voluntarios que básicamente planearon cada aspecto de los eventos Café con CoCo. Me hubiera causado muchísima ansiedad si hubiera tenido que hacerlo yo misma.

Cuando el avión aterrizó, me saludaron personas de la comunidad #cocostrong emocionadas. Algunos llevaban pancartas, una de ellas casi se desmaya cuando me conoció, y algunos hasta me pidieron autógrafos (¡mi primera vez firmando autógrafos!). Aunque todos habíamos estado hablando en línea durante mucho tiempo, este era nuestro primer encuentro en persona. Nos abrazamos, reímos y sentimos el torbellino de emociones que nos rodeaba. Esto era todo lo contrario de cómo me había sentido la última vez que estuve en mi país.

Los voluntarios recogieron mis maletas—mis maletas extremadamente pesadas. La aerolínea, cuando tenías una nota del doctor, permitía a personas con enfermedades empacar dispositivos médicos y equipamiento hasta de 45 kilos. *¿Ves? ¡Estar enferma no es del todo malo!*

Empaqué tanto por moda como por supervivencia. Traje bolsas de suero intravenoso, suministros para ostomía, suministros para el cuidado de heridas, medicamentos, pañales, un kit para el port, agujas, enjuagues, mucha ropa y *muchos* zapatos.

Planificamos los eventos alrededor de mi horario de medicación. En ese momento, tomaba 90 mg de oxycodona y 20 mg de metadona, tres veces al día solo para poder funcionar a pesar del dolor. Luego, por las noches, estaba tomando 2 mg de lorazepam para ayudar a calmar mi ansiedad y regular mi horario de todo el tiempo que pasaba en el hospital y así poder dormir lo suficiente y obtener el descanso que mi cuerpo requería para estabilizarse. Por mucho que me disgustara tomar toda la medicación, era la única forma en que lograba que mi cuerpo soportara el dolor y poder vivir estos momentos increíbles que me llenaban de fortaleza.

Mi equipo del evento me alquiló un carro. Estaban preparados para llevarme, pero rápidamente tomé el asiento del conductor. Quería conducir por las calles en las que crecí, llevándome de regreso a las cosas que más amaba de mi país de origen.

Después de un par de días de locura total, finalmente llegó el día—mi primer gran evento en persona "Café con CoCo". Me asusté ante la idea de posiblemente decepcionar a las 175 personas que iban a asistir al primer evento. Me preguntaba si todavía me amarían cuando me vieran en persona. Intenté dejar a un lado mis dudas y centrarme en las tareas que tenía delante.

Para calmar mis nervios, pedí a todo el equipo que orara conmigo. Los diez nos reunimos en un círculo, nos tomamos de las manos y yo dirigí la oración.

Dios, hay mucho que agradecer en este momento. Gracias por permitirme llegar sana y salva a Costa Rica. Gracias por poner en mi camino personas genuinas y de buen corazón que ven el valor de mi historia y que quieren verme lograr mi propósito. Gracias por permitir que estas diez almas increíbles pongan su arduo trabajo, tiempo y esfuerzo en este evento. Y gracias Señor por los 175 asistentes a este evento. Que hables a través de mí, Señor, y garantices que cada palabra que sale de mi boca tenga un impacto y cambie vidas. Estoy llena de gratitud, paz y propósito al iniciar esto, y es porque Tú estás aquí con todos nosotros. Oro para que esta comunidad siga expandiéndose y se vuelva más cocostrong a medida que pasa el tiempo. Por último, rezo para que Ramona se porte bien y no tenga que salir corriendo del escenario con una fuga. Te amo.

En el Nombre de Jesús, Oro, Amén

Entramos al espacio del evento y me quedé boquiabierta. Estaba en shock. Nunca había visto algo tan hermoso. Todo estaba diseñado en tonos de rosa (mi color favorito) con detalles de mariposas por todas partes. Me encantan las mariposas.

Había globos enormes llenos de brillantina que decían #cocostrong. Las mesas estaban cubiertas con bolsas de regalo para los asistentes. Todos recibieron una diadema de maquillaje rosa estilo CoCo.

El elemento que me dejó sin aliento cuando lo vi fue el escenario.

El equipo colocó una silla enorme frente a unas alas gigantes de mariposa metálicas rosadas, de modo que cuando me sentara y tomara el micrófono, yo tendría alas de mariposa. Las lágrimas llenaron mis ojos.. Fue increíble. La mariposa es un símbolo de transformación, esperanza y belleza. Representa el viaje de superación de desafíos, el cambio y el emerger más fuerte y bello que antes. Así como una mariposa sufre una metamorfosis, yo también he pasado por mi propia transformación, evolucionando de maneras empoderadoras e inspiradoras. La capacidad de la mariposa para volar a pesar de sus limitaciones anteriores simboliza, para mí, la fuerza y resiliencia de las mujeres mientras navegan por los desafíos de la vida y abrazan su propia evolución.

Conté mi historia, que incluía verdades crudas, lecciones que había aprendido a lo largo de mi vida, trauma y mi viaje médico. La gente hacía preguntas y yo respondía a cada una de ellas.

Mientras me debilitaba, me quité los tacones y me puse pantuflas rosadas y esponjosas. Al principio, tenía miedo de hacer ese cambio, pero cuando lo hice, fui recibida con fuertes aplausos y aclamaciones. Apreciaban que estuviera allí con mi dolor.

Me puse de pie cuando pude y me senté cuando tuve que hacerlo.

También hablamos sobre la positividad corporal y la aceptación de ayudas para discapacidades. En un momento muy poderoso, provocado por el tema de aceptarme a mí misma, bolsas, tubos y todo, levanté mi vestido rosado de Revolve para mostrar todo lo que había debajo. La gente se puso de pie, algunos llorando, otros aplaudiendo. No solo me aplaudían a mí, sino también la belleza que estábamos encontrando entre las cenizas, y el empoderamiento que todos sentíamos juntos en ese espacio.

Después de cada evento, regresaba al hotel para colgarme los líquidos IV, tomar mi próxima ronda de oxicodona y metadona, e intentar no moverme por miedo a empeorar el dolor. Whitney (mi enviada por Dios y la mejor estilista de todas), de alguna manera lograba refrescar mi cabello y maquillaje mientras me quedaba dormida.

Ella sabía cuánta energía necesitaba antes de poder levantarme y salir al siguiente evento.

Sabía que mi comunidad había estado esperando meses para que esto sucediera. Nada, salvo una ambulancia, podría haberme impedido estar allí para ellos. Por mucho dolor que tuviera, todo parecía insignificante en comparación con la emoción de tener a toda una sala de personas *mirándome*, aún con cicatrices impactantes y todo, y amándome por quien yo era.

Todos salieron de ese evento como personas diferentes con una nueva perspectiva. Yo no fui la excepción.

Mientras volvía, mi teléfono explotó. Estaba inundada de mensajes de los asistentes que comentaban y enviaban DMs para decir que el evento los había empoderado para aceptar su cuerpo, encontrar nueva esperanza para seguir adelante (algunos habían confesado haber pensado en el suicidio en el pasado), sentirse lo suficientemente fuertes para emprender un nuevo camino y muchos otros mensajes que llenaban mi corazón de alegría. De alguna manera, quitarme cualquier filtro y ser real estaba creando este enorme impacto en la vida de otras personas.

Ese era el propósito detrás de todo lo que había vivido. Cambiar la vida de otras personas—ese era mi propósito.

Llegué a Fort Worth, a la vida a la que estaba acostumbrada, y noté que todo se sentía y se veía diferente. Ellie era tan hermosa como antes. J seguía siendo J. Las calles estaban llenas del mismo tráfico. Pero todo había cambiado. Porque *yo* era diferente ahora.

Era como si estuviera viendo y experimentando todo desde una nueva perspectiva, sin los demonios, las dudas sobre mí misma o la sensación de ahogo con los que había estado luchando desde que tenía unos pocos años de edad.

Sentía como si hubiera trascendido. Todavía lo siento.

Por ejemplo, ahora cuando alguien frunce el ceño o dice algo insensible hacia mí, ya no me estremezco de vergüenza o de enojo. En cambio, siento lástima por ellos. Deben sentirse miserables por dentro si hacer que otras personas se sientan mal los hace sentir mejor. Claro, cuando el momento lo amerita, estoy feliz de poner a alguien en su lugar, pero en general, anhelo despertarme por la mañana solo enfocada en cómo me hago sentir a mí misma. Nadie más.

Ahora absorbo cada onza de amor que viene en mi dirección, ya sea de Ellie, mi familia, mi dulce cachorro Bruno o mi comunidad. Incluso siento que la recuperación de procedimientos e infecciones es emocionalmente más fácil de manejar. Ahora estoy más erguida, sonriendo más y respirando más profundo.

CAPÍTULO DIEZ

UNA HISTORIA QUE VALE LA PENA CONTAR

He estado buscando un "hogar" toda mi vida. No hablo de una casa grande o un garaje lleno de carros caros. Mi idea de hogar es donde está el amor. Es una vida donde ese amor se comparte sin condiciones.

Me tomó mucho tiempo, pero lo encontré. Está justo aquí en mi habitación (mi santuario), con Ellie a un lado de mí, Bruno al otro, mi hermana enviándome mensajes de texto a mi teléfono y todos los lobos (inseguridades, críticos, personas a las que no les importa lo suficiente para entender) a raya.

Mientras me hundo en un muro de almohadones rosados y esponjosos en mi cama, leo las últimas páginas de este borrador final con mi publicadora y mi corazón está lleno. No puedo dejar de sonreír al pensar que, al final, el cáncer no fue el obstáculo más grande después de todo. Fue lo que me curó de la autodestrucción y del abismo sin fin que seguramente habría terminado con mi vida mucho antes de cualquier diagnóstico.

Sé que todavía hay personas que desearían que no contara mi historia por miedo a que saque a la luz cosas que preferirían mantener ocultas. No quieren que sea tan brutalmente auténtica por si acaso se refleja en ellos de maneras que prefieren evitar.

Pero ahora esto es sobre mí. Me he ganado este momento.

Mi deseo es dejar esta tierra siendo un libro abierto, con los ojos cerrados y el corazón abierto.

Planeo dejar un legado de amor, trascendencia y autoaceptación a mi paso. He creado espacio para el perdón, para mí y para quienes no pudieron estar allí para mí de la manera en que lo necesitaba.

Estoy orgullosa de mí misma. He superado desafíos que nadie debería enfrentar, y en el proceso, he dado a mi hija un ejemplo de resiliencia contra todo pronóstico.

He creado un legado que ya está cambiando vidas alrededor del mundo, probando que esto no es el fin para mí. Estoy determinada a nunca dejar de luchar hasta que me quiten la opción de hacerlo.

Ahora eso sí que es una historia que vale la pena escribir.

MENSAJES DE COMUNIDAD COCOSTRONG

degesepaty2011
He llorado viendo este vídeo la verdad tú me has dado muchas fuerzas para seguir adelante me has hecho ser una mujer más fuerte amando más mi vida mi cuerpo amor propio el pasar por un proceso no hago que solamente dar gracias gracuas y gracuas a Dios por darme esta oportunidad de vida , y mi motor es mi@hijo de 12 años porque dice que soy su héroe , pero eres tú quien me ha enseñado esto en todas tus historias siempre estás en mis oraciones @iamcocostrong te abrazo desde Canadá sé que Dios tiene un propósito en nuestras vidas te quiero mucho

cynvillacam
En verdad me asombra tanto tu fortaleza, eres de esas personas que tienen luz propia mi coco. Actitud es lo que nos has demostrado día a día, fe y sobre todo amor propio. SOS una luchona.

sha24913
Sos una guerrera..yo padezco de ansiedad,y cuando me siento mal,recuerdo que hay personas que están peores y siguen adelante así como tu

maurensegurabonilla
Te amooo, es lo que sale de mi corazón cada vez que te veo, porque irradias amor, luz y mucha esperanza a cada persona que te rodea

patri_esquivel_
Eres un ejemplo para todos nosotros. Gracias Coco por enseñarnos a seguir adelante a pesar de todo. Me encanta verte feliz

taylorpachecolina
Mi amor hasta ahora veo tu historia, eres una mujer Inspiradora, tienes una misión clara a través de tu testimonio, no se porque pero si se que Dios habla a través de ti. Mi niña los designios de Dios nadie los entiende pero ten fe y seguridad que el siempre estará a tu lado y te tiene lo mejor de mi mejor para vos, no te conozco pero ya marcaste mi vida y la de mi hija que tiene tu edad, Bendiciones mi amor

jaf3231
Dios y uno pasa situaciones pequeñas y se siente destruido y al ver tu situación y todo lo que has tenido que cargar. Eres una mujer muy valiente, se que no todas son maduras.

adriianacespedes
Hermosa eres tan grande tienes un legado tan hermoso te admiro grandemente Dios te dio un propósito y tú has echo leyenda

tatyana_calcas
Dios te bendiga, Eres una mujer digna de admiración, tu lucha , perseverancia y sobre todo tu fe puesta en Dios es lo que te ha hecho salir adelante. Tú puedes sigue por esa pequeña que aún te necesita

rosy.jimenez.g
Agradecida con Dios por poner en mi camino a una joven guerrera, llena de amor y valentía. Día a día nos dejas grandes enseñanzas. Te admiro mucho y los mejores deseos de éxito con tu libro. Bendiciones TQM.

degava_26.02
Coco sos una mujer maravillosa. Eres un bendición en nuestras vidas y nos dejas siempre grandes enseñanzas. Que tengas mucho éxito con tu libro y seas muy feliz con un corazón lleno de paz. Te quiero mucho

ttelcas25
Muchas felicidades bonita ,Dios te convirtió en un instrumento de amor

marilu.munoz.92
Yo en medio de la turbulencia, te veo mi muchacha y me llenas de esperanza, Fé y fortaleza de luchar, aunque a veces me sienta agotada del daño que siento encima. Bendiciones mi hermosa guerrera, Fuerte y Valiente siempre.

sandralilianadiazvillareal
Una mujer escogida de Dios, con procesos tan pero tan fuertes y sigue y seguirá de pie, la sostiene un poder que sobrepasa todo entendimiento, segundo tiene a un gran motor a su lado la princesa Eli, niña fuerte y escogida de Dios para hacer de los días de coco los mejores, son únicas y esta historia de vida es tan pero tan especial, solo puedo decir que Dios las siga bendiciendo grandemente que la preserverancia y el amor vean en años venideros a coco ver a eli bailar sus 15 años

milasfer63
Mujer virtuosa, Dios de tu lado digna de admirar

zamc.me
Tooodooo un respeto de mujer ser humano! Gracias por ser tu, gracias por enseñarme, gracias por tu ejemplo,gracias por enseñarme a valorar lo que tengo que es salud, y gracias a Dios me sobra! Y si yo pudiera te la compartiria mi salud!

clinacr
Súper admirable Coco, no me da asco en absoluto más bien que importante normalizar tu física respecto a la colostomía con otras personas que aún se encuentran en negación por tener también un problema similar.

dimaroto
Coco un gran ejemplo para todas las mujeres

astridmorenogescritora
Muchas felicidades por el lanzamiento de tu libro, te admiro muchísimo por tener tanta fortaleza y definitivamente es porque Dios te la da, un fuerte abrazo y muchas bendiciones

jjoha_villarreal
Que lindo
Siempre nos das lecciones de vida.
Con amor todo es posible

gabrielac8711
Coco sos simplemente extraordinaria! Dios te hizo única con un propósito único!

ilianacalvoalvarado
Muchas felicidades por el libro y mi admiración por tu obra de vida, tu valor y enseñanza. Al compartir tu vivencia, tú ejemplo para tantas personas que atraviesan situaciones difíciles en sus vidas. La vida es hermosa a pesar del dolor y experiencias fuertes, la hermana enfermedad, la fe te hace verla así… asumir ese reto positivamente, te hace más fuerte y llevadera. Muchas gracias por abrir esa puerta para@aprender desde tu experiencia, por abrir tu corazón, tu vida personal, por esa persona maravillosa en la que te conviertes a partir de la conversión y el ejemplo para tu pequeña. Un fuerte abrazo coco, ya eres una ganadora!

cindyjohanna.vega
Un ejemplo de una gran madre que siempre pone a sus hijos antes que a ella misma

shir1781
Eres una madre ejemplar bendiciones para ti y Ellie

marilulucam
Que divinas son siempre llenas Ellie de detalles que llevara en su corazón por siempre. Es admirable la mamá que sos, nada te frena para llenarla de amor y recuerdos mágicos

lilimorau
Eres una mamà increible y Dios te bendice todos los días y ver a tu hija feliz eso no tiene precio y crealo que tu hija guardara todos esos momentos tan hermosos que tu le has dado sabes yo te admiro tanto y siempre pido a Dios por tu salud mi chiquita eres un gran ser humano

dianavarb_
Nikki de mi corazón, te mando muchísimas fuerzas, consuelo, amor, compañía y literal todo lo que necesites en todos los ámbitos de tu ser. Que el espíritu santo te acompañe, se manifieste y te cuide siempre. I am praying for you beautiful, you got this!

sha24913
Coquito es difícil. Pero no estás sola..Dios. y nosotros estamos contigo siempre

mayela_s_a
Bella Coquito . Te admiro mucho por ser tan campeona , tan positiva y por confiar en Dios que todo lo puede . Un sincero abrazo!

rodriguezsolanoanapatricia
Fuiste elegida para atraer a muchos a los pies de nuestro Savador tu testimonio y transformacion es evidente no hecha por manos de hombres sino de PADRE TE ADMIRO

marleneruizzamb
Sencillamente eres bella, valiente, guerra, sincera y gracias por compartir todo el proceso sin tapujos las cosas tal cual son. Has formado una comunidad de seguidores que con todo tu proceso de altibajos hemos aprendido a quererte por siempre mi niña coqueta.

kattiushkaro
Eres una mujer fuerte y muy valiente @Coco te admiro muchísimo y le pido a Dios que siga cuidando tu vida y la de tu preciosa hija un abrazo y muchas bendiciones

patricia.alvaradogonzalez.5
Gracias por esas palabras que valorarte siempre,esos momentos con nuestros seres queridos,Eres super Coco te quiero mucho y siempre voy a estar viendo tus mensajes de enseñanza.Vive un día a la vez.Mi corazon

jes_carv
Y tantos quejándose, eres una guerrera definitivamente Dios te cuide @iamcocostrong

cynthia.umana
Hola Coco!! Un abrazo desde Costa Rica. Desde lo más profundo de mi corazón …mis respetos, demasiado valiente sos, sin palabras!! Le pido a Dios que te regale el milagro de la sanación total. En serio mis respetos y mi admiración para una mujer tan valiente!!! Un abrazote

degesepaty2011
Eres una mujer con muchas fuerzas porque es el mismo Dios que te sostiene sigue adelante el tiene un propósito grande en tu vida , créelo no te detengas y cada día hay una luz grande sobre ti porque es el poder del espíritu santo ayudándote en cada batalla que has superado te aplaudo te admiro y te tengo en mis oraciones desde Canadá TQM

delaonan
Sos una personita muy especial, con gran testimonio de tu vida y lucha. Tenés mucha fortaleza! Vive cada día como el último. Te admiro mucho, sos preciosa … y desde ya nos deja un gran legado! Uno no se rinde ai tenemos a Dios de nuestra parte, Él nos da esa luz de lucha y esperanza, ésa que tú tienes bella.

yi_rois
COCO . En mis 72 años nunca he conocido a nadie tan guerrera como tú. Eres un ejemplo para mi vida , Muchas pruebas tuve en mi vida y por Misericordia de Dios , salí adelante . Tu fuerza y Fe , es impresionante. Esa energía que sacas de tu interior definitivamente es de Dios . Esta tu lección de vida es para todos . Seguiremos clamando por ti . Las Palabras Tienen Poder .

kattiagmr
Tienes la actitud correcta ante la adversidad. Las mujeres como tu al igual que mi bella madre me han enseñado más de la vida que cualquier Universidad. Por eso a mujeres como tú y a mi madre las adoro, las amo con todas mis fuerzas porque me han enseñado a amar cada momento y a vivirlo intensamente. Son estas mujeres valientes las guerreras los roles models, lo mejor de lo mejor que puede existir y no hay nada ni los vientos fuertes que las detenga. Te amo aunque no te conozca como una humilde mujer que admira a otra. Rezo por tí si lloras yo lloro y si ríes yo celebro. Dedicado a las mujeres que me inspiran.

gabytasolano
Fue un inmenso honor conocerte y compartir con vos! @iamcocostrong te mando un abrazo muy grande!

sanmarmia
Siempre he dicho que tu manera de enfrentar las situaciones es admirable. Haz tocado muchos corazones y vidas a través de tu testimonio. Y de una manera muy especial. Haz hecho que muchas mujeres y hombres vuelvan a tener Fe en Dios. Te mando mi amor y mis oraciones.

lmlcastroabarca
Hermosa q diosito de conceda muchas paz y fortaleza para q continúe así dando su mejor pelea y mostrando día día su mejor versión de mujer valiente que no se rinde y apesar de la tormenta nos muestra esa carita feliz ..Yo la necesito su testimonio es mi inspiración

vickyvarb
Ay no puede ser que triste que tengas pasar por todo esto por pura negligencia, pero se que lo vas a superar eres demasiado fuerte y vas a salir victoriosa de todo esto mi niña valiente te mando un fuerte abrazo

ivecorea
Coco te admiro tanto por tu fortaleza y fe…! No te apartes De Dios, él es el que te ha dado todos estos años tu fortaleza y valentía. Rezaré por vos para que te recuperes de esa infección y dolor.

maurensegurabonilla
Los días que pude verte fueron y es maravillosos son momentos que tengo calados en mi corazón. Dios es tan bueno conmigo por darme la oportunidad de compartir contigo y personas tan llenas de amor…. Amor a Dios y es reflejado en una persona tan bella y buena como lo eres Coquito. Te amo, un grande gusto tenerte aquí estos días con nosotros, hasta los campos florecieron de colores hermosos con su presencia

milaz30
Valoro el verte todos los días en redes, esperando poder algún día conocerte en persona. Valoro escuchar tus testimonios llenos de fuerza y valentía, valoro y doy gracias a Dios por tu existencia, valoro lo mucho que aprendo de vos. Grande mi @iamcocostrong

jessieaguero
En nuestro cuerpo la ileostomia es parte del milagro q somos .. y solo Dios conoce lo q vivimos y El nos da fuerzas cada día .. xq no es fácil .
Te admiro mucho y eres un gran ejemplo para mí de lucha y aceptación en este camino. Dios te siga dando fuerzas guerrera

jimena.guerrerorealpe
Hermosa eres un gran ejemplo de Valentina y fuerza para mí aún con estos somos hermosas te quiero mucho gracias por aparecer en este medio para darme ánimos y ejemplo de superación

achavesv
Súper carga, la verdad que no cualquiera tiene la fuerza y la valentía de enfrentar algo así tan duro, pero no veo que sea motivo de vergüenza, sino un recordatorio que estás viva Gracias a Dios y puedes dar testimonio de amor y resilencia.

ceciling20

Coco sos una mujer luchadora valiente, con una gran fuerza interna que sabe que su recorrido es duro, que superas dia a dia tu dolor fisico, tus miedos. Nos enseñas a valorar el dia a dia y sos un guía para muchas personas que estan en un camino similar.
Ni un paso atras! Con tu valentia Tu gran Fe, Dios te ha tomado en sus manos para guiarte y ÉL te va a sanar. Dos faro de luz y qpoyo para una gran comunidad Te queremos y admiramos!!! Un saludo calido, familiar, fuerte, optimista lleno de vibras positivas y multicolores!! Adelante! Cocostrong se multiplicara para el bien de nuestra sociedad y sos parte de esta comunidad que te seguimos!!! Adelante!! Estamos contigo!!!

liz.blanco.1318

Que gran mensaje, mi admiración a una mujer demasiado valiente y bella por donde sea que se mire. Has impactado en la vida de muchas mujeres. Gracias por aportar tanto valor. Dios te bendiga hoy y siempre

CARTAS

DIOS,

Gracias. Gracias por salvarme. Gracias por hacerme la mujer fuerte, resiliente y llena de fe que soy hoy. Si hay alguien que realmente sabe todo por lo que he pasado, eres Tú. Me has visto en mis peores momentos. Has visto cómo me he arrodillado, desesperada por sanar, por detener el dolor. He dejado de hacerme a mí misma y a Ti preguntas cuyas respuestas realmente no necesito. Me he enfocado y apoyado en las respuestas que SÍ me has dado, en los caminos que me has mostrado, las puertas que has abierto para mí. Empecé a confiar completamente en TI.

Cuando me miro al espejo, sé que todavía me esperan batallas difíciles, pero Tú sabes cuánto me esfuerzo por seguir creciendo, por continuar luchando, por cumplir mi propósito cada día. Es un honor tener la oportunidad de ayudar a tantas otras personas. Al sanar mi corazón roto, me has ayudado a tener otra perspectiva de la vida y ahora puedo ver cuánta gente necesita ayuda, motivación, coraje y apoyo. Veo el dolor de otros, y quiero ayudarlos a sentir la sanación y paz, justo como yo lo hice. Después de tantos años de rogar en silencio que alguien me viera, Dios, me has dado la oportunidad de poder verme con claridad y rodearme de personas que también me ven, ven a la verdadera CoCo, y sin ti eso hubiera sido imposible. Después de tantos años de rogar en silencio que alguien me viera, oro para que Tu liderazgo y protección continúen. Estoy determinada a honrarte y hacerte sentir orgulloso.

Por favor, asegura que Ellie siempre esté protegida y amada, recuérdale que, así como Tú estás para siempre en su corazón, yo también lo estaré.

Te amo.

En el nombre de Jesús, oro.

Amén.

QUERIDA ELLIE,

Princesa, eres mi todo. Sé que no leerás esto hasta que seas mayor, no estoy segura de qué edad tendrás, pero espero que esta carta hacia ti trascienda el tiempo y pueda ayudarte sin importar dónde te encuentres en la vida o por lo que estés pasando.

Ellie, gracias. Gracias por salvar mi vida. Gracias por entrar en mi vida para cambiar mi mundo. Gracias por darme la fuerza para superar más de lo que jamás pude haber imaginado.

Lamento cómo te fallé cuando eras tan solo una bebe. Sé que crecer con una mamá enferma es difícil, sé que es injusto y sé que a veces es solitario. Quiero que sepas que he luchado cada día para poder estar aquí contigo y para ti. Sé que parece que no estoy contigo mucho tiempo, pero nunca dudes que los momentos que he pasado en el hospital lejos de ti, los momentos en que he perdido ocasiones especiales contigo, esos momentos me han roto. Son muy difíciles, te extraño cada segundo que estoy lejos de ti. Pero como siempre he dicho, necesitamos enfocarnos en lo positivo. Y hay mucho positivo.

Cuando leas este libro entenderás cómo fuiste mi mayor motivación, mi roca. Cada vez que estuve lejos de ti estaba luchando por volver a tu lado lo más pronto posible. Sé que hemos hablado mucho de esto, pero la enfermedad de mamá ha abierto la puerta para que te conviertas en una niña increíblemente especial, única, resiliente, empática y conocedora. Cuando pienso en todo lo que has aprendido de acceder a mi puerto, cambiar mis bolsas, limpiar mis tubos, ayudarme a ducharme, me quedo sin palabras. ERES INCREÍBLE.

Gracias por todas las veces que has tomado mi mano cuando he estado en dolor. Gracias por ser mi mayor compañía y mi mejor amiga. Espero que este libro te recuerde que eres vista y que eres amada. Rezo porque tu futuro sea increíble, y que obtengas todo lo que puedas desear. Recuerda siempre tratar a los demás como quieres ser tratada, no juzgar a otros basada en su apariencia. Recuerda que recibirás un millón de NO en este mundo, pero Dios te llevará a tus SÍ.

Si me he ido para cuando puedas leer esto, sabe que estoy

cuidándote desde arriba y que siempre estoy en tu corazón. Sabes que tienes un gran papá que te ama y ha hecho tanto por ti. Sabes que tienes muchos familiares que siempre estarán ahí para ti. Gracias por iluminar mi vida, mis días y llenar mi corazón de tanta alegría. Espero que este libro te haga sentir orgullosa de tu mamá. Siempre estaré en tu corazón y cuidándote con amor.

Te amo, mi hermosa princesa.

Tu Mamá.

J,

    Escribir esta carta fue más difícil de lo que pensé. Espero que llegues a leerla y realmente espero que te tomes el tiempo para procesar mis palabras con la intención pacífica con la que las escribo. Sé que tenemos perspectivas diferentes de lo que ha sido nuestra historia, pero espero que puedas entender que estoy contando mi historia desde cómo la he vivido.

    Primero, comenzaré con una disculpa. Lamento el dolor que te he causado. Lo siento por las veces que te he fallado. Lamento todas las malas decisiones que tomé que impactaron nuestro matrimonio de manera negativa. A veces, cuando pienso en todo lo que hemos pasado y veo dónde estamos hoy, a pesar de la tristeza que eso me trae, si intento enfocarme en lo positivo, puedo ver resiliencia, puedo ver que a pesar de todas las cosas difíciles por las que hemos pasado, hemos encontrado la mejor manera para poder seguir adelante.

    Puedo ver que ambos hemos sacrificado tantas cosas en nuestro camino, y muchos de esos sacrificios han sido con el propósito de darle a Ellie su felicidad y estabilidad. Puedo ver que nos hemos sentido heridos porque ambos reaccionamos de manera diferente a los últimos cuatro años, y ambos hemos tenido experiencias muy distintas.

    No sé qué tiene el futuro para nosotros, pero oro para que sea más pacífico, que sea mejor, que haya más empatía y comprensión de ambas partes. Has tenido la oportunidad de irte tantas veces desde el principio, y sin embargo, hemos luchado contra tantos obstáculos y por eso te agradezco.

    A veces me pregunto por qué la vida nos ha traído aquí, y creo que hemos tenido muchas lecciones y experiencias que nos han obligado a crecer y sanar. Te agradezco por trabajar tan duro, por ser un padre tan excelente y por estar ahí para Ellie. La has puesto a ella de primera en tu vida de una manera muy admirable y me siento tan bendecida de tenerte como el padre de Ellie.

    Sé que no hay un manual de instrucciones para el camino en el que estamos. Ambos estamos simplemente tratando de hacer lo mejor que podemos. Continuaré orando para que sigamos poniendo a Ellie siempre en primer lugar.

Sé que cuando llegue el futuro, continuarás cuidando de Ellie como lo has hecho. Confío en ti mi mayor tesoro.

Con amor por siempre,

CoCo

LINDA,

No sé ni por dónde empezar para poder agradecerte por la persona que eres en mi vida. Primero que nada, quiero comenzar esta carta diciéndote que no tienes absolutamente nada de qué culparte; ambas hemos intentado hacer lo mejor que sabemos ante la situación que enfrentábamos. Sé que jamás imaginaste que yo había estado sufriendo de una manera muy similar a la tuya cuando éramos niñas. Estoy muy orgullosa de que hayas encontrado tu sanación, tu paz y tu camino.

Quiero agradecerte por haber sido mi protectora por tanto tiempo, por haber tomado un papel indispensable durante mi batalla contra el cáncer, por haber sido mi fuerza a través de todos esos momentos y meses en los cuales yo no podía. Nunca te diste por vencida; desde el primer día, sabías que iba a vencer este cáncer y pausaste tu vida por completo para darme toda la fuerza que necesitaba, y finalmente, salí victoriosa de esa batalla. Gracias por enseñarme lo increíble que es Dios y por guiarme hacia Él sin rendirte, no importa cuántas veces dije que no, y finalmente, ayudándome a desarrollar la relación más importante de mi vida.

Gracias por ser la tía que eres para Ellie, una segunda mamá. Sabes que te he confiado mi mayor tesoro y no tengo dudas de que cuando llegue el momento de yo no estar en este mundo, Ellie tendrá a la mejor segunda mamá que este mundo pueda ofrecer. Estoy muy feliz por todas las cosas tan increíbles que están por venir en tu camino; si hay alguien que se merece ese final feliz de película, eres tú. Eres una mujer sumamente talentosa y espero que todos tus sueños, personales y como emprendedora, se hagan realidad.

Ellie y yo te amamos hasta el infinito y mas aya,

xoxo,

CoCo

MAMI,

Mami, espero que hayas podido leer este libro de principio a fin. Se que hay cosas que hubieras preferido que no mencionara en este libro, pero desde el fondo de mi corazón espero que puedas entender mi necesidad de contar mi historia tal como yo la viví. Sé que a lo largo de los años hemos atravesado muchos altibajos y cometido errores. Quiero decirte varias cosas y espero que no solo las leas, sino que, desde lo más profundo de tu corazón, las creas.

Te amo, y aunque quizás no estuve de acuerdo con algunas decisiones que tomaste y viceversa, eres mi mamá y jamás cambiaría la mamá que Dios me dio.

Te perdono porque sé que no te diste cuenta de cuánto me dolieron ciertas pequeñeces, y te pido perdón porque sé que desde muy joven rompí tu confianza con mis acciones y te hice cuestionarte como mamá qué habrías hecho mal para merecer ese trato. No quiero restarle importancia a mis acciones y decisiones pasadas, pero quiero decirte que ya no soy esa persona.

Sé que reconstruir una relación y la confianza desde cero requiere mucho trabajo y tiempo, y me gustaría que este libro marque el inicio para dejar verdaderamente atrás el pasado y avanzar enfocándonos en el amor que sí tenemos, en el tiempo que nos queda y en la relación que demostramos a Eliei que una madre e hija deben tener. Al final del día, lo único que siempre he querido es tu aprobación, que me mires con orgullo y admires la fuerza que he tenido que sacar cada día para llegar adonde estoy ahora, a pesar de los obstáculos que he tenido que superar. Que llegue aqui yo solita con mi fuerza, resiliencia, y ayuda de Dios.

Gracias por nunca rendirte, por luchar siempre por nosotras, por mostrarnos lo que significa ser una mamá fuerte. Espero que esto sea el comienzo de una nueva etapa en nuestra relación, que puedas verme con otros ojos y construir una relación llena de comprensión y empatía. Has hecho un trabajo increíble con nosotros cuatro, a pesar de todas las dificultades y turbulencias que hemos enfrentado en nuestra vida, tanto en familia como de manera individual. Sé que no tengo que pedirte esto porque ya sé que lo harás, así que te agradesco por todo lo que has hecho por Ellei y por lo que harás en el futuro cuando ella te necesite más a ti y a Titi. Hoy dejo ir toda la ira y el resentimiento que pude haber albergado por ciertas cosas que sucedieron; no quiero seguir cargándolos conmigo. Espero verte pronto y poder darte un gran abrazo.

Te amo.
Tu hija,
CoCo

GARY,

No puedo expresar mi gratitud suficientemente - verdaderamente, has sido mi caballero en armadura reluciente. Es raro encontrarse con alguien con un corazón tan genuino, una persona que busca nada más que difundir paz y felicidad a quienes lo rodean. Por todas las increíbles memorias que me has regalado, por una infancia encantadoramente hermosa llena de momentos tanto grandiosos como bellamente simples, te agradezco profundamente. Atesoro el recuerdo de aquellos momentos, donde me apoyaste en mi empeño por conquistar la competencia del club de las 1000 páginas, y los momentos en los que fuiste el único que vio mi potencial para un liderazgo positivo, afirmando que mis buenas cualidades podrían moldear un futuro tan brillante, si solo hiciera las decisiones correctas. Por todo esto, te doy las gracias.

Debo admitir, ha sido dolorosamente difícil ver crecer el espacio entre nosotros, sintiendo cómo la vida nos ha separado de ciertas maneras. Aún así, a través de todo esto, quiero que sepas, desde el fondo de mi corazón, que eres el mejor papá que podría haber pedido – no solo para mí, sino para todos nosotros. El impacto que has tenido en mi vida desde el día que nos conocimos es inconmensurable, y espero que, conforme vayas pasando las páginas de este libro, no solo veas el viaje en el que he estado, sino también la profunda influencia que has tenido en cada aspecto de mi existencia.

Mi amor por ti no disminuye con la distancia. En cambio, se fortalece, tendiendo un puente entre nosotros, llevado en las palabras de esta carta y en las páginas del libro que comparto contigo. Espero que te acerque más a mi mundo, a mis experiencias, y sobre todo, te permita ver cuánto significas para mí.

Gary, eres y siempre serás, el mejor papá. Espero que este libro resuene contigo, trayendo de vuelta memorias, compartiendo mi gratitud, y reafirmando nuestro vínculo que el tiempo y la distancia nunca podrán erosionar.

Te amo, incondicionalmente y para siempre, no importa las millas entre nosotros.

Con todo mi amor,
Xoxo
CoCo

AGRADECIMIENTOS

A mi editora Jenn, muchas gracias por creer en mi historia, por ver cuán impactante podría ser para otras personas, por salvar mi historia de las cenizas y por trabajar tan duro para hacer realidad mis sueños. Eres una mujer increíble y espero que cuando te mires al espejo, veas cuán increíble eres. Eres impresionante y realmente no puedo esperar para ver todo lo que Entourage Authors logrará en el futuro porque no tengo dudas de que te esperan cosas asombrosas.

A mi comunidad, gracias por ser mi mayor acompañamiento. Gracias por estar conmigo en los momentos más difíciles, por guiarme hacia mi propósito, por verme y por aceptarme, la verdadera CoCo. Que este libro les dé coraje, fuerza y esperanza. Eres suficiente, no importa lo que hayas pasado. Solo porque hayas tenido algunos capítulos desafiantes no significa que tu historia no pueda terminar bien. Todas las historias tienen capítulos malos. Se trata de encontrar la fuerza para pasar la página. Aférrate a eso en tu lucha, en tu viaje, en tu dolor y luego transforma tu dolor de tu peor enemigo a tu mejor amigo. Por favor recuerda, nunca estuviste, demasiado roto para obtener sanación, demasiado dañado para ser apreciado, o demasiado perdido para ser encontrado. Acepta tu pasado, tus errores y tus luchas, pues te han moldeado en el alma resiliente y hermosa que se mantiene en pie hoy.

Los amo, chicos. No puedo esperar para conocer a mas de ustedes. No puedo esperar a los años venideros y estaré por siempre agradecida por todo lo que me han dado. Los amo!

A los amigos que han estado ahí desde el principio, gracias por su apoyo, su amor, por creer en mi historia, por aceptar lo bueno y lo malo y por todos los locos e inolvidables recuerdos. Sé que miramos hacia atrás en este libro, en todas las fiestas y nos centramos principalmente en las malas experiencias, pero quiero agradecerles por todas esas noches maravillosas en las que bailamos y reímos demasiado, que realmente marcaron recuerdos inolvidables para nosotros. Gracias por estar allí en los momentos difíciles, y gracias por viajar para visitarme, por quedarse conmigo al teléfono durante horas interminables, y siempre escucharme y apoyarme. Los amo!

Nikky, llegaste a mi vida en el momento menos esperado. Somos tan parecidas en tantas maneras y veo tanto de mí en ti. Eres un trabajadora incansable y tan ambiciosa, y realmente no puedo esperar para ver lo que el futuro tiene reservado para ti. Puedes lograr lo que te propongas. Espero que este libro sea un testimonio de eso. Gracias por ayudarme en mi viaje, por encontrarme un propósito, por trabajar incansablemente para hacer realidad mis sueños. Te amo y estoy tan agradecida de que seas parte de lo que CoCo representa, pero también una parte de mi vida y un amiga que siempre valoraré. No olvides nunca lo increíble y valiosa que eres. Te amo.

Ana M. Villalobos, gracias por ser una seguidora tan fiel, por estar siempre allí para escucharme cuando desenredo mi vida y por saltar a ayudar con este libro con los brazos abiertos.

Christina, gracias por creer en mis sueños y por ser mi única amiga que ha estado en cada una de las fases de mi vida. Podemos estar separadas por meses y aún así retomar justo donde lo dejamos. Gracias por creer incansablemente en mi propósito, en mis sueños. Estoy tan feliz de llamarte mi mejor amiga, pero llamarte una hermana en Cristo es un verdadero honor y una bendición. Estoy orgullosa de lo que hemos pasado juntas, de ver a dónde nos ha llevado Dios y estoy muy orgullosa de llamarte mi amiga.

Kelly y Scott, no tengo palabras para explicar cuánto agradezco todo lo que han hecho por mí, por venir a cuidarme tantas veces, incluso mientras están de luto. Ambos son almas hermosas y estoy

AGRADECIMIENTOS

muy agradecida de tenerlos en mi vida. A pesar del dolor, sé que Él siempre está con nosotros. Este libro nunca habría sido posible sin que ustedes me empujaran hacia adelante para encontrar mi propósito y comenzar mi viaje como coach de vida. Gracias por nunca dudar de mí. Los quiero mucho a ambos.

Bibi, gracias por ser la amiga que eres, por ser tan solidaria durante todos estos años y por valorar mi lealtad. Eres mi única amiga del colegio con quien todavía hablo, la que siempre ha visto mi corazón puro.

Sheri y PawPaw, gracias por todo lo que han hecho por Ellie y por mí. Verdaderamente estoy bendecida de que Ellie tenga unos abuelos tan fantásticos. Gracias por todo el apoyo que me han dado desde el momento en que me convertí en una Roper. El camino no ha sido fácil, pero hemos salido más fuertes del otro lado. Aprecio mucho el apoyo y compañia que me han dado a través de mi enfermedad. Los amo!

Gaby, gracias por ser una de mis pocas amigas en Texas, por correr a cuidarme cada vez que tienes la oportunidad y por visitarme en el hospital cuando estoy muy sola. Has sido un apoyo increíble cuando más te necesito. Te quiero muchísimo, y estoy muy agradecida de llamarte mi amiga.

Whitney, ¿Quién iba a saber que el día que te conocí, ibas a ser una persona tan impactante en mi camino hacia el amor propio? Gracias por ser siempre una voz de confianza para mí, por cuidar de mi hermoso cabello, por venir al hospital cuando te necesito, ayudándome a sentirme hermosa a pesar de mis discapacidades y enfermedad. Gracias, amor.

A mis doctores y enfermeras, gracias. Gracias por cuidarme. Gracias por estar ahí para mí. De una manera que nunca podría haber imaginado y que se volvió tan determinante en mi vida. Gracias por nunca rendirse conmigo, por siempre esforzarse por mí y hacer lo mejor para hacerme sentir cómodo en mi enfermedad. Realmente no sé qué habría hecho sin todos ustedes. Gracias y los quiero.

Chris, gracias por siempre hacerme reír y por ser un ejemplo tan increíble de un compañero de apoyo para Jenn. Gracias por trabajar incansablemente en mi libro y por ser una parte tan importante de hacer esto posible. Te aprecio.

Bruno, mi amor, cuando te encontré, estaba buscando un mejor amigo, la compañía perfecta y tú tienes eso y más. Gracias por estar ahí para mí cuando he llorado, cuando estoy feliz o me he sentido solo. Estoy tan, tan feliz de tenerte en mi vida.

Steve, gracias por ser el mejor cuidador del mundo. Por darme tranquilidad cada vez que estoy en el hospital, sabiendo que mi perro está bien cuidado con su familia. La manera en que los encontré fue una bendición y estoy tan contento de saber que Bruno tiene un hogar amoroso cuando no estoy. Gracias por entender cómo mi enfermedad puede alterar los planes en el último minuto y por siempre decirme que sí. Te aprecio más de lo que jamás sabrás.

Emily, gracias por ser una amiga tan increíble cuando llegué a Texas por primera vez. Por apoyarme en tomar tantas decisiones en mi vida. Por venir a visitarme por más de un año, cada semana que tenías un día libre en el hospital durante horas cuando simplemente estaba dormido. Estoy tan feliz de que hayas construido una vida tan increíble para ti. Oro para que Matt, Levi, Seth y tú siempre estén llenos de salud, amor y paz.

Zach, gracias por todos los recuerdos asombrosos. Te extraño todos los días. Sé que estás en el cielo vigilándome y finalmente sintiendo la paz que mereces. Te quiero.

Tiffy y Gary: Estoy tan orgullosa de las personas en las que ambos se han convertido. Los quiero y espero que ambos estén encontrando su felicidad y su propio camino en la universidad. Espero que este libro les enseñe cuán importante es sanar, cómo es necesario dejar ir el pasado y convertirse en la mejor versión de nosotros mismos para el futuro. Los amo.

Mi familia, gracias por su amor. Por los buenos recuerdos. Por el apoyo que me han brindado y por creer en mí. Gracias Mamita, Tío Mario y TiTi. Los quiero.

RECURSOS

- Adicciones: Instituto sobre Alcoholismo y Farmacodependencia
  Central telefónica: +506 2224-6122
  Línea de atención gratuita: 800-IAFA-800(800-4232-800)
- Salud Mental: Asociación Costarricense de Trastornos Anímicos Recurrentes (ACOTAR)
  Central telefónica: +506 2233-7869
  acotarcostarica@gmail.com
- Salud Mental: Aquí Estoy
  https://psicologiacr.com/aqui-estoy/
  Central telefónica: +506 2272–3774
- Violencia Doméstica: Instituto Nacional de las Mujeres
  Central telefónica: +506 2527-8400 / 2527-8401
- Ayuda Niños, Niñas y Adolescentes: Patronato Nacional de la infancia
  Central telefónica: 1147
- Sistema de Emergencias
  Central telefónica: 911
- Organismo de Investigación Judicial
  Central telefónica: 800-8000-645 / 2295-3000

SOBRE LA AUTORA

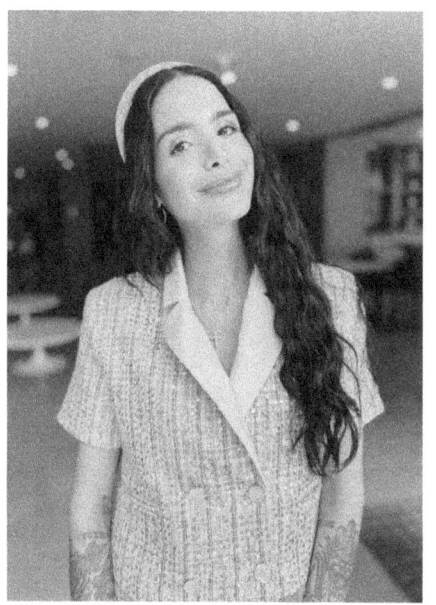

Nicole "CoCo" Roper es una oradora motivacional, entrenadora de vida, heroína del cáncer y defensora de la discapacidad. Al ser dolorosamente transparente sobre su lucha contra el cáncer, CoCo atrae a las personas a su mundo, en línea y en persona. Ella comparte todo, lo bueno y lo malo, con una comunidad de más de 170.000 seguidores en Instagram y TikTok.

CoCo también participa en eventos, agotando entradas, como "Café con CoCo" y talleres motivacionales diseñados para inspirar a las personas hacia la felicidad.

CoCo construyó marcas de moda de seis y siete cifras antes de su diagnóstico de cáncer. A pesar de una vida personal bastante ttraumática, CoCo ha demostrado ser una emprendedora brillante cuya marca CoCoStrong representa la resiliencia contra toda adversidad, tanto en los Estados Unidos como en Costa Rica.

Sígala en las redes sociales para conocer más de la historia de CoCo. Instagram & TikTok: @IAMCOCOSTRONG

www.entouragemedia.ca/lookatme

www.ingramcontent.com/pod-product-compliance
Lightning Source LLC
Chambersburg PA
CBHW052133070526
44585CB00017B/1808